Jenny Phillips

Dekubitus und Dekubitusprophylaxe

Deutschsprachige Ausgabe herausgegeben von
Gerhard Schröder

Verlag Hans Huber
Bern · Göttingen · Toronto · Seattle

Jenny Phillips, BSC (Hons), DiplN,
RGN Nurse Tutor, Faculty of Nursing and
Health Studies, Taranaki Polytechnic,
New Plymouth, New Zealand Formerly Tissue
Viability Adviser, Lincolnshire District
Healthcare Trust, Lincoln, UK

Pädagogische Beratung:

Diane Marks-Maran, BSc, RGN, DiplN(Lond),
RNT Associate Director, Wolfson Institute
for Health Sciences, and Head of the Centre
for Teaching and Learning in Health Sciences,
Thames Valley University, London, UK

Die Verfasser haben größte Mühe darauf
verwandt, dass die therapeutischen Angaben
insbesondere von Medikamenten, ihre
Dosierungen und Applikationen dem
jeweiligen Wissensstand bei der Fertigstellung
des Werkes entsprechen.

Da jedoch die Pflege und Medizin als Wissenschaft ständig im Fluss sind, da menschliche
Irrtümer und Druckfehler nie völlig auszuschließen sind, übernimmt der Verlag
für derartige Angaben keine Gewähr. Jeder
Anwender ist daher dringend aufgefordert,
alle Angaben in eigener Verantwortung
auf ihre Richtigkeit zu überprüfen.

Die Deutsche Bibliothek –
CIP Einheitsaufnahme

Phillips, Jenny:
Dekubitus und Dekubitusprophylaxe /
Jenny Phillips. [Bearb.: Gerhard Schröder. III.:
Robert Britton]. – Bern ; Göttingen ; Toronto ;
Seattle : Huber, 2001
(Verlag Hans Huber, Programmbereich Pflege)
Einheitsacht.: Pressure sores <dt.>
ISBN 3-456-83324-5

Die Wiedergabe von Gebrauchsnamen,
Handelsnamen oder Warenbezeichnungen
in diesem Werk berechtigt auch ohne besondere
Kennzeichnung nicht zu der Annahme,
dass solche Namen im Sinne der Warenzeichen-
Markenschutz-Gesetzgebung als frei zu
betrachten wären und daher von jedermann
benutzt werden dürfen.

1. Auflage 1997. Harcourt Brace Inc.,
UK-London

© 2001 by Verlag Hans Huber, Bern

Anregungen und Zuschriften an:
Verlag Hans Huber
Lektorat: Pflege
Länggass-Strasse 76
CH-3000 Bern 9
Tel: 0041 (0)31 300 45 00
Fax: 0041 (0)31 300 45 93
E-Mail: georg@hanshuber.com

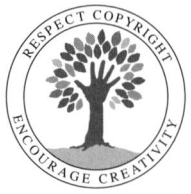

Lektorat: Jürgen Georg, Elfriede Derrer
Bearbeitung: Gerhard Schröder
Illustration: Robert Britton
Herstellung: Daniel Berger
Satz: Sbicca & Raach sagl, Lugano
Druck und buchbinderische Verarbeitung:
AZ Druck & Datentechnik, Kempten
Printed in Germany

Dieses Werk, einschließlich aller seiner Teile,
ist urheberrechtlich geschützt. Jede Verwertung
außerhalb der engen Grenzen des Urheberrechtes ist ohne Zustimmung des Verlages
unzulässig und strafbar. Das gilt insbesondere
für Vervielfältigungen, Übersetzungen,
Mikroverfilmungen sowie die Einspeicherung
und Verarbeitung in elektronischen Systemen.

Inhaltsverzeichnis

1. **Vorwort** 9
2. **Über diese Buchreihe** 13
3. **Einleitung** 23
4. **Bedeutung des Dekubitus** 27
   - 4.1 Was ist ein Dekubitus? 27
   - 4.2 Historische Perspektive 28
     - 4.2.1 Geschichte der Dekubitusprophylaxe 28
     - 4.2.2 Geschichte der Wundbehandlung 31
   - 4.3 Demographische Veränderungen 33
   - 4.4 Fachverbände zur Wundbehandlung 36
     - 4.4.1 Tissue Viability Society (TVS) Gesellschaft 37
     - 4.4.2 Wound Care Society (WCS) 37
     - 4.4.3 European Wound Management Association (EWMA) 38
     - 4.4.4 National Association of tissue Viability Nurses (NATVN) 39

5. **Häufigkeit des Dekubitus** 43
   - 5.1 Prävalenz und Inzidenz 43
   - 5.2 Einteilung des Dekubitus 44
     - 5.2.1 Gewebeschäden 44
     - 5.2.2 Einteilungssysteme des Dekubitus 45
   - 5.3 Datenerfassung 50
     - 5.3.1 Erfassen des Dekubitusproblems 51
   - 5.4 Kosten des Dekubitus 56
     - 5.4.1 Ökonomische Aspekte 57
     - 5.4.2 Lebensqualität der Patienten und pflegenden Angehörigen ... 58

6 Dekubitus und Dekubitusprophylaxe

6. Ursachen des Dekubitus 63

    6.1 Anatomie und Physiologie 63
        6.1.1 Die Epidermis 66
        6.1.2 Dermis 66
        6.1.3 Kollagen 66
        6.1.4 Gefäßsystem 68
        6.1.5 Nervenendigungen 68
        6.1.6 Lymphsystem 68
    6.2 Pathophysiologie 69
        6.2.1 Auswirkungen von Druck 69
        6.2.2 Scherung 70
    6.3 Art und Dauer des Druckes 73
        6.3.1 Senkrecht einwirkender Druck 73
        6.3.2 Gewebeauflagedruck 73
        6.3.3 Kapillarverschlussdruck 74
        6.3.4 Scher- und Reibungskräfte 75
    6.4 Weitere ätiologische Faktoren 78
        6.4.1 Endogene Faktoren 79
        6.4.2 Exogene Faktoren 80
    6.5 Ernährung 82
        6.5.1 Folgen einer Mangelernährung 82
        6.5.2 Ergänzende Nahrung 84
    6.6 Einschätzung der Dekubitusgefährdung 86
        6.6.1 Spezielle Skalen zur Dekubitusgefährdung 87
        6.6.2 Vergleich der Skalen 92
        6.6.3 Studien zu den Skalen 93
        6.6.4 Beurteilung der Leistungsfähigkeit einer Skala 95
        6.6.5 Wann soll die Einschätzung vorgenommen werden? 100
        6.6.6 Schulung zur Anwendung von Skalen 102

7. Dekubitusprophylaxe 107

    7.1 Auswahl der richtigen Lagerungshilfsmittel 108
        7.1.1 Funktionsweise der Systeme 108
        7.1.2 Prinzip der Druckentlastung 109
        7.1.3 Lagerungshilfsmittel 109
        7.1.4 Sitzmöbel 114
        7.1.5 Weitere Lagerungshilfsmittel 115

	7.1.6 Wahl der Lagerungshilfsmittel	115
	7.1.7 Finanzierung der Lagerungshilfsmittel	117
7.2	Die Rolle der klinischen Fachkrankenschwester	118
	7.2.1 Probleme einer klinischen Fachkrankenschwester	118
	7.2.2 Klinische Fachkrankenschwester für Gewebeerhaltung	120
7.3	Schulung	122
	7.3.1 Wer führt die Schulung durch?	122
	7.3.2 Schulung von Pflegepersonal	123
	7.3.3 Schulung von Patienten und pflegenden Angehörigen	125
	7.3.4 Schulung von Ärzten	126
	7.3.5 Schulung anderer Gesundheitsberufe	128
7.4	Entlassungsplanung	130
7.5	Multidisziplinärer Ansatz und Standards	135
	7.5.1 Einführung eines Standards	137
	7.5.2 Einführen eines Standards	139

8. Behandlung und Management des Dekubitus ... 143

8.1	Physiologie der Wundheilung	143
	8.1.1 Wundheilungsprozess	144
8.2	Heilungsfördernde Faktoren	147
	8.2.1 Lokale Faktoren	147
	8.2.2 Systemische Faktoren	148
8.3	Unterstützung der Wundheilung	150
	8.3.1 Spezialmatratzen	150
	8.3.2 Wachstumsfaktoren	151
	8.3.3 Hyperbarer Sauerstoff	152
	8.3.4 Laser	152
	8.3.5 Débridement	152
	8.3.6 Plastische Chirurgie	153
8.4	Infektion und Kontamination	154
	8.4.1 Symptome einer Infektion	155
8.5	Wundmanagement	157
	8.5.1 Beurteilung der Wunde	158
	8.5.2 Pflegeplanung	160
8.6	Wundverbände	165
	8.6.1 Ideale Wundverhältnisse	166
	8.6.2 Arten von Wundverbänden	167
	8.6.3 Weitere Aspekte zur Auswahl von Wundverbänden	172

8.7 Staatliche Restriktionen in der ambulanten Gesundheitsversorgung ... 176
    8.7.1 Die staatliche Arzneimittelliste ... 176
    8.7.2 Problematik aus finanzieller Sicht ... 177
    8.7.3 Mangelnde Kenntnis des Krankenhauspersonals ... 177
    8.7.4 Kommunikation ... 178

9. Besondere Aspekte zum Dekubitus ... 181

9.1 Ethik und Recht ... 181
    9.1.1 Soziale Beziehungen ... 182
    9.1.2 Rechte und Pflichten ... 183
    9.1.3 Persönliche und berufliche Aspekte ... 184
    9.1.4 Bedürfnisse der Menschen und Erfordernisse des Systems ... 185
    9.1.5 Dokumentation ... 188
9.2 Einfluss von Ressourcen und Bedarfsplanung ... 190
    9.2.1 Bedarfsplanung ... 191
9.3 Umsetzung von Veränderungen ... 193
    9.3.1 Art der Veränderung ... 194
    9.3.2 Change agents – Veränderer ... 196
    9.3.3 Widerstand gegen Veränderungen ... 196

10. Fallstudien ... 201

11. Zukunftsperspektiven ... 213

11.1 Nationale Leitlinien ... 213
11.2 Verschreibung von Wundverbänden durch spezielle Krankenschwestern ... 214
11.3 Veränderungen im Gesundheitswesen ... 218
11.4 Zukünftige Maßnahmen ... 220
    11.4.1 Erstellen von Standards ... 220
    11.4.2 Standardüberprüfung und Qualitätssicherung ... 222
    11.4.3 Forschung und Evaluation in der Pflege ... 223

Sachwortverzeichnis ... 225

1. Vorwort

Ungeachtet vieler Fortschritte in der Welt der Medizin stellt der Dekubitus nach wie vor ein zentrales Problem dar und ist Ursache für das Leid der Patienten und für zunehmende Kosten in der Gesundheitsversorgung.

Noch ist man sich über die Bedeutung der verschiedenen Einflussfaktoren, der Art und Dauer des einwirkenden Druckes und deren Auswirkungen auf die Entstehung und Prävention des Dekubitus nicht im klaren.

Es herrscht aber weitgehend Einigkeit darüber, dass der Schritt nach vorne im multidisziplinären Ansatz besteht, d. h. der engen Zusammenarbeit der verschiedenen Berufsgruppen der Gesundheitsversorgung. Dieses Buch unterstützt einen solchen Ansatz zur Erstellung von Standards zur Prophylaxe und Leitlinien zur Wundversorgung. Allerdings stehen in den meisten Einrichtungen der Gesundheitsversorgung eigentlich die Krankenschwestern und Krankenpfleger an der Spitze der Prävention und Behandlung des Dekubitus. Das vorliegende Buch wurde verfasst, um Pflegepersonen in allen Einrichtungen bei einigen der vielfältigen Probleme hinsichtlich der Dekubitusprävention und -management zu unterstützen.

Aus unterschiedlichen Gründen haben viele Pflegepersonen nicht die Möglichkeit, an Fort- und Weiterbildungen teilzunehmen. Dieses Buch gehört zur neuen Buchreihe mit dem Titel «Access to Clinical Education (ACE)» und soll dem Pflegepersonal selbstständiges Lernen bei freier Zeiteinteilung und selbstgewählter Zielsetzung ermöglichen. Weitere Informationen zu dieser Buchreihe finden Sie in dem Abschnitt «Über diese Buchreihe».

Ziele des Buches:

- Vermitteln von umfassenden Kenntnissen über die Wirkung von Druck und Scherkräften auf das Gewebe
- Aufzeigen der wichtigsten Fachliteratur
- Pflegepersonen zu motivieren, Methoden zur Überprüfung und Veränderung des eigenen Handelns sowie eine wissenschaftlich fundierte Pflege einzuführen.

- Überblick über einige der potentiellen Probleme geben, die im Zusammenhang mit der Verlagerung der Gesundheitsversorgung vom Krankenhaus auf die medizinische Grundversorgung durch niedergelassene Allgemeinmediziner entstehen können.

Die Themenbereiche, die am meisten Verunsicherung verursachen und vom Pflegepersonal in den Kliniken am häufigsten diskutiert werden, finden in den folgenden gesonderten Abschnitten besondere Beachtung:

- Lagerungshilfsmittel zur Druckentlastung
- Skalen zur Erfassung der Dekubitusgefährdung
- Einteilung des Dekubitus
- Wundversorgung bei Dekubitus.

Das vorliegende Buch basiert einerseits auf umfangreichen Erfahrungen, die ich als Fachkrankenschwester während der Zusammenarbeit mit Personal in Akuteinrichtungen, in der ambulanten Pflege und in privaten Einrichtungen erworben habe, und andererseits durch das Analysieren der Probleme, die mir in allen Einrichtungen immer wieder begegnet sind. Ich hoffe, dass der praktische Schwerpunkt in den einzelnen Büchern dieser Buchreihe mehr Pflegepersonen zum Lernen anregt, selbst gesteckte Ziele zu erreichen und zur Suche nach neuen Wegen, um die Versorgung der Patienten in der eigenen Einrichtung zu verbessern.
(Neuseeland, 1997 J. L. P.)

Hinweis:

Eine Reihe von Übungen in diesem Buch erfordern wegen der Schweigepflicht das mündliche oder schriftliche Einverständnis der Patienten oder der Vorgesetzten.

Danke!

Der Autorin ist es ein Anliegen, ihrem Ehemann Dank auszusprechen für die Geduld und Unterstützung beim Schreiben dieses Buches und der dafür erforderlichen Studien.
   Die Herausgeber danken Kate Davies (University Hospital of Wales, Cardiff) und Jenny Jepson (Thames Valley University, London) für das kritische Lesen des Manuskripts und der Community and District Nursing Association für die Mithilfe bei der Durchführung der Feldversuche zu den Büchern der ACE-Reihe.

1. Vorwort

Anmerkung des deutschen Herausgebers

Liebe deutschsprachige Leserin, lieber deutschsprachiger Leser,

das hervorragende, praxisbezogene Buch von Miss Phillips ist an einigen Stellen umgeschrieben worden. Einerseits sind einige Maßnahmen bei uns nicht üblich, andere sogar verboten. Hier haben wir zugunsten Ihrer eigenen Praxis (in Deutschland) das Buch auf deutsche Verhältnisse angepasst. An anderen Stellen (zum Beispiel die Übersicht der verschiedenen Organisationen, die sich um die Wundbehandlung bei chronischen Wunden in England kümmern) haben wir nicht um die deutsche Situation ergänzt, weil es gerade hier sinnvoll ist, die englische Situation näher kennen zulernen.

Wir haben das Buch um einige besondere Aspekte ergänzt und die im Buch eingefügten Übungen als solche gelassen. Leider können wir den deutschsprachigen Lesern keine staatlichen «Scheine» für den erfolgreichen Abschluss ausstellen.

Dennoch fordern auch wir die formale Qualifikation von Pflegenden im Bereich «chronische Wunden». In den letzten zwei Jahren hat sich erfreulicherweise hier etwas getan: Durch meine Aktivität haben wir in Wiesbaden angefangen, eine Weiterbildung für examinierte Pflegekräfte durchzuführen, die mit dem Abschluss «Pflegeexpertin / Pflegeexperte Dekubitus» endet. Hierzu gehört eine Prüfung. Die weitergebildeten Pflegeexperten werden zentral registriert und müssen alle zwei Jahre ihr Wissen durch Testate neu unter Beweis stellen.

Gerhard Schröder
Arenbornerstrasse 1
37170 Uslar
E-Mail: gerhard.schroeder@t-online.de

Ich wünsche Ihnen von Herzen eine spannende, aber vor allem den Menschen gewinnbringende Lektüre, für die sie geschrieben ist: die von uns gepflegten jungen und alten Frauen und Männer.

Gerhard Schröder

2. Über diese Buchreihe
von Diane Marks-Maran

Das vorliegende Buch verbessert die Fachkenntnisse von professionellen Pflegekräften in einem wichtigen Gebiet der Pflegepraxis. Damit auch diejenigen so viel wie möglich von diesem Lernpaket profitieren, die sich zum ersten Mal mit dieser Form der Fernfortbildung neue Lerninhalte aneignen wollen, wurde dieses einführende Kapitel als Anleitung geschrieben.

Zielgruppe dieses Buches sind diplomierte Pflegende in Krankenhäusern, im ambulanten Pflegedienst sowie in Alters- und Pflegeheimen, zu deren Aufgaben die Wundversorgung bei verschiedenen Patienten oder Kunden gehört. Mit Hilfe dieses Lernpakets haben sie die Möglichkeit, ihre Kenntnisse und Fertigkeiten auf dem neuesten Stand pflegewissenschaftlicher Erkenntnis zu bringen.

Wie kann man am meisten von diesem Lernpaket profitieren?

Was Sie von diesem Lernpaket profitieren, hängt von Ihrer Zielsetzung ab, mit der Sie dieses Buch bearbeiten wollen. Grundsätzlich ist das Studium dieses Buches eine hervorragende Methode, die in der Praxis erworbenen Kenntnisse und Fertigkeiten durch selbstgesteuertes Lernen zu aktualisieren. Das heißt, dass Sie dieses Lernpaket in der von Ihnen bestimmten Zeit und in Ihrem Tempo erarbeiten. Dazu gehört das selektive Lesen der Texte und die Konzentration auf Aspekte, die Ihnen wichtig erscheinen. Sie können auch die Übungen ausschließlich aus eigenem Interesse bearbeiten und lassen die schriftliche Arbeit am Ende des Buches dann nicht beurteilen.

Auf Lernstufe 2 können Sie zusätzlich zur Aktualisierung Ihrer in der Praxis erworbenen Kenntnisse und Fertigkeiten Ihre Fortbildungspflicht in Großbritannien erfüllen. In diesem Fall müssen Sie innerhalb Ihrer Arbeitsumgebung den Nachweis erbringen, inwiefern dieses Lernpaket ihre Pflegepraxis verbessert hat.

Auf Lernstufe 3 ist es möglich sich, neben der Aktualisierung Ihrer in der Praxis erworbenen Kenntnisse und Fertigkeiten, an einer Universität weiter fortzubilden, um beispielsweise nach Ihrer Registrierung als Krankenschwester/ -pfleger einen weiteren akademischen Abschluss zu erwerben. In diesem Fall kann das vorliegende Buch, vorausgesetzt die von Ihnen gewählte Universität erkennt dieses Studienprogramm an, nach vollständigem Erarbeiten und erfolgreichem Absolvieren der schriftlichen Arbeit am Ende des Buches dazu genutzt werden, um von einer Universität vergebene Punkte für den geplanten Erwerb des akademischen Abschlusses zu erzielen.

Welche Bedeutung haben Lernziele?

An Krankenpflegeschulen, Weiterbildungsstätten, Fachhochschulen und Universitäten wird zunehmend der Bedarf erkannt, die Anforderungen für ein erfolgreiches Absolvieren einer Lerneinheit oder Lernprogramms präzise und klar zu umreißen. Lernziele sind dabei eine Methode.

Lernziele geben die speziellen Kenntnisse, Fertigkeiten und Einstellungen an, denen Sie innerhalb dieses Lernpaketes beggnen. In diesem Buch wird Ihnen durch Lernziele vermittelt, welche Anforderungen an Sie für die abschließende Arbeit gestellt werden.

Für die englische Ausgabe des Buches gilt:

Falls Sie dieses Buch im Rahmen der Fortbildungspflicht zur Verlängerung Ihrer Berufslizenz in England erarbeiten möchten, werden Sie vielleicht darüber hinaus die Lernziele als eine nützliche Ausgangsbasis betrachten, um einen Lernnachweis innerhalb Ihres persönlichen Berufsprofils zu leisten.

Wie muss man vorgehen, wenn man dieses Buch im Rahmen der Anforderungen für das persönliche Berufsprofil bearbeiten möchte?

Das komplette Studium dieses Buches kann zur Erfüllung der für das persönliche Berufsprofil notwendigen Anforderungen verwendet werden, um damit den Nachweis Ihrer Fortbildung zu erbringen. Von der britischen Pflegekammer UKCC (United Kingdom Central Council) wurde Ihnen ein Informationspaket mit dem Titel «Prep and You» zugesandt, das Erläuterungen darüber enthält, woraus sich das persönliche Berufsprofil zusammensetzt, zum Nachweis des kontinuierlichen Lernens und der Verbesserung der praktischen Fertigkeiten. Falls Sie dieses Informationspaket noch nicht erhalten haben, können Sie es beim UKCC anfordern. Darüber hinaus bietet Ausgabe 17 der Fachzeitschrift des UKCC mit dem Titel *Register* (Sommer 1996) eine umfassende Anleitung zum Verfassen Ihres persönlichen Berufsprofils. Ein Teil des Nachweises, welcher in Ihrem Profil enthalten sein kann, ist die vollständige Bearbeitung der schriftlichen Arbeit am

2. Über diese Buchreihe

Ende dieses Buches, auch wenn Sie diese nicht für eine Beurteilung zum Erwerb der von einer Universität vergebenen Punkte einreichen; die Niederschrift ihrer Reflexionen beim Lernen des Inhalts, resultierend aus der vollständigen Bearbeitung dieses Pakets, stellt eine Art des Nachweises dar, der unter anderem in Ihrem Profil enthalten sein muss.

Wie geht man vor, wenn mit der Bearbeitung dieses Buches die von einer Universität vergebenen Punkte erzielt werden sollen?

Eine Reihe von Universitäten haben dieses Lernpaket sowohl auf Diplomebene (Lernstufe 2) wie auch auf der akademischen Ebene (Lernstufe 3) zugelassen. Die Vergabe von Punkten erfolgt auf der Grundlage der für dieses Lernpaket zu erwartenden Lernziele und der schriftlichen Arbeit am Ende des Buches. Sie können die vergebenen Punkte der Lernstufe 2 von einer Universität nur anerkannt bekommen, wenn Sie die entsprechende Arbeit am Ende des Buches erfolgreich abschließen und die Lernziele der Lernstufe 2 erreichen. Sie erzielen Punkte der Lernstufe 3, wenn Sie die Arbeit der Lernstufe 3 am Ende des Lernpakets erfolgreich bestehen und die damit verbundenen Lernziele erreichen. Das bedeutet, dass Sie dieses Paket für Ihr zukünftiges Studium zum Erwerb eines «Diploma in Higher Education in Nursing» oder eines «Bachelor of Science in Nursing» verwenden können.

Bevor Sie die Arbeit am Ende des Buches absolvieren, sollten Sie sich bei der Universität Ihrer Wahl erkundigen, ob sie dieses Lernpaket anerkennt. Ist dies der Fall, können Sie gegen eine Einschreibungsgebühr Ihre Arbeit zur Benotung einreichen. Wenn Sie die Arbeit erfolgreich abgeschlossen haben, erhalten sie die Punktzahl, die Ihre Universität für dieses Lernpaket vorgesehen hat. Von der Thames Valley Universität (TVU) wurde dieses Lernpaket bereits zugelassen, und die Arbeiten aus diesem Buch können eingereicht werden. Bald werden auch andere Universitäten diese Fortbildung in ihr Programm aufnehmen. Dennoch erkennt vielleicht die von Ihnen gewählte Universität über ein Anerkennungsverfahren die Punkte an, die Ihnen von anderen Institutionen, beispielsweise der TVU, anerkannt wurden. In **Abbildung 1** auf S. 16 wird dargestellt, wie Sie dieses Lernpaket nutzen können.

Welche Bedeutung hat Lernstufe 2?

Wenn von einem Lernpaket oder Kurs auf Lernstufe 2 oder 3 die Rede ist, bedeutet das, dass die von Ihnen erwartete Arbeit am Ende des Buches auf einem bestimmten Niveau beurteilt wird. Die Bearbeitung dieses Buches auf Lernstufe 2 ist dem zweiten Jahr eines Vollzeitstudiums zum Erwerb eines Diploma in Higher Education gleichgestellt. Das heutige britische Ausbildungssystem ermöglicht den

16 Dekubitus und Dekubitusprophylaxe

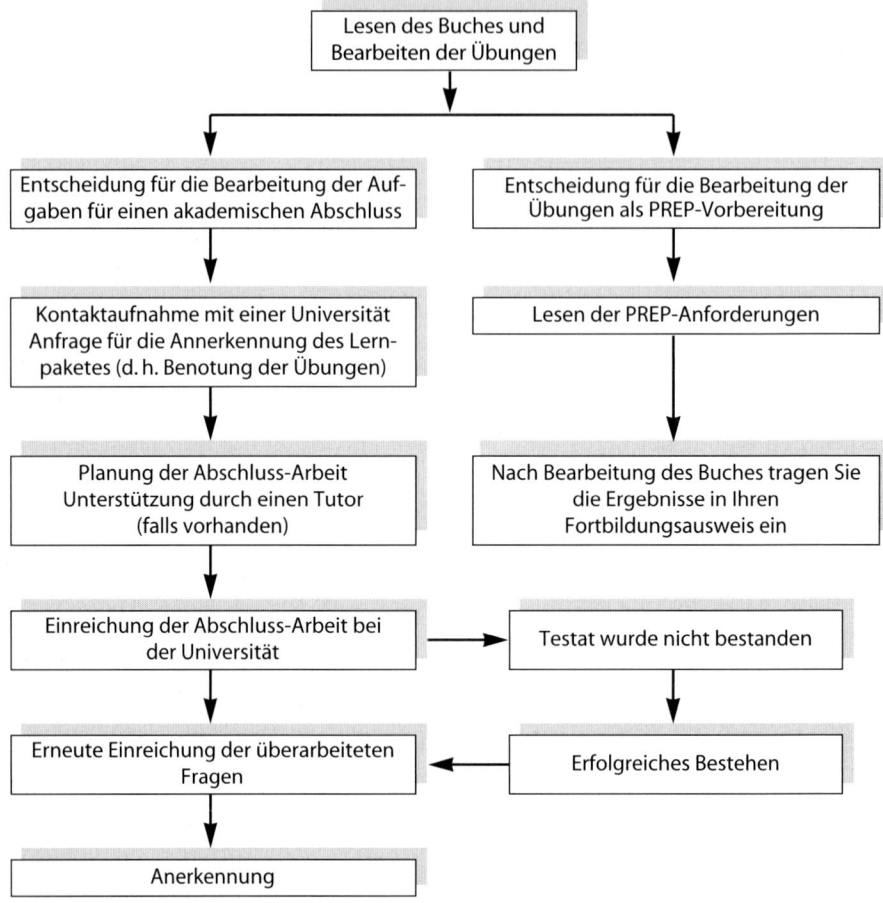

Abbildung 1: Anleitung zur Benutzung des Lernpaketes

Studierenden dies auf verschiedenen Wegen zu erreichen, einschließlich über Teilzeit- und Fernstudium.

Bei Lernstufe 2 wird von Ihnen erwartet, dass Sie:

- gutes Verständnis der relevanten Begriffe und Themen darlegen
- die wichtigsten Ergebnisse aus der Forschung angemessen miteinbeziehen und anwenden
- die Fähigkeit zur Problemlösung zeigen
- eine Vielfalt von Informationen analysieren und das Wissen praktisch umsetzen

- die Fähigkeit zur Argumentation und zur Bewertung der Relevanz der verschiedenen Aspekte für Ihre Berufspraxis haben.

Lernstufe 2 bedeutet, dass Sie in der Lage sind Daten zusammenzutragen und diese Informationen zur Lösung eines einfachen, aber unvorhersehbaren Problems oder eines komplexen, aber vorhersehbaren Problems umsetzen können. Es wird ebenfalls erwartet, dass Sie die Pflege innerhalb der allgemeinen Richtlinien für bestimmte Maßnahmen ausüben. Ferner sollen Sie die Thematik sowie die vielfältigen Konzepte und die für dieses Fachgebiet anzuwendenden Rahmenbedingungen aufzeigen können. Die Pflegeperson Lernstufe 2 sollte die Fähigkeit besitzen, eine Vielzahl von Informationsarten mit minimaler Hilfestellung zu analysieren, die theoretischen Hauptinhalte der Disziplin anzuwenden und zur Datensammlung den Vergleich zu alternativen Methoden oder Techniken herstellen.

Innerhalb der Lernstufe 2 des Lernpakets zeigen Sie, dass Sie bestimmte Konzepte und Informationen für einen gegebenen Zweck anwenden können, beispielsweise die Lösung eines besonderen Patientenproblems oder einer besonderen Situation. Sie machen ebenfalls deutlich, dass Sie geeignete Bewertungsmethoden auswählen können, indem Sie nachweisen, dass Sie in der Lage sind, die Relevanz und Bedeutung ihrer gesammelten Informationen zu bewerten.

Weiterhin sollte der Lernende veranschaulichen, dass er geeignete Maßnahmen in der richtigen Reihenfolge zur Erfüllung der Aufgabe ergreifen und die individuelle Leistung unter Berücksichtigung von Stärken und Schwächen bewerten kann. Diese Stufe beinhaltet auch kritisches Betrachten der Meinungen anderer, Aneignen von flexiblen Lernmethoden, Erkennen des eigenen Lernbedarfes und Ergreifen von Maßnahmen zur Verbesserung der eigenen Leistungen. Auf Lernstufe 2 wird erwartet, dass Sie eigenständig lernen können, indem Sie die Lernaufgaben auf unkomplizierte Weise lösen. Bei der Bewältigung der Probleme sollten Sie aufzeigen, dass Sie in der Lage sind, die zentralen Elemente eines Problems herauszufiltern und geeignete Methoden zur Lösung des Problems auszuwählen.

Welche Bedeutung hat Lernstufe 3?

Lernstufe 3 bezieht sich auf eine Reihe von Fertigkeiten, die an der Universität von Studierenden eines fortgeschrittenen Studiums erworben werden und entspricht etwa dem dritten Jahr eines Vollzeitstudiums. Über die Fähigkeiten der Lernstufe hinaus wird von Ihnen erwartet, dass Sie:

- umfassendes und detailliertes Wissen eines Hauptthemengebietes darstellen
- neue oder abstrakte Informationen kritisch analysieren und den Bezug zu Ihrer Berufspraxis herstellen
- kreative Lösungen zu Problemen erstellen

- «Beweise» für Entscheidungen oder Empfehlungen kritisch bewerten
- analytisch diskutieren können und sich dabei über Kontroversen und missbilligende Standpunkte im Klaren sind
- eine konstruktive, unabhängige und eigenständige Auffassung entwickeln.

Bei Lernstufe 3 wird von Ihnen erwartet, dass Sie komplexe und unvorhergesehene Situationen beherrschen und eine große Auswahl an innovativen und standardisierten Techniken anwenden können. Sie sollen Ihre Autonomie bei der Planung und Verwaltung von Ressourcen innerhalb allgemeiner Richtlinien nachweisen können. Die schriftliche Arbeit der Lernstufe 3 sollte reflektieren, dass Sie in Ihrer schriftlichen Arbeit Ihr Bewusstsein für die persönliche Verantwortung sowie eine kritisch betrachtete, ethische Bedeutung berücksichtigen können. Der Lernende dieser Stufe weist ein umfassendes und detailliertes Wissen eines Hauptthemengebietes nach und hat die Fähigkeit, die Spezialisierung darzustellen. Er ist sich bereits darüber klargeworden, dass Fachwissen stetig zunimmt und Veränderungen unterliegt. Auf Lernstufe 3 kann der Lernende neue bzw. abstrakte Daten ohne Hilfestellung analysieren sowie abstrakte Daten und Begriffe für einen gegebenen Zweck unter minimaler Anleitung umsetzen. Ferner ist er in der Lage, neue Lösungsvorschläge zu Problemen zu konzipieren und Nachweise, die Entscheidungen oder Empfehlungen stützen, kritisch zu bewerten. Die Lernenden können aus einem Repertoire an Maßnahmen geeignete Reaktionen auf eine Situation auswählen und ihre eigene Leistung sowie die von anderen bewerten.

Des Weiteren können Pflegepersonen, die auf Lernstufe 3 arbeiten, ihr eigenes Lernverhalten mit Hilfe einer großen Auswahl von Ressourcen steuern, um Feedback ersuchen und Gebrauch davon machen sowie ihre eigenen Kriterien zur Beurteilung der eigenen Leistung anwenden. Auf dieser Lernstufe beinhaltet die Problemlösung, dass die Person das Selbstbewusstsein und die Flexibilität hat, komplexe Probleme zu erkennen, zu definieren und dann die entsprechenden Kenntnisse und deren überprüfbare Lösungen anwendet.

Wenn Sie zum ersten Mal Lerninhalte mittels einer selbstgesteuerten Methode erarbeiten: Wie erhält man Unterstützung bei der Entwicklung des richtigen Lernens, welche für diese Art des Studiums erforderlich ist?

Das selbstständige Studium durch Fernfortbildung unterscheidet sich grundlegend vom Lernen durch Kursbesuch an einer Krankenpflegeschule oder einer Universität. Es bietet Pflegenden die Chance, in Ihrem eigenen Tempo, ihrer häuslichen Umgebung und zu selbstgewählter Zeit zu lernen. Fernfortbildung ist besonders geeignet für Personen, die aus geographischen, arbeitsbedingten oder privaten Gründen keine institutionellen Kurse besuchen können. Mit dem Lernen durch Fernfortbildung sind jedoch die Forderungen nach guten Lernfertigkeiten und die Fähigkeit der angemessenen Zeiteinteilung verknüpft, damit der Lernende soviel wie möglich von dem Lernpaket profitieren kann. Daher wird empfohlen, eine der vielen Anleitungen über das richtige Lernen, die für Studierende erhältlich sind, zu konsultieren. Diese Anleitungen vermitteln praktisch, wie man am besten von einem Lernpaket wie diesem profitieren kann.

Entsprechendes Lernmaterial ist vielleicht auch von der Universität, die dieses Lernpaket zugelassen hat, zu beziehen; möglicherweise stehen zur Unterstützung auch Tutoren zur Verfügung. Die Thames Valley Universität bietet Lernhilfen in Form von Feedback, Tutoren und Beratung für diplomierte Pflegepersonen, die dieses Buch bearbeiten. Nähere Informationen hierzu sowie über die Höhe der Gebühren sind bei der TVU unter folgender Adresse erhältlich:

Jean Clayton
APL Manager
Wofons School of Health Science
Thames Valley University
32-38 Uxbridge Road
London W52BS
Tel: 0181 280 5230
Fax: 0181 280 5125
E-Mail: jean.clayton@tvu.ac.uk

Welche Lernübungen erwarten Sie in diesem Buch?

Um das vorliegende Buch interessant und abwechslungsreich zu gestalten, wurde von der Autorin eine große Anzahl von Übungen für die Lernenden integriert. Eine Art der Übung ist die **Leseübung**. Es sind interessante und informative Teile des Lernpakets, die so konzipiert sind, dass sie wichtige Informationen und Kenntnisse über die Thematik vermitteln.

Eine weitere Art der Übungen in diesem Lernpaket ist die Aufforderung kürzlich ereignete Situationen aus der eigenen Praxis zu beschreiben. Der Lernende wird vielleicht gebeten, über die eine oder andere frühere Erfahrung oder einen Patienten zu reflektieren. In einem darauffolgenden Abschnitt wird das Feedback dazu gegeben, wodurch die Autorin dem Lernenden ermöglicht, die eigene praktische Arbeit oder vorhergehende Erfahrungen vor dem Hintergrund der Literatur, Forschung und Überprüfbarkeit zu analysieren. In einer anderen Übung werden die Lernenden möglicherweise aufgefordert, ein Foto zu betrachten und bestimmte Beobachtungen zu machen. Dieser Übung folgt ebenso ein Feedback, um damit die Beobachtungen des Lernenden anhand denen der Autorin zu überprüfen. Weiterhin können Übungen das Vervollständigen von Tabellen oder Diagrammen beinhalten, die wiederum mit einem Feedback von der Autorin dieses Lernpakets abgeschlossen werden.

Das Erarbeiten eines Lernpakets ist nicht mit dem Lesen eines Buches zu vergleichen! Die Lernenden werden durch eine große Vielfalt an Übungen zur Informationsfindung, -anwendung und -analyse sowie zur Beurteilung der praktischen Arbeit miteinbezogen und erhalten auf die Übungen innerhalb des Pakets stets ein Feedback.

Das folgende Glossar dient als Hilfestellung für das richtige Verstehen der Terminologie in den Übungsaufforderungen.

Kritisches Analysieren: Etwas kritisch zu analysieren bedeutet, ein breites Spektrum an Informationen zu dem Thema oder Problem zu überprüfen sowie die Stärken und Schwächen der Argumente für oder gegen etwas zu erkennen. Es beinhaltet auch, Schlussfolgerungen auf der Basis der verschiedenartigen verfügbaren Informationen zu ziehen und für die eigenen, daraus entstandenen Folgerungen mit Bezug auf möglichst viele Informationsquellen einzustehen. Lernende der Lernstufe 2 sollten in der Lage sein, mit wenig Hilfestellung zur Analyse einer Vielzahl von Informationen, zur Anwendung der wesentlichsten Theorien einer Disziplin und zur Datensammlung den Vergleich zu alternativen Methoden oder Techniken herstellen (SEEC, 1996). Auf der Lernstufe 2 bedeutet die kritische Analyse, dass die Lernenden neue bzw. abstrakte Daten und Situationen mit Hilfe einer großen Anzahl von auf das erlernte Thema abgestimmten Techniken ohne Anleitung analysieren können.

Definieren: Wenn in einer Übung ein Sachverhalt zu definieren ist, so ist der Lernende aufgefordert, die Bedeutung der Sache niederzuschreiben, z. B. «eine Wunde ist…».

Kenntnisse aufzeigen: Der Lernende soll relevante Fakten, Prinzipien und Begriffe kennen und in der Lage sein, diese entsprechend zu selektieren, um in der Praxis Entscheidungen zu treffen und diese auch zu rechtfertigen. Kenntnisse werden dargelegt durch deren Definition, Benennung, Auflistung oder Herausstellen von Bestandteilen eines Gesamtkomplexes. Darüber hinaus werden Kenntnisse dargelegt durch Interpretation der Informationen mittels Erklärung und Beschreibung der Fakten und deren Anwendung zur Problemlösung oder exemplarischen Darstellung einer Situation.

Beschreiben: Hierbei wird erwartet, dass die Information interpretiert wird. Das bedeutet, dass der Lernende zuerst aufzeigt, dass er über diese Information verfügt und dann die eigene Interpretation darüber angibt.

Bewerten: Das Bewerten beinhaltet das erstmalige Einschätzen oder erneute Einschätzen einer Situation und die eigene, kritische Auseinandersetzung mit dieser

Situation. Es bedeutet auch, Schwachpunkte und Stärken zu erkennen sowie etwas kritisch beurteilen. In der Pflege beinhaltet das Bewerten überwiegend die Beurteilung der Pflege in Form eines Vergleichs hinsichtlich Überprüfbarkeit oder entsprechenden wissenschaftlichen Erkenntnissen.

Reflektieren: Reflexion bedeutet, in einer strukturierten Art und Weise zu denken, um aus den praktischen Erfahrungen als Pflegeperson etwas zu lernen und als Ergebnis dieses Denkprozesses eine Entscheidung zu fällen oder eine Maßnahme zu ergreifen. Es gibt eine Anzahl von Techniken der Reflexion, die alle durch strukturierte Fragen die Möglichkeit bieten, eine Situation gründlich zu durchdenken und daraus zu lernen. Am Ende des strukturierten Reflektierens steht eine Art des Lernens, die dem Lernenden für die Arbeit als Pflegeperson eine neue Richtung weist.

Literatur

SEEC (1996),: Guidelines on levels and generic levels descriptors, South East England Consortium/Wales HE CATS

3. Einleitung

> «Das Problem des Dekubitus ist zeitlos. Trotz der rasanten Entwicklung der Technik, mit deren Hilfe wir Krankheiten diagnostizieren und behandeln können, entstehen nur wenige Probleme derart schnell, sind so hartnäckig und heilen so langsam wie der Dekubitus. Es gibt darüber hinaus wohl kein anderes Problem, das so unmittelbar die dem Patienten zukommende Pflegequalität reflektiert.»
> (Pajk et al. 1989)

Mit diesem Zitat wird das nach wie vor aktuelle Problem Dekubitus zusammengefasst und gleichzeitig betont, dass der Dekubitus noch immer als Pflegeproblem angesehen wird, trotz aller Erkenntnisse aus Vergangenheit und Gegenwart hinsichtlich:

- Entstehung
- Prävention
- Behandlung.

Man kann zwar davon ausgehen, dass jede qualifizierte Pflegeperson über ein gutes Wissen über Dekubitus verfügt, doch: Sind Sie in der Lage die folgenden Fragen zu beantworten?

- Welche Kräfte tragen zur Dekubitusentstehung bei und welche Auswirkungen haben diese auf Haut und Mikrozirkulation?
- Wie wirken die verschiedenen Arten der Hilfsmittel zur Druckentlastung?
- Wie funktionieren die verschiedenen Wundauflagen?
- Sind Sie über die Rechtslage informiert, wenn ein von Ihnen gepflegter Patient einen Dekubitus bekommt?

Die Beantwortung dieser und vieler weiterer Fragen ist das Ziel dieses Buches. Es bleibt zu hoffen, dass daraus eine Verbesserung der Qualität der Patientenversorgung und Veränderungen in der Praxis resultieren, die durch die professionellen Pflegepersonen in die Wege geleitet werden, die diese Lehreinheit absolviert haben.

Lernziele

Lernziele für die Lernstufe 2

Am Ende dieses Buches erbringen die Pflegepersonen den Nachweis, dass Sie in der Lage sind:

1. Umfang und Wesen des Dekubitusproblems, dessen Ursachen und Risikofaktoren sowie Präventionsmethoden ausführlich zu erläutern und zu diskutieren
2. Dekubitusgefährdung, Behandlung und die eingesetzten Lagerungshilfsmittel bei Patienten, die entweder dekubitusgefährdet sind oder bei solchen, die bereits einen ausgeprägten Dekubitus aufweisen, kritisch zu analysieren und einzuschätzen.

Lernziele für die Lernstufe 3

Am Ende dieses Buches erbringen die Pflegepersonen den Nachweis, dass Sie in der Lage sind:

1. Gesichtspunkte der Dekubitusprävention, Dekubitus-Management oder Lagerungshilfsmittel in ihrer eigenen Arbeitsumgebung kritisch zu bewerten
2. Veränderungen im eigenen Pflegebereich im Hinblick auf Dekubitusprävention oder Management unter Berücksichtigung von wissenschaftlichen Erkenntnissen, pflegepolitischen Zielen der Regierung, vor Ort geltenden und/oder nationalen Richtlinien und/oder von technischen Fortschritten zu planen.

4. Bedeutung des Dekubitus

Lernziele
Nachdem Sie dieses Kapitel durchgearbeitet haben, sind Sie in der Lage:
- einen Überblick über die Entwicklung der Dekubitusprophylaxe und -behandlung zu geben
- den Einfluss, den möglicherweise demographische Veränderungen auf die Häufigkeit des Dekubitus ausüben zu erörtern
- die unterschiedlichen Vereine und Verbände im Vereinigten Königreich zu nennen, die eine Rolle bei der Verbesserung der allgemeinen Situation spielen.

4.1 Was ist ein Dekubitus?

Dekubitus stammt vom lateinischen Wort «decumbere» ab, das «darniederliegen» bedeutet. Es beschreibt also einen Zustand, den Zustand der Immobilität. Demzufolge gibt es vom Wort Dekubitus keine Pluralbildung. Wenn ein Mensch «darniederliegt», d. h. immobil ist, gibt es diesen Zustand nicht mehrmals. Dekubitus meint also den Zustand der Immobilität und nicht die daraus entstehende Wunde, das Druckgeschwür. Ein Mensch kann mehrere Druckgeschwüre haben. Der Plural ist denn Dekubitalulcera, nicht Dekubiti.

Collier (1995) definiert einen Dekubitus als eine «Ulzeration der Haut aufgrund Hautschädigung infolge einer verlängerten Druckeinwirkung», erkennt aber auch andere verursachende Faktoren an. Clarke (1988) nennt als Hauptursache Druck auf weiches Gewebe, wohingegen von Rough (1994) die Kombination der Faktoren Druckeinwirkung, Scherkräfte und Reibung sieht. In seiner stärksten Ausprägung wird der Dekubitus als ein Gewebebereich definiert, der nach Sauerstoffmangel infolge Druckeinwirkung und Unterbrechung der Blutversorgung abgestorben ist. Es werden aber auch diejenigen Hautregionen mit Dekubitus bezeichnet, die bereits Frühsymptome einer Gewebeschädigung zeigen, wo jedoch in den meisten Fällen mit entsprechender Intervention ein absoluter Gewebeuntergang verhindert werden kann. Ausführliche Erläuterungen dazu enthält Kapitel 2.

4.2 Historische Perspektive

Einem großen Anteil der medizinischen und pflegerischen Versorgung liegen noch immer mündliche Überlieferungen und Rituale zugrunde (Walsh und Ford, 1989), was traurig aber wahr ist und heutzutage bei Prävention und Management des Dekubitus um so deutlicher wird. Es besteht aber auch kein Zweifel daran, dass in den vergangenen 20 Jahren durch das zunehmende Problembewusstsein mehr Fortschritte erzielt wurden als je zuvor. Ein kurzer Blick in die Geschichte der Dekubitusprävention und Wundversorgung veranschaulicht die Rituale, liefert aber kaum eine Antwort auf die Frage, warum sie so lange Bestand hatten.

4.2.1 Geschichte der Dekubitusprophylaxe

Zeugnisse aus dem alten Ägypten belegen das Auftreten von Dekubitus an Mumien (Thompson Rowling, 1961). In der Literatur fanden sich erste Andeutungen auf das Dekubitusproblem im 16. und 17. Jahrhundert. Das beweist, dass der Dekubitus sicherlich kein Phänomen der Neuzeit darstellt.

Als erster versuchte Charcot (1877) die Ursachen zu erforschen. Aus seinen Beobachtungen an Patienten mit Nervenschädigungen und Rückenmarksverletzungen zog er den Schluss, dass diese Patienten am häufigsten betroffen waren. Als grundlegende Faktoren erkannte er Bewegungslosigkeit und Lähmung an den betroffenen Körperregionen, betrachtete jedoch die Druckeinwirkung als sekundäre Ursache. Charcot identifizierte die folgenden charakteristischen Merkmale:

- Entwicklung des Dekubitus häufig am Kreuzbein (Os Sacrum)
- Gefahr für den Patienten durch infizierte Wunden
- Auftreten von Hautveränderungen, die auf eine Dekubitusentwicklung hinweisen
- Verstärkung des Problems durch Mazeration infolge Urin
- Auftreten innerhalb von 2 Tagen, daher seine Bezeichnung als «unheilvolle Wunden».

Es scheint erstaunlich, wenn man sich vor Augen führt, dass erst in den vierziger Jahren die Kontinenzförderung und das Umlagern der Patienten als Faktoren erkannt wurden, um die Zahl der Dekubitusfälle zu verringern, die sich letztlich als Folge einer weitgehenden Ignoranz von Charcots Arbeiten entwickelten.

Da die Krankenschwester an der Spitze der Dekubitusprävention stand, wurde häufig angenommen, dass das Auftreten von Dekubitus ein Ergebnis mangelhafter Pflegequalität war (Versluysen, 1985). In britischen Krankenhäusern gab es noch Ende der sechziger und Anfang der siebziger Jahre sogenannte Dekubitusbücher, in denen jeder Patient, der einen Dekubitus entwickelte, eingetragen und an die Oberin gemeldet werden musste. Alle Schwestern der Schicht, in welcher der Dekubitus auftrat, wurden mit schwarzem Stift vermerkt. Diese Schuldzuweisung galt solange, bis man von den zahlreichen Einflussfaktoren wusste. Eigentlich sind auch heute noch nicht alle Unklarheiten darüber beseitigt, beispielsweise die Ursachen, warum von zwei Patienten mit scheinbar gleichen Bedingungen der eine Patient einen Dekubitus entwickelt und der andere nicht. Von den Pflegepersonen wurden alle möglichen Anstrengungen zur Lösung des Dekubitusproblems unternommen. So versuchten sie mit verschiedenen Methoden, die Hautschädigung zu verhindern, zum Beispiel durch:

- Aufweichen der Haut durch Einreibung mit Ölen und Cremes
- Abhärtung der Haut durch Anwendung von Franzbranntwein und alkoholischen Lösungen
- Massage der Haut zur Anregung der Blutzirkulation.

Gerade der Gebrauch von Franzbranntwein oder Ölen schädigt die Haut, weil die normale Hautflora und das pH-Gleichgewicht zerstört werden, wodurch die Voraussetzung für Infektionen geschaffen wird (Walsh und Ford, 1989). So äußerten sich Walsh und Ford: «Bei keiner der auf die Haut aufgetragenen Substanzen hat sich eine Verringerung der Inzidenz von Dekubitus gezeigt.»
Zu ähnlichen Ergebnissen kommt die schwedische Pflegeforscherin Anna Christina Ek, die den Einfluss der Massage auf die dekubitusgefährdete Haut untersuchte. Sie kam zu dem Schluss, dass solche Maßnahmen sogar eher schädigend sein können, weil das Gewebe durch die Druckbelastung vorgeschädigt ist. (Ek 1985)

Ungeachtet der Erkenntnisse aus den vierziger Jahren, dass die Lagerung und Inkontinenz eine entscheidende Rolle bei der Dekubitusprophylaxe spielen, und trotz den 1962 von Norton et al. durchgeführten Studien, die sogar den Beweis erbrachten, dass durch Umlagerung und nicht durch die Anwendung von Alkohol der Prozentsatz der Patienten mit Dekubitus von 25 auf 6 reduziert wurde, waren nach Berichten von Anthony (1987) noch immer einige der oben genannten Methoden fester Bestandteil der Dekubitusprävention. Solche Maßnahmen wurden angewandt zu einer Zeit, als bereits der wissenschaftliche Nachweis erbracht war, dass sie nicht nur ineffektiv sind, sondern auch die Gefahr einer Hautschädigung erhöhen.

30 Dekubitus und Dekubitusprophylaxe

Das liefert einen klaren Hinweis auf eine rituelle Pflege angesichts der Existenz wissenschaftlich fundierter Ergebnisse. Doch welche Pflegepersonen kennen schon die Gründe für die Durchführung bestimmter Pflegetechniken?

Übung (Zeitaufwand: 15 Minuten)

Betrachten Sie die Methoden zur Dekubitusprophylaxe in **Tabelle 4-1**. Haken Sie dann in den Spalten ab, wenn Sie diese in den vergangenen fünf Jahren angewendet haben und die angegebenen Begründungen dafür. Überlegen Sie, ob Sie mit der Beantwortung Schwierigkeiten haben und warum dies so ist.

Tabelle 4-1 Übung: Methoden zur Dekubitusprophylaxe

Methode	Anwendung innerhalb der letzten 5 Jahre	auf Anweisung durchgeführt	Methode stellte sich laut neuesten Forschungsergebnissen als effektiv heraus	Methode wurde schon immer so durchgeführt
Einreiben der Haut beim Drehen des Patienten				
Zweistündliches Drehen des Patienten				
Versuchen den Patienten vom Druck zu entlasten				
Auftragen von • Cremes • Talkpuder • alkoholischen Lösungen				

▲ **Feedback**

Sie hätten zur Druckentlastung ausschließlich die zweite und dritte Methode durchführen sollen, da nach Forschungserkenntnissen die erste und vierte Methode ineffektiv und schädigend sind.

Der einzige Grund für die Anwendung irgendeiner Methode sollte für Sie der wissenschaftliche Beweis dieser Methode sein.

4.2.2 Geschichte der Wundbehandlung

Schon im alten Ägypten wurde die Pflege von Wunden auch unter Verwendung von Stoffen aus Leinengewebe vorgenommen. Meistens in Verbindung mit Honig und Fett. Man legte Leinenstreifen in die Wunde und verteilte dann Honig und Fett darauf (Knight, 1985). Das ist insofern interessant, da sich das dadurch entstandene feuchte Klima auf der Wundoberfläche tatsächlich auch als die beste Voraussetzung zur Wundheilung erweisen sollte. Doch erst über viele Umwege kehrte man schließlich wieder zu dieser Konzeption der Wundheilung zurück. Die Grundlage der heutigen Wundversorgung und der Wundheilung im feuchten Wundklima lieferten die wissenschaftlichen Studienergebnisse von Winter (1962). Bei Experimenten an Schweinen entdeckte Winter, dass Wunden, die mit einem Haftfilm bedeckt waren, schneller heilten als solche, die mit eher konventionellen Methoden (trocken) versorgt waren.

In der frühen Epoche der Wundversorgung wurden vorrangig Kriegs- oder Unfallwunden mit vielerlei Substanzen bedeckt, beispielsweise mit:

- Tiermist
- Honig
- Teer
- Blättern
- Ölen
- Spinnengewebe.

Gegen Ende der Römerzeit erlitt die Wundversorgung einen schweren Rückschlag, als Galen die Beobachtung machte, dass viele Wunden eitrig waren und daraus den Schluss zog, dass dies die wichtigste Voraussetzung für die Wundheilung sei (Knight, 1985). Seine Theorie hielt als Theorie vom «löblichen Eiter» Einzug in die Medizin. Trotz vieler Versuche, diese Theorie zunichte zu machen, hielt man bis zu den Arbeiten von Pasteur und Lister gegen Ende des 19. Jahrhunderts daran fest. Für viele Patienten bedeutete das, insbesondere für diejenigen mit Kriegsverletzungen, dass sie sich entsetzlichen Maßnahmen unterziehen mussten, um ihre Wunden zum Eitern zu bringen, sofern dies noch nicht der Fall war. Man erreichte das beispielsweise durch Einbringen von Öl in das Wundgebiet.

Mit dem Anbruch des Zeitalters von Pasteurs Antisepsis und Listers Asepsis kamen die ersten Vorreiter der heutigen Verbandmaterialien auf, nämlich gefetteter Tüll.

Aus mangelndem Interesse der Ärzte an der Behandlung von chronischen Wunden, zum Beispiel Dekubitus und Ulcus cruris, fiel die Wundversorgung immer mehr in die Domäne des Pflegepersonals (Bennett und Moody). Vor nicht allzu langer Zeit, als die Ärzteschaft versuchte, dieses Gebiet wieder für sich zu beanspruchen, kam es zu Debatten, die nicht weniger heftig waren als die Diskussionen um die umstrittene Eusol-Lösung. Dabei zeigte sich, dass es nicht unbedingt um die Wirkung der Lösung ging, sondern darum, wer die Zügel bei der Wundversorgung in den Händen hält. Ferner kamen längst überholte rituelle Pflegepraktiken noch immer zur Anwendung, wie die Verwendung von Eigelb und Sauerstoff. Der einzige Weg der Sauerstoffzufuhr zur Wunde führt über die Kapillargefäße. 1985 stellt Gould fest, dass von 28 Stationsschwestern, die Dekubituspatienten versorgten, nur 5 eine regelmäßige Druckentlastung durchführten, was auf mangelnde Kenntnisse über die Ursachen der Dekubitusentstehung hinweist. An der Tatsache wird sich nichts ändern, dass auch weiterhin das Pflegepersonal für die Mehrzahl der chronischen Wunden zuständig ist. Sowohl bei den Pflegepersonen wie auch bei den Ärzten gibt es einzelne, deren Kenntnisstand auf diesem Gebiet zu wünschen übrig lässt, aber auch Experten, deren Wissen über die Grenzen ihres Berufsstandes hinaus Respekt verdient. Erst die Vereinigung dieses Wissens im Rahmen einer multidisziplinären Teamarbeit schafft die Grundlage für eine hohe Qualität der Patientenversorgung.

Wissensüberprüfung (Zeitaufwand: 15 Minuten)

Beantworten Sie zur Überprüfung Ihres Textverständnisses des bisher Gelesenen die folgenden Fragen:

1. Von wem und in welchem Jahr wurde als erstes eine ausführliche Analyse über den Dekubitus durchgeführt?
2. Welche grundlegenden Faktoren nannte er zur Entstehung des Dekubitus?
3. Wie war der erste Wundverband zur Förderung der Wundheilung in feuchtem Wundklima aufgebaut?
4. Worin bestehen die größten Hindernisse für den Fortschritt in den beiden erläuterten Gebieten des Dekubitus?

▲ **Feedback**

zu Frage 1 und 2:
Charcot hat 1877 als erster den Dekubitus ausführlich untersucht und in der Immobilität und Lähmung die Hauptursachen erkannt. Er beobachtete, dass die Wunden überwiegend im Sakralbereich auftraten und rasch infiziert waren. Hautveränderungen wiesen auf ihre Entstehung hin. Weiterhin verschlechterte einsickernder Urin die Situation, und sie konnten innerhalb von zwei Tagen entstehen.

zu Frage 3:
Im alten Ägypten wurden Honig und Fett zur Unterstützung eines feuchten Wundklimas verwendet.

> zu Frage 4:
> Das größte Hindernis für den Fortschritt ist weiterhin das Vertrauen auf rituelle Pflegepraktiken und mangelnde Kenntnisse von neuen, wissenschaftlich fundierten Techniken.

4.3 Demographische Veränderungen

Die Regierung Großbritanniens hat zwar den Versuch unternommen, anhand staatlicher Vorgaben die Zahl der Dekubitusfälle zu reduzieren (siehe Kapitel 2), doch voraussichtlich werden sich die zukünftigen demographischen Veränderungen auf die Erreichung dieser Ziele negativ auswirken.

Bei einer 1983 von David et al. durchgeführten Erhebung in 20 Bezirken der Gesundheitsversorgung wurde festgestellt, dass 85 Prozent der Patienten mit Dekubitus über 65 Jahre alt waren. Ein höheres Lebensalter ist nicht grundsätzlich Ursache für eine Druckschädigung, sondern stellt in Verbindung mit Krankheit ein vordergründiges Problem dar. Bennett und Moody (1995) weisen darauf hin, dass gerade bei betagten Menschen eine hohe Wahrscheinlichkeit für verschiedene Krankheiten und längere Krankenhausaufenthalte gegeben ist. Harding et al. (1993) stellten fest, dass 70 Prozent der über 75jährigen Patienten unter chronischen Krankheiten leiden. Bei einer Reihenuntersuchung von 3213 Krankenhauspatienten kommt O'Dea (1993) zu dem Ergebnis, dass 18,6 Prozent der Untersuchten einen Dekubitus hatten und von diesen Personen wiederum 44 Prozent über 70 Jahre alt waren. Als eine der größten Risikogruppen für Dekubitus betrachtet Versluysen (1986) ältere Menschen mit Oberschenkelhalsbruch. Darüber hinaus ist bei vielen älteren Menschen eine Mangelernährung oder zumindest eine ungenügende Zufuhr der Nahrungsmenge nachweisbar (Oliver, 1994). All diese Ursachen für eine erhöhte Dekubitusgefährdung werden in Kapitel 3 eingehender erläutert. Aus der Tatsache, dass bei Menschen im fortgeschrittenen Alter die Wundheilung langsamer verläuft als bei jüngeren Menschen, ziehen Harding et al. (1993) die Schlussfolgerung, dass sich eine Wunde bei betagten Menschen wahrscheinlich zu einer chronischen Wunde entwickelt und dann dem Patienten sowie den Pflegepersonen mehr Probleme bereitet.

Nach Angaben von demographischen Prognosen für die kommenden 40 bis 50 Jahre wird sich das Tempo des Bevölkerungswachstums insgesamt verlangsamen, doch durch die Verbesserung des Lebensstils und die zunehmende medizinische Intervention werden sich die Altersgruppen der über 65jährigen wie auch der über 85jährigen vergrößern, da die Menschen insgesamt länger leben (Harding et al., 1993). Wenn die Menschen dieser Altersgruppen aus medizinischen oder chirurgischen Gründen die Gesundheitsversorgung in Anspruch nehmen,

Tabelle 4-2 Einschätzung von Patientengruppen

Frage	Patient 1	Patient 2	Patient 3	Patient 4	Patient 5	Patient 6	Gesamt
Ist Patient älter als 65 Jahre?							
Liegen verschiedene Erkrankungen vor?							
Hatte Patient im letzten Jahr eine Fraktur?							
Hat Patient den Dekubitus länger als 3 Monate?							
In welcher Pflegeeinrichtung begann der Dekubitus?							
Lebt der Patient mit einem älteren pflegenden Angehörigen zusammen?							

Übung (Zeitaufwand: 15 Minuten)

Bevor Sie diese Übung beginnen, bitten Sie um die Zustimmung ihrer Stations- oder Pflegedienstleitung für die Durchführung dieser Übung. Verwenden Sie aus Datenschutzgründen nicht die Namen der Patienten, sondern verschiedene Nummern. Wählen Sie drei bis sechs Patienten mit einem oberflächlichen oder tiefen Dekubitus aus. Beantworten Sie dann mit Hilfe der Arztberichte und Pflegedokumentation sowie mittels Patientengespräch die in **Tabelle 4-2** aufgelisteten Fragen und füllen Sie die Tabelle aus. Beim Ausfüllen der Spalten können Sie vielleicht einige interessante sich wiederholende Muster erkennen.

steigt folglich deren Dekubitusgefährdung. Außerdem stellt sich die Frage, wer einmal diese hochbetagten Menschen pflegen soll. Denn eine weitere Veränderung in unserer Gesellschaft ist der Zusammenbruch der herkömmlichen Familienstruktur. Das hat zur Folge, dass viele ältere Menschen alleinstehend sind oder mit nur einem pflegenden Angehörigen oder Partner zusammen leben, der selbst aus Altersgründen gar nicht in der Lage ist, den Kranken zu drehen oder zu lagern (Collier 1995).

Nach Prognosen von Caldock (1993) wird es aller Voraussicht nach als eine Konsequenz des 1990 von der britischen Regierung erlassenen Gesetzes zur Gesundheitsversorgung in den Gemeinden einen Anstieg der zu Hause lebenden stark pflegebedürftigen Personen geben. Caldock stellte ebenso heraus, dass die staatlichen Sozialdienste bei der Beurteilung der sozialen Bedürfnisse zur Versorgung der älteren Menschen die Federführung übernehmen, und das von der britischen Regierung für diese Dienste bereitgestellte Budget zur Finanzierung der sozialen und nicht der gesundheitlichen Erfordernisse vorgesehen ist. Bevor jedoch dieses System reibungslos funktionieren kann, sind weitere Schritte in Richtung multidisziplinärer Versorgung und Bereitstellung von Ressourcen erforderlich, um das sich rasch vervielfachende Problem der Gesundheitsversorgung von älteren Menschen in der privaten Umgebung in den Griff zu bekommen. Da mehr pflegende Angehörige die Belastung der häuslichen Versorgung auf sich nehmen, in manchen Fällen sogar ohne viel Unterstützung und Ressourcen, ist ein Anstieg der sich dort entwickelnden Dekubitusfälle nicht auszuschließen, insbesondere dann, wenn die zu Betreuenden alt und gebrechlich sind.

Ein weiterer Aspekt in diesem Zusammenhang bezieht sich wiederum auf die Ergebnisse von O'Dea (1993), wonach ein Dekubitus zwar zahlenmäßig häufiger im Krankenhaus als in anderen Einrichtungen der Gesundheitsversorgung entsteht, aber die Mehrheit der tiefreichenden Druckschädigungen außerhalb der Krankenhausversorgung auftritt. Angesichts des Anstiegs der Bevölkerungsgruppe der alten Menschen muss das Thema Dekubitus ohne Aufschub und mit Vorrang behandelt werden, wenn größere Probleme vermieden werden sollen. Die Behörden benötigen daher die Information, wo sich ein Dekubitus entwickelt, so dass gezieltes Handeln in Form von Schulungsmaßnahmen und nötigenfalls Bereitstellung von mehr Ressourcen ermöglicht wird.

▲ **Feedback**
Die Aussagen des vorangegangenen Textes wurden wohl mit dieser Übung untermauert. Zu Ihrer Gruppe gehörten wahrscheinlich keine Patienten mit Frakturen, außer Sie arbeiten in einer entsprechenden Abteilung. Es ist jedoch anzunehmen, dass viele Ihrer Patienten über 65 Jahre alt sind und bei diesen nicht nur ein einziger Krankheitsfaktor zu berücksichtigen ist. Ausnahmsweise könnte das nicht der Fall sein, wenn Sie auf einer Rehabilitationsstation mit jüngeren Behinderten arbeiten.

Sie haben vielleicht auch Patienten einbezogen, die bereits über einen gewissen Zeitraum einen Dekubitus haben, vor allem, wenn Sie in der ambulanten Pflege tätig sind. Die Beantwortung der Frage, in welcher Einrichtung sich der Dekubitus entwickelte, hängt wiederum von ihrem Arbeitsbereich ab. Das bedeutet, wenn Sie auf einer orthopädischen Station mit einem hohen Anteil an älteren Patienten arbeiten, werden Sie feststellen, dass sich zahlreiche Dekubitusfälle auf Ihrer Station entwickelten. Arbeiten Sie im ambulanten Pflegedienst, sind die Dekubitusfälle entweder dort entstanden oder stammen von einem vorherigen Krankenhausaufenthalt. Sie konnten möglicherweise sich wiederholende Muster bei Ihren Ergebnissen erkennen, wodurch Sie sich im weiteren vielleicht eine Vorstellung machen können von den besonderen Problemen und wie Sie diese angehen können.

Wissensüberprüfung (Zeitaufwand: 15 Minuten)

1. Wie hoch ist laut Davids Forschungsergebnissen (1983) der prozentuale Anteil der Patienten über 65 Jahre mit einem Dekubitus?
2. Mit wie viel Prozent beziffert Harding et al (1993) die über 75jährigen Patienten mit langwierigen Krankheiten?
3. Für welche der beiden Personengruppen wird im Laufe der kommenden 50 Jahre der stärkste Anstieg erwartet?

▲ **Feedback**

zu Frage 1:
85 Prozent der Dekubituspatienten waren über 65 Jahre alt.

Zu Frage 2:
70 Prozent der Altersgruppe der über 75jährigen wiesen langwierige Krankheiten auf.

Zu Frage 3:
Von den beiden Gruppen der über 65- und 85jährigen wird der stärkste Anstieg erwartet.

4.4 Fachverbände zur Wundbehandlung

Mit wachsendem Interesse für die Themen Dekubitus und chronische Wunden wurde offensichtlich, dass einzelne Personen ein spezielles Interesse für dieses Gebiet entwickelten und noch viel Anstrengungen unternommen werden müssten, um das Problem in den Griff zu bekommen. Darüber hinaus haben verschiedene Menschen unabhängig voneinander begonnen, sich mit dem gleichen Praxisgebiet zu beschäftigen, so dass man an verschiedenen Orten zu den gleichen

Arbeitsergebnissen gelangte. Deshalb entwickelten sich diverse Gruppen, die jedoch alle ein gemeinsames Ziel haben, nämlich das Wissen über diese Problematik zu erweitern und Schulungen zur Dekubitusprophylaxe anzubieten.

4.4.1 Tissue Viability Society (TVS) Gesellschaft

Die Tissue Viability Society (das heißt wörtlich übersetzt: «Gesellschaft zur Lebensfähigkeit des Gewebes»; gemeint ist: Gesellschaft für intaktes Körpergewebe) gehört zu einer der ersten Gesellschaften dieser Art und ist für jede Person zugänglich, die «besorgt, interessiert und engagiert ist für die Erhaltung des intakten Gewebes oder sich für die Ziele der Gesellschaft einsetzt». In der überarbeiteten Satzung von 1991 legte man als Zielsetzung fest, «das Lernen und die Schulung auf dem Gebiet der Gewebeerhaltung zu fördern und alles zu tun, das für die Verbesserung der Techniken zur Gewebeerhaltung dienlich ist.» Abgesehen von den allgemeinen Verwaltungsaufgaben und den stets verfügbaren Beratungsmöglichkeiten für Ratsuchende, sind die wichtigsten Projekte, die für Ärzte und Pflegepersonen von Nutzen sind:

- Herausgabe einer Zeitschrift mit dem Titel *Journal of Tissue Viability*, eine der Fachzeitschriften, die als erste zu diesem Thema innerhalb des Vereinigten Königreichs erschienen ist
- Zwei Jahresversammlungen mit einem Leitthema zu spezifischen Problemen, z. B. Wunden am Unterschenkel, Gewebeerhaltung bei körperbehinderten Menschen
- Fortbildungstage über Prävention und Beurteilung des Dekubitus und neuerdings auch von Beinulzera, wobei diese Kurse von Krankenhäusern gebucht werden können und der Verein sie jeweils vor Ort durchführt.

4.4.2 Wound Care Society (WCS)

Diese Gesellschaft (deutsch: Wundversorgungsgesellschaft) wurde 1987 von einer Gruppe von Krankenschwestern gegründet, die «sich damit auseinander setzten, dass das pflegerische Handeln die erzielten Fortschritte reflektieren sollte, welche sowohl auf dem Gebiet der theoretischen Wundheilungsforschung wie auch in der Entwicklung neuer Wundpflegeprodukte erzielt wurden.» Als Starthilfe erhielt die Gesellschaft im ersten Jahr finanzielle Unterstützung, konnte sich jedoch danach bereits selbst tragen. Auch bei dem WCS stehen Mitglieder der Gesellschaft stets für die Beratung von Pflegepersonal zur Verfügung.

Die Ziele sind:

- Einführung und Ausbau eines Netzwerkes von diplomierten Pflegepersonen mit Fachwissen auf dem Gebiet der Wundversorgung
- Verbesserung der Kenntnisse des Pflegepersonals durch Vermitteln von fundiertem, auf wissenschaftlicher Forschung beruhendem Wissen über Wundversorgung
- Weiterleitung der Informationen an die entsprechenden in der Gesundheitsversorgung tätigen Personen
- Koordination der die Wundversorgung betreffenden Informationen und verfügbaren Behandlungsmöglichkeiten
- Schaffung eines Podiums zum Studium und zur Diskussion der Wundversorgung
- Kontaktaufnahme zu ähnlich orientierten Organisationen mit dem Hauptziel der Gründung eines internationalen Verbandes der Wundversorgung.

Weitere Initiativen des WCS sind:

- Mitgliedertagungen für diplomierte Pflegepersonen mit institutioneller und universitärer Krankenpflegeausbildung
- Herausgabe des regelmäßig erscheinenden Anhangs (*Journal of Wound Care Nursing*) in der Fachzeitschrift *Nursing Times* mit Themen zur Wundversorgung. Diese werden den Mitgliedern einmal jährlich zugesandt und sollen als hilfreiche Informationsquelle dienen.

4.4.3 European Wound Management Association (EWMA)

Im Anschluss an eine multidisziplinäre Tagung mit Teilnehmern aus 26 Ländern wurde dieser Verband 1991 gegründet (deutsch: Europäische Gesellschaft für Wundbehandlung). Das Ziel besteht darin, «die Arbeit von bereits bestehenden Organisationen zu ergänzen und als Medium für Fragen zur Wundheilung und Wundversorgung aus Praxis und Wissenschaft zu dienen, die aus allen Berufen der Gesundheitsversorgung an sie heran getragen werden.» (Harding, 1992). Der Verband verzeichnet weltweit Mitglieder aus allen Disziplinen. Im allgemeinen findet für ärztliches und pflegerisches Personal eine Jahreskonferenz in einem europäischen Land statt, an der Sprecher aus der ganzen Welt teilnehmen. Nach jeder Tagung werden Konferenzverlauf und Beiträge in einem Buch dokumentiert.

4.4.4 National Association of Tissue Viability Nurses (NATVN)

Dieser Verband wurde von einer kleinen Gruppe motivierter Fachkrankenschwestern ins Leben gerufen, die den Bedarf an Unterstützung in ihrer oft isolierten Position als Fachkrankenschwester erkannten (deutsch: Nationale Vereinigung der Fachschwestern für Gewebeerhaltung). Zunächst war eine Fortentwicklung des Verbandes aufgrund der geringen Mitgliederzahl schwierig. Da es nun jedoch weitaus mehr Fachpersonal auf dem Gebiet der Gewebeerhaltung gibt, haben sich auf lokaler Ebene in sechs verschiedenen Regionen des Vereinigten Königreiches Gruppen gebildet: Südwesten, Nordwesten, Süden, Nordosten, Midlands und Schottland.

Das Komitee des NATVN setzt sich aus jeweils einer vertretenden Fachkrankenschwester jeder Region zusammen. Eine neue Satzung ist in Bearbeitung. Der Zweck der Vereinigung ist die Untersuchung wichtiger Themen zur Gewebeerhaltung, und dies besonders in Bezug auf die Funktion der Fachkrankenschwester. Jede Gruppe einer Region beschäftigt sich mit einem anderen Schwerpunktthema, wobei die Ergebnisse dann bei einem Jahrestreffen allen Mitgliedern präsentiert oder über Vertreter des Komitees weitergeleitet werden.

Beispiele sind:

- Einrichtung eines Schulungsprogrammes, welches auf die an eine Fachkrankenschwester für Gewebeerhaltung gestellten Anforderungen abgestimmt ist
- Erstellen eines allgemeinen Berufsprofils zur Darstellung der Tätigkeit in groben Zügen
- Angabe der an eine druckentlastende Matratze gestellten Anforderungen aus der Sicht der Anwender
- Untersuchung der Probleme, die sich durch die staatlichen Restriktionen auf die beschränkte Verfügbarkeit von Wundverbänden in staatlich geförderten Einrichtungen der Gesundheitsversorgung außer Akuteinrichtungen ergeben.

Angesichts der Firmen und einzelner freiberuflicher Referenten, die ihre eigenen Fortbildungen zum Thema ‹Gewebeerhaltung› veranstalten, besteht zwar die Gefahr eines Überangebots, doch derzeit scheint jegliche Art von Schulung diesbezüglich auf ein reges Interesse zu stoßen. Probleme entstehen höchstens auf fortgeschrittenem Niveau, wo sich auf verschiedenen Tagungen die Informationen allmählich wiederholen. Des weiteren stellt die Fachzeitschrift *Journal of Wound Care* mit 10 Ausgaben pro Jahr eine willkommene Erweiterung der themenbezogenen Informationsquellen dar. Sie enthält nützliche Artikel über viele Aspekte der Wundversorgung und wird in diesem Buch häufig zitiert. Ungewöhnlich an dieser Zeitschrift ist, dass sie eine der wenigen kommerziellen

Fachzeitschriften ist, deren Leserkreis und Autoren aus verschiedenen Berufsgruppen der Gesundheitsversorgung stammen.

Übung (Zeitaufwand: 15 Minuten)

1. Befragen Sie drei Kollegen oder Kolleginnen, ob sie einer der oben genannten Organisationen angehören. Falls sie Kontakt zu Personen haben, die bei unterschiedlichen Organisationen über eine Mitgliedschaft verfügen, können Sie vielleicht zum Vorteil aller die Informationen und Zeitschriften zusammentragen. Wenn dies nicht der Fall ist, könnten Sie sich darüber Gedanken machen, ob nicht jeder von Ihnen in eine der Organisationen eintreten möchte.
2. Versuchen Sie eine Ausgabe jeder der oben genannten Zeitschriften oder Beilagen zu besorgen und beurteilen Sie, welche Ihnen am nützlichsten erscheint:

- *Journal of Tissue Viability*
- *Journal of Wound Care Nursing*
- *Journal of Wound Care*

Hinweis: Diese Übung kann je nach Verfügbarkeit der Zeitschriften auch mehr als 1 Stunde Zeitaufwand erfordern [im deutschsprachigen Raum gibt es kein vergleichbares Angebot an Wundmanagement-zeitschriften].

Ebenso wie die hier aufgezeigten Organisationen gibt es an vielen Orten kleine Interessengruppen sowie eine Vielzahl von Zeitschriften für Ärzte, Pflegepersonen und paramedizinische Berufe mit Artikeln zu Themen auf dem Gebiet der Gewebeerhaltung. Aus diesem Grunde kann niemand weiterhin an der Behauptung festhalten, nichts über dieses Thema zu wissen.

Zusammenfassung

In diesem Kapitel haben Sie gelernt, dass:
- Wund- und Dekubitusmanagement bis vor kurzem noch nicht auf wissenschaftlich fundierten Erkenntnissen basierten
- demographische Veränderungen darauf hin deuten, dass es eher eine Zunahme des Dekubitusproblems geben wird
- es verschiedene Fachorganisationen und Zeitschriften gibt, die den Angehörigen der Gesundheitsberufe Schulungen ermöglichen und Wissen vermitteln.

Literatur:

Anthony, D. (1987), Are you in the dark? Nursing Times 83: 25–30.
Benett, G., Moody M., (1995), Wound care for health professionals. Chapmann & Hall, London.

Caldock, K., (1993), The community white Paper-a nursing perspective. British Journal of Nursing 2 (11): 592–597.

Charcot, J. M. (1877), On diseases of the nervous system. New Sydenham Society

Clarke, M., (1988), The nursing prevention of pressure sores in hospital and community patients. Journal of Advanced Nursing 13 (3): 365–373.

Collier, M., (1995), Pressure sore development and prevention.

Could, D. (1985), Pressure for change. Nursing Mirror 161: 28-30

Educational leaflet No 3, Vol 1 (revised). Wound Care Society.

Ek AC et al (1985), The local skin blood flow in areas at risk for pressure Sores treated with massage. Scand J. Rehab. Med (17): 81–86.

David, J. et al, (1983), An investigation of the car of patients with established pressure sores. Northwich Park Research Unit, Middlesex.

Department of Health, (1990), Community care in the next decade and beyond: policy guidelines. HMSO London.

Harding K., (1992), Preface. In: Harding K. Leaper, D. L., Turner, T. (eds) First European conference in Advances in Wound Management. Macmillan Magazines, London.

Harding, K., Jones V. Sinclair A. J. (1993), Wound care in an ageing population, Journal of Wound Care 2 (6): 366–369.

Knight B. (1985), The history of wound treatments. In Westaby S. (ed) Wound care. Heinemann Medical Books, London.

Oliver, E. (1994), Maintaining nuritional support in the community. Journal of Tissue Viability 4 (1): 28–34.

Pajk, M. , Craven, G. A. Cameron-Barry, J., Shipps, T., Bennum, N:W. (1986), Investigating the problem of pressure sores. Journal of Gerontological Nursing 12 (7): 11–16.

Proceedings of the Royal Society of medicine 54: 409.

Rough, M. (1994), Pressure sore prevention. Community outlook (Dez): 32–36.

Thompson, Rowling, J. (1961) Pathological changes in mummies.

Versluysen, M. (1985), Pressure sores in elderly patients-the epidermology related to hip operations. Journal of Bone and Joint Surgery 67 b (1): 10–13.

Versluysen, M. (1986), How elderly patients with femur fractures develop pressur sores in hospital. British Medical Journal 292 (17 may): 1311–1313.

Walsh, M., Ford P. (1989), Nursing rituals-Research and rational actions. Heinemann Nursing, Oxford (Dt.: Pflegerituale. Verlag Hans Huber, Bern 2000).

Winter, G. (1962), Formation of the scab and the rate of epithelialisation of superficial wound in the skin of the domestic pig. Nature (193): 293.

5. Häufigkeit des Dekubitus

Obwohl kein Zweifel daran besteht, dass man das Dekubitusproblem schon sehr lange kennt, ist noch unklar, wie man das Ausmaß und insbesondere die Art des Problems erfassen soll. Ein zunehmendes Bewusstsein für die mit der Dekubitusbehandlung verbundenen Kosten hat mittlerweile in Großbritannien dazu geführt, dass die gesamte Problematik auf gesundheitspolitischer Ebene behandelt wird.

Lernziele
Nachdem Sie dieses Kapitel durchgearbeitet haben, sollten Sie Kenntnisse haben über die:
- Einteilung des Dekubitus
- Verschiedene Möglichkeiten der Beurteilung des Dekubitusproblems
- Faktoren, die eine Datenerfassung beeinflussen
- Auswirkungen der mit dem Dekubitus verbundenen Kosten für Patienten und des Staatlichen Britischen Gesundheitsdienstes.

5.1 Prävalenz und Inzidenz

In dem Weißbuch «The Health of the Nation» des britischen Gesundheitsministeriums (Department of Health, 1992) wurden Zielvorgaben für die Senkung der Gesamtzahl der Dekubitusfälle festgelegt, deren Erreichung von der britischen Regierung angestrebt wird. In allen britischen Einrichtungen der Gesundheitsversorgung misst man daher der gesamten Dekubitusproblematik eine höhere Bedeutung bei und hat notwendigerweise begonnen, in allen Regionen die auftretenden Dekubitusfälle zahlenmäßig zu erfassen sowie mit der Angabe zu versehen, in welcher Einrichtung der Dekubitus entstanden ist.

Im folgenden werden zum besseren Verständnis einige der wichtigen Begriffe dieses Kapitels zur Erfassung der Dekubitushäufigkeit definiert. Die **punktuelle Prävalenz** ist eine Art Momentaufnahme einer bestimmten Patientenpopulation mit einem bekannten Gesundheitsproblem zu einem Zeitpunkt. Mit **periodischer Prävalenz** bezeichnet man die Gesamtzahl der Menschen mit einem bekannten Gesundheitsproblem oder -zustand über einen festgelegten Zeitraum hinweg. Die **Inzidenz** bezeichnet die Anzahl von Menschen innerhalb einer bestimmten Patientengruppe, die einen bestimmten Zustand über einen Zeitraum hinweg entwickeln.

5.2 Einteilung des Dekubitus

Zur Erfassung des Dekubitusproblems bedarf es einer Methode, mit der ein Dekubitus anhand des Schweregrades und der Tiefe beschrieben werden kann. Da es gerade die tiefreichenden Druckgeschwüre sind, von denen die größten Probleme in finanzieller Hinsicht und das meiste Leid für die Patienten ausgehen, ist eine solche Methode von besonderer Wichtigkeit. Aus diesem Grunde ist eine Zielvorgabe für eine zahlenmäßige Senkung der Dekubitusfälle nicht unbedingt die richtige Vorgehensweise. Ein deutlich stärkeres Problembewusstsein des Pflegepersonals wird sich in einer vermehrten Dokumentation von geringgradigen Druckgeschwüren widerspiegeln, da man sich dann über deren Bedeutung im klaren ist. Wenn diese geringgradigen Druckgeschwüre erkannt und präventive Maßnahmen ergriffen werden, sollte dies insgesamt zu einer Verringerung der Gesamtzahl der schweren Dekubitusfälle führen. Die hochgradigen Dekubitusfälle sind sowohl in finanzieller wie auch in sozialer Hinsicht kostenintensiv, worauf im späteren Verlauf dieses Kapitels eingegangen wird. Mit Hilfe verschiedener Einteilungssysteme hat man versucht, den Dekubitus anhand Schweregrad und Tiefe zu beschreiben.

5.2.1 Gewebeschäden

Je nach Tiefe des Dekubitus sind verschiedene Gewebe beteiligt. Der Dekubitus ist eine infolge Sauerstoff- und Nährstoffmangel abgestorbene Geweberegion, die sich dann zu schorfigem oder nekrotischem Gewebe entwickelt. Eine wichtige Maßnahme ist die Entfernung dieses Gewebes, einerseits zur Feststellung der tatsächlichen Tiefe der Wunde und andererseits zur Unterstützung der Wundheilung. Nach Entfernung des Gewebes sind vielleicht Sehnen, Knochen oder eine Wundtasche am Wundgrund sichtbar.

Ein abheilender Dekubitus ist gekennzeichnet durch gesundes Granulationsgewebe. In einigen Fällen kann man sogar die unterschiedlichen Stadien der Wundheilung innerhalb einer Wundfläche erkennen (Kapitel 8 behandelt ausführlich die Wundheilung).

Anhand der nachstehend vorgestellten Einteilungssysteme wird deutlich, dass bei einigen lediglich die Wundtiefe und bei anderen die Gewebeart innerhalb der Wunde kategorisiert wurde. Ebenso wie die Einteilung von Wunden ist auch deren Messung notwendig, so dass eine präzise Bewertung des Heilungsfortschrittes möglich ist.

5.2.2 Einteilungssysteme des Dekubitus

Weil dem Dekubitusproblem unglücklicherweise über viele Jahre hinweg keine besondere Bedeutung beigemessen wurde, begannen viele mit der Entwicklung von verschiedenen Einteilungssystemen. Das ist zwar bewundernswert, führte aber letztlich zu einer Reihe völlig unterschiedlicher Einteilungssystemen mit etwa vier bis sechs Grundkategorien und zusätzlichen Unterkategorien. Von verschiedenen kommunalen Gesundheitsbehörden wurden weitere Veränderungen zur Anpassung der Systeme vorgenommen. In diesem Kapitel werden drei Einteilungssysteme dargestellt: nach Torrance (**Tabelle 5-1** auf S. 46), Surrey (**Tabelle 5-2** auf S. 46) und Stirling (**Tabelle 5-3** auf S. 46). Nicht alle Einteilungssysteme beinhalten auch das Frühstadium der Dekubitusentstehung.

5.2.2.1 Der Fingertest im Stadium I

Eine **persistierende Rötung** ist ein früher Hinweis auf eine Druckschädigung und kann mit einem einfachen Test nachgewiesen werden. Nach der Druckentlastung drückt man die rote Generegion mit der Fingerspitze ein. Bleibt dann die Haut infolge des Eindrückens rot – statt der üblichen Weißfärbung – so deutet dies auf eine Gewebeschädigung hin und prophylaktische Maßnahmen sind dringend erforderlich. Diese Maßnahmen müssen zur Vermeidung einer weiteren Gewebeschädigung unverzüglich erfolgen. Die physiologischen Gründe für die beschriebene Hautreaktion werden in Kapitel 6 näher erläutert. Dass diese Kategorie nicht bei allen Einteilungssystem berücksichtigt wurde, zeigt die bisher zum Teil geringe Bedeutung des Frühstadiums der Druckschädigung. Weitere Stadien der Druckschädigung sind: teilweiser Verlust der Hautschichten, Verlust aller Hautschichten oder Verlust aller Hautschichten mit Ausdehnung in das darunter liegende Gewebe.

Das Erkennen des Frühstadiums einer Druckschädigung durch alle Pflegepersonen ist ausschlaggebend für eine effektive Planung der Prävention. Dadurch kann man ein Problembewusstsein erreichen, so dass das Personal alle Beobachtungen frühzeitig dokumentiert (Hitch, 1995). Verglichen mit den Einrichtungen, die erst Dekubitus mit Hautschädigung erfassen, wird es dort, wo man auch das Frühstadium einbezieht, insgesamt zu einem Anstieg der Prävalenz und Inzidenz

Dekubitus und Dekubitusprophylaxe

Tabelle 5-1 Einteilung des Dekubitus nach Torrance (Torrance, 1983)

Stadium	Beschreibung
Stadium 1	Reversible Rötung
Stadium 2	Persistierende Rötung
Stadium 3	Fortschreitende Ulzeration mit Begrenzung auf die Dermis
Stadium 4	Ausdehnung des Defektes in das subkutane Fettgewebe
Stadium 5	Infizierte Nekrose penetriert tiefe Faszie

Tabelle 5-2 Einteilung des Dekubitus nach Surrey (David et al., 1983)

Stadium	Beschreibung
Stadium 1	Persistierendes Erythem
Stadium 2	Oberflächliche Hautschädigung
Stadium 3	Hautzerstörung ohne Hohlraumbildung
Stadium 4	Hautzerstörung mit Hohlraumbildung

Tabelle 5-3 Einteilung des Dekubitus nach Stirling (Reid und Morison, 1984)

Stadium	Beschreibung
0.	Keine klinischen Dekubituszeichen
0.0	Unauffälliges Aussehen, intakte Haut
0.1	Abheilung mit Narbenbildung
0.2	Gewebeschädigung, doch nicht als Dekubitus beurteilbar
1.	Verfärbung der intakten Haut
1.1	Persistierendes Erythem mit lokaler Temperaturerhöhung
1.2	Blau/Rot/Schwarz-Färbung der Haut
2.	Teilverlust der Hautschichten mit Beteilung von Epidermis und/oder Dermis:
2.1	Blasenbildung
2.2	Hautverletzung
2.3	Flaches Ulkus ohne Unterhöhlung von angrenzendem Gewebe
2.4	Alle der bisher genannten Defekte mit Blau/Rot/Schwarz-Färbung oder Gewebsverhärtung

Stadium	Beschreibung
3.	Verlust aller Hautschichten mit Schädigung oder Nekrotisierung des subkutanen Gewebes ohne Ausdehnung auf die darunterliegende Gewebe wie Knochen, Sehnen oder Gelenkkapsel:
3.1	Ulkus ohne Unterhöhlung angrenzender Gewebe
3.2	Ulkus mit Unterhöhlung angrenzender Gewebe
3.3	Wundtasche mit nicht definierbarer Ausdehnung
3.4	Verlust aller Hautschichten; Wundbett wird von Nekrosen bedeckt; tatsächliche Ausmaß der Gewebeschädigung ist nicht sichtbar
4.	Verlust aller Hautschichten mit ausgedehnter Hautzerstörung und Gewebenekrosen mit Ausdehnung auf die darunterliegenden wie Gewebe Knochen, Sehnen oder Gelenkkapsel:
4.1	Sichtbares Freiliegen von Knochen, Sehne oder Gelenkkapsel
4.2	Wundtasche dehnt sich auf Knochen, Sehnen oder Gelenkkapsel aus

kommen. Der Zustand der Wundumgebung sollte ebenfalls aufmerksam beobachtet und dokumentiert werden, da diese ein Indiz für eine Ausdehnung der entstehenden Druckschädigung oder für eine andere Schädigung, beispielsweise durch Urin bei Inkontinenz sein kann. Wenn die Haut von farbigen Menschen beurteilt wird, könnte das alleinige Vertrauen auf visuelle Zeichen nicht ausreichend sein (Baxter, 1993). Das Pflegepersonal sollte Äußerungen des Patienten berücksichtigen, wenn dieser vielleicht über Reizung oder Beschwerden klagt. Vielleicht sind auch Verdickungen an den betroffenen Hautstellen ertastbar.

5.2.2.2 Handhabung der Einteilungssysteme

Eine größere Schwierigkeit bei der Anwendung der Einteilungssysteme ergibt sich durch die Interpretation des Personals, auch wenn das gleiche System zugrunde liegt. Die Wahrscheinlichkeit dafür steigt mit der Komplexität des Systems und den vorgegebenen Auswahlmöglichkeiten, beispielsweise bei Einteilungssystemen, bei denen jede Grundkategorie in verschiedene Unterkategorien eingeteilt ist. Eine 1995 von Healey durchgeführte Untersuchung erwies, dass sich keines der hier vorgestellten Systeme als wirklich zuverlässig zeigte, insbesondere für die Klassifikation von geringgradigen Dekubitus. Healey stellte ebenfalls fest, dass das System mit den meisten Kategorien am wenigsten präzise dokumentiert wurde.

48 Dekubitus und Dekubitusprophylaxe

Auch bei der Kategorisierung von Wunden mit unterschiedlicher Gewebebeteiligung können sich Schwierigkeiten ergeben.

Übung (Zeitaufwand: 45 Minuten)

Betrachten Sie Abbildung 1 und 2 (auf den folgenden Seiten)
1. Beschreiben Sie Tiefe und Gewebeart der Geschwüre
2. Klassifizieren Sie beide Wunden, indem Sie jeweils die drei Einteilungssysteme anwenden.
3. Bitten Sie eine Kollegin oder einen Kollegen, die gleiche Übung durchzuführen. Vergleichen Sie die Ergebnisse mit Ihrer Beschreibung und achten Sie darauf, ob Ihnen die Anwendung eines Systems leichter fällt als die anderen.
4. Wiederholen Sie diese Übung an zwei weiteren Patienten.

Feedback

Abbildung 1
1. Ihre Beschreibung der Wunde von Abbildung 1 sollte lauten: Hautzerstörung ohne sichtbare Höhlenbildung, aber mit vorhandener Hautverfärbung.
2. Sie sollten die Einteilung dieses Dekubitus wie folgt vorgenommen haben:

Torrance	3
Stirling	2.4
Surrey	3

Abbildung 2
1. Ihre Beschreibung der Wunde von Abbildung 2 sollte lauten: Wunde mit verschiedenen Gewebearten und Verlust aller Gewebeschichten, zentraler nekrotischer Gewebebereich, der mit Granulationsgewebe umgeben ist. Bei diesem Patienten wurde nach Entfernen der Nekrosen Knochengewebe sichtbar.
2. Sie sollten die Einteilung dieses Dekubitus wie folgt vorgenommen haben:

Torrance	5
Stirling	3.4
Surrey	4

Gab es Unterschiede zwischen Ihrer Einteilung und der Ihrer Kolleginnen/Kollegen? Stellten Sie fest, dass Ihnen einige Einteilungspunkte mehr Schwierigkeiten bereiteten als andere, oder waren diese Grund für Uneinigkeit und Diskussion? Vielleicht konnten Sie sich selbst anhand Ihrer Ergebnisse eine Vorstellung davon machen, inwieweit die verschiedenen Systeme anwenderfreundlich und/oder präzise sind.

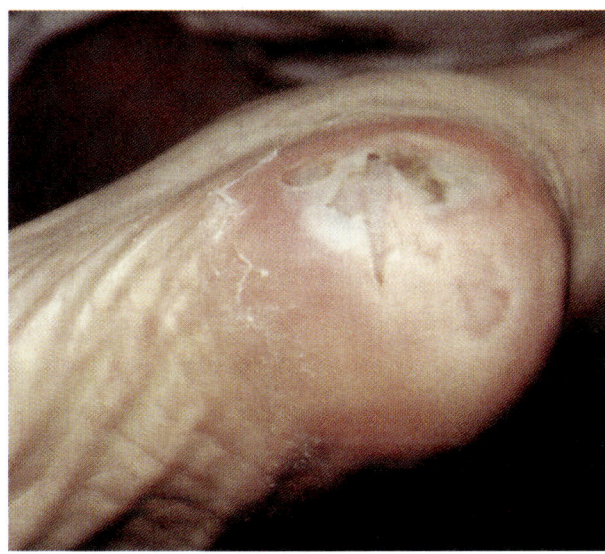

Abbildung 1 (Siehe Kapitel 5, Übung Seite 48)

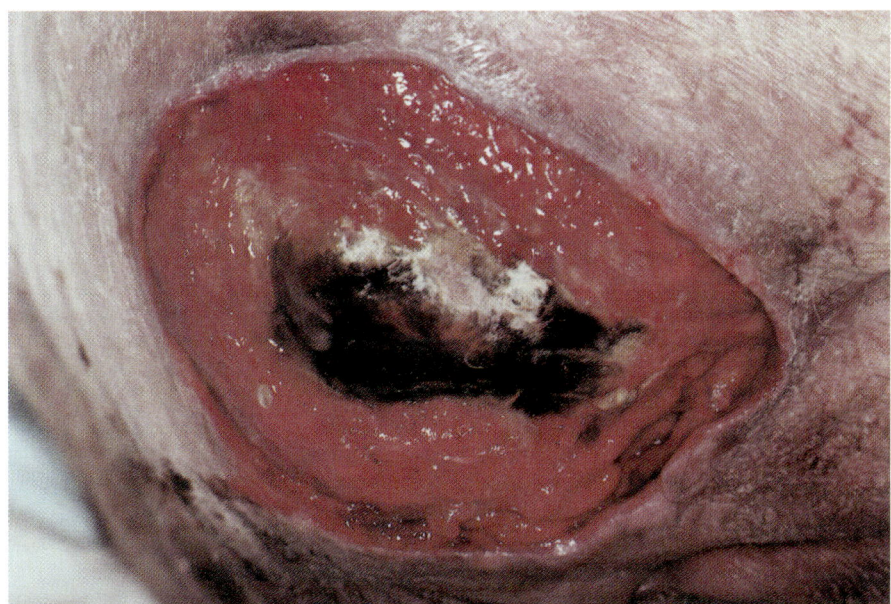

Abbildung 2 (Siehe Kapitel 5, Übung Seite 48)

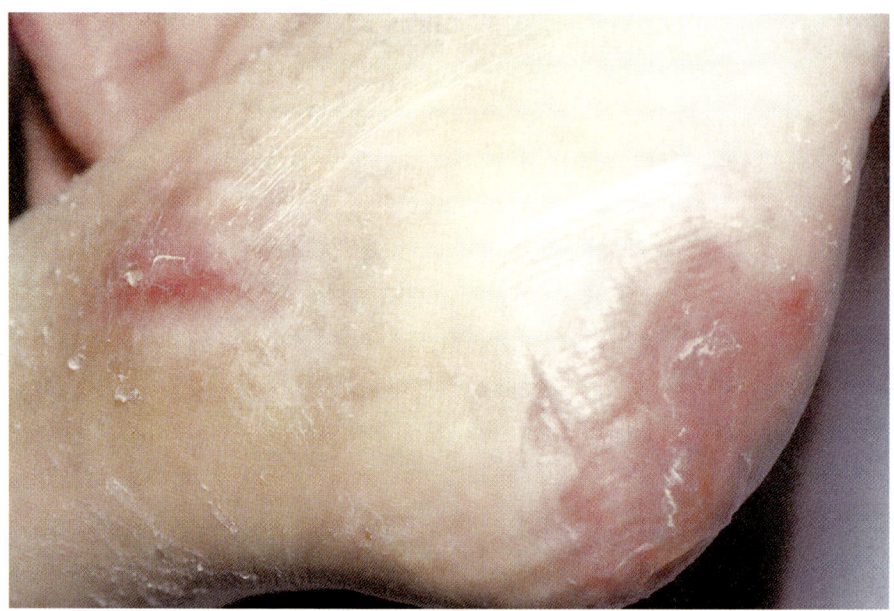

Abbildung 3 Persistierende Rötung

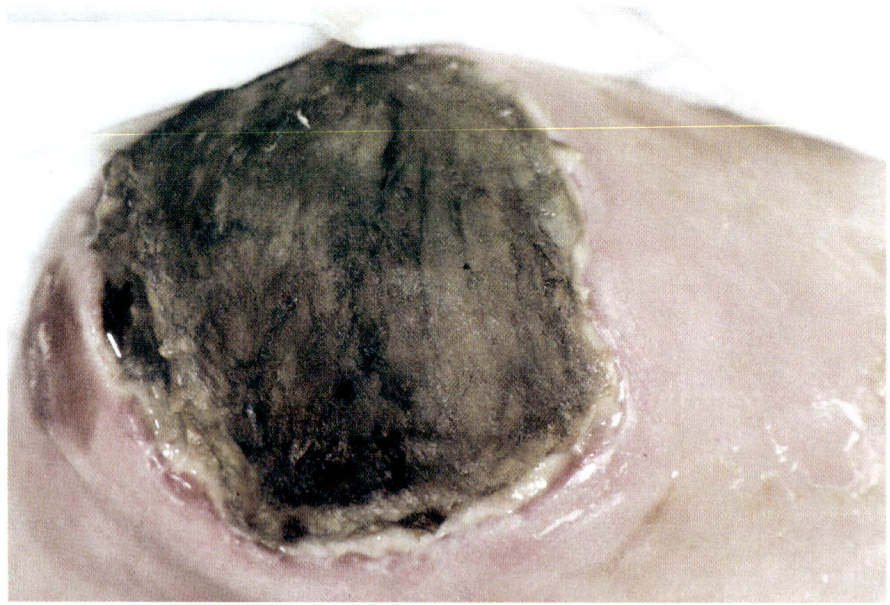

Abbildung 4 Dekubitus an der Ferse mit schwarzem und lederartigem Aussehen nach Hautzerstörung

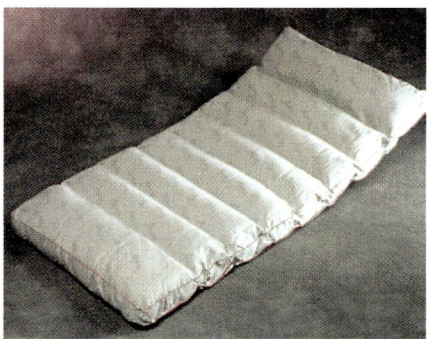

Abbildung 5 Fasergefüllte Matratzenauflage

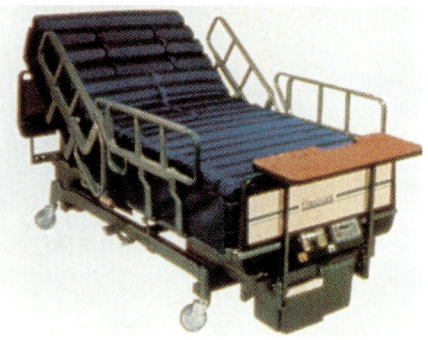

Abbildung 7 Low-air-loss-Bett

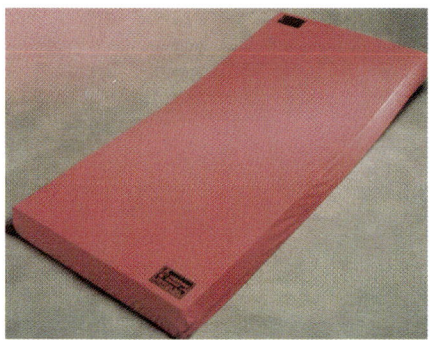

Abbildung 6 Schaumstoffmatratze

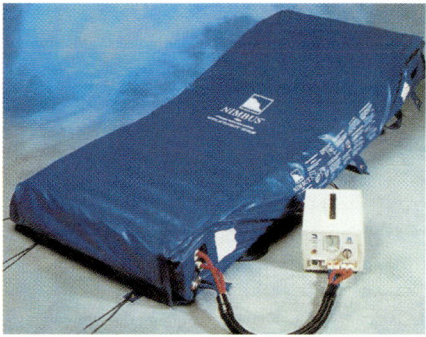

Abbildung 8 Spezialmatratze

IV

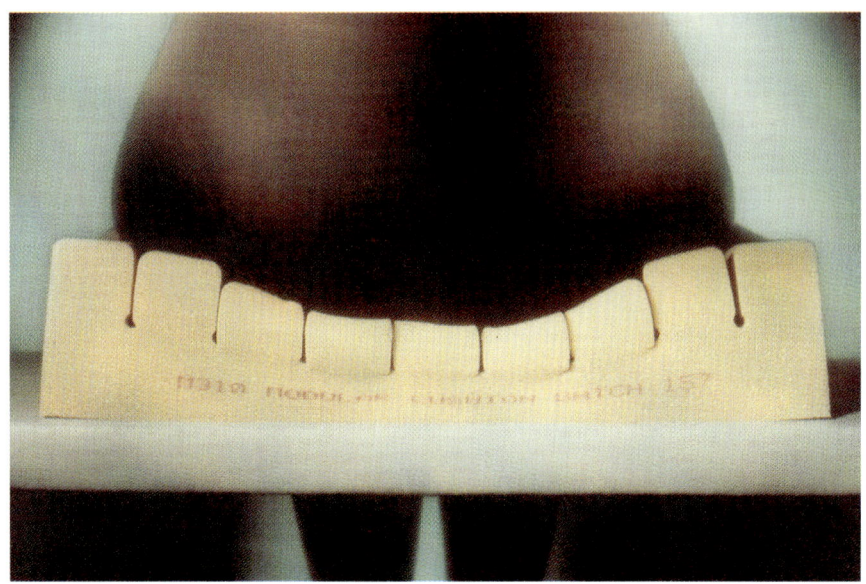

Abbildung 9 Druckreduzierendes Schaumstoffkissen

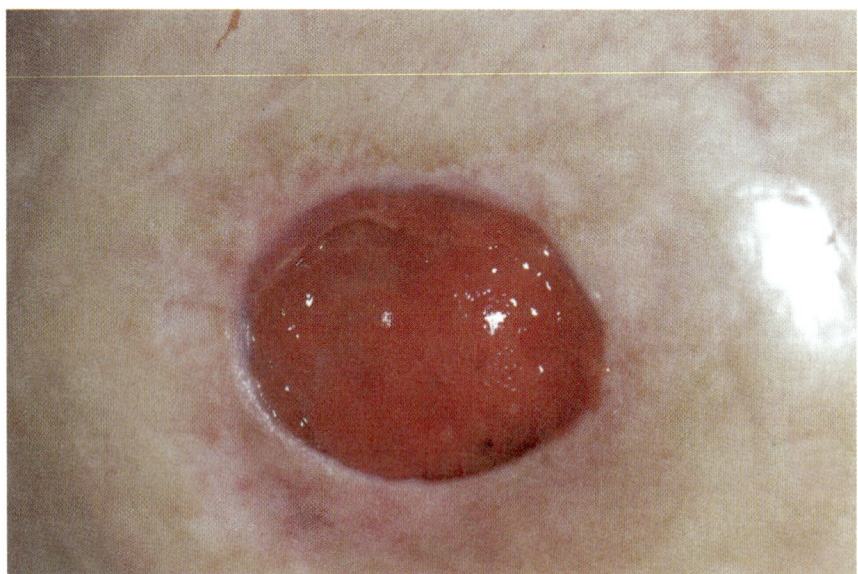

Abbildung 10 Granulierende Wunde

5.2.2.3 Auswirkungen der Einteilungssysteme

In Großbritannien gibt es bereits Anregungen zur Einführung eines nationalen Einteilungssystems. Tatsächlich jedoch sind Einrichtungen, die bereits Systeme anwenden, unter Umständen nicht bereit, eine erneute Schulung des gesamten Personal durchzuführen, weil es dadurch zu Verwirrungen kommen könnte. Wenn Einrichtungen bereits die Häufigkeit des Dekubitus registrieren, würden sich außerdem beim Gebrauch eines anderen Systems die Zahlen ändern, und dadurch auch die Ausgangszahlen bedeutungslos machen.

Das würde beispielsweise dann eintreten, wenn eine Einrichtung bislang das Stadium der persistierenden Rötung nicht in ihren Zahlen berücksichtigte und dann plötzlich diese große Patientengruppe aufführt. Gleichermaßen kann eine Einrichtung, die eine persistierende Rötung bisher registrierte, übergangslos die von der britischen Regierung (Department of Health, 1992) angestrebte Senkung der Dekubitusrate um 5 bis 10 % erreichen, indem dieses Stadium nicht mehr bei den Daten berücksichtigt wird.

Jedenfalls wird daraus ersichtlich, dass zur Erfassung von Prävalenz und Inzidenz ein Einteilungssystem zur Anwendung kommen sollte. Dieses sollte anwenderfreundlich sein, so dass es erwartungsgemäß von allen Pflegepersonen angewendet wird. Durch die Einteilung des Dekubitus wird eine Erfassung möglich. Erst durch die Dokumentation der durchgeführten Pflege kann diese bewertet werden und zwar von:

- den druckentlastenden Lagerungshilfsmitteln
- den Maßnahmen zur Verbesserung des Gesundheitszustandes
- den Produkten zur Wundversorgung.

Man hofft, dass die korrekte Anwendung dieser Maßnahmen – in Verbindung mit einer ganzheitlichen Pflege – zur Verringerung von Tiefe und Größe des Dekubitus führen wird.

Der Einsatz eines einheitlichen Einteilungssystems innerhalb eines Bezirks in allen staatlichen und privaten Einrichtungen würde eine einheitliche Sprache ermöglichen, die zur Unterstützung der reibungslosen Patientenverlegung und der Kontinuität der Pflege dienen würde.

Übung **(Zeitaufwand: 5 Minuten)**

Listen Sie die Vorteile für die Verwendung eines Einteilungssystems auf.

Feedback
Folgende Vorteile sollten sie nennen:
1. Erfassen des Dekubitus nach Schweregrad
2. Hilfestellung bei der Bewertung der Effektivität der verwendeten Pflege- und Behandlungsmethoden
3. Unterstützung bei Patientenverlegung von einer zur anderen Einrichtung und Wahrung der Kontinuität der Pflege.

Wissensüberprüfung (Zeitaufwand: 5 Minuten)

Welche vier Kategorien zur Tiefe eines Dekubitus können bei der Einteilung von Druckgeschwüren angewendet werden?

 Feedback
Hier sollten Sie nennen: persistierende Rötung (nicht in allen Skalen berücksichtigt), teilweiser Verlust der Hautschichten, Verlust aller Hautschichten; Verlust aller Hautschichten mit Ausdehnung in das darunterliegende Gewebe.

5.3 Datenerfassung

Um die Tragweite des Problems zu erfassen, führen zwar einige Einrichtungen in Großbritannien bereits eine systematische Erfassung zur Kontrolle der Dekubitushäufigkeit durch, in anderen muss diese aber noch anlaufen. Für eine präzise Datenerfassung sind eine Reihe von Faktoren in Betracht zu ziehen (siehe unten), sowie die Ausbildung des Personals auf dem Gebiet der Datenerfassung. Des weiteren ist von Bedeutung, dass sich das Personal über die Gründe der Erfassung von Daten im klaren ist und in regelmäßigen Abständen Feedback erhält. Fehlt dieses Feedback, verliert das Personal leicht die Motivation, reicht unvollständige Angaben ein oder gar keine. Zum Nachweis der Rückläufigkeit der Dekubitusfälle müssen aber präzise Ausgangszahlen erstellt werden.

Im Hinblick auf die Datenerfassung gibt es zwei wesentliche Problembereiche:

1. Genauigkeit der Daten während des Erfassungszeitraumes
Alle Patienten müssen von den Pflegepersonen persönlich untersucht werden, da mit dem Vertrauen auf mündliche Berichte von Patienten oder pflegenden Angehörigen eine große Unzuverlässigkeit eingebracht würde.

2. Unterschiedliche Methoden der Erfassung
Besonders hinsichtlich der in der Erhebung aufgenommenen Dekubitusstadien, die von Ort zu Ort verschieden sind.

Weitere Auswirkungen auf eine Prävalenz-Untersuchung innerhalb einer größeren Einrichtung haben ethische Aspekte und Zeitfaktoren, besonders dann, wenn die Menschen nicht dort arbeiten, die die Erhebung durchführen. Inzidenzdaten sollten von Personen des Teams registriert werden, die die Hautschädigung unmittelbar nach dem Auftreten bemerken. Doch nach Erfahrungen der Autorin erfolgt dies in der Regel im nachhinein einmal pro Woche von einer dafür bestimmten Person.

Diese Vorgehensweise kann in Akuteinrichtungen mit einer hohen Patientenfluktuation dazu führen, dass einige Patienten nicht erfasst werden.

Weiterhin ist bei der Datenerfassung zu berücksichtigen, dass es unweigerlich zu unpräzisen Erfassungen kommt, wenn das Personal nur den Patientenaufenthalt auf der eigenen Station verfolgt, anstatt sich an die Einrichtungen nach der Entlassung zu richten. Beispiel: Ein Patient auf einer Station erleidet einen Dekubitus, den man als im Krankenhaus aufgetretenen Dekubitus registriert. Der Patient wird nach Hause verlegt, wo die ambulante Krankenschwester bei der Aufnahme einen Dekubitus und dessen Entstehung im Krankenhaus registriert. Wenn der Patient eine Woche später aufgrund einer Pneumonie auf eine andere Station im Krankenhaus eingewiesen wird, würde das Personal dort registrieren, dass ein Dekubitus während der Pflege zu Hause auftrat. Das würde aber nicht den tatsächlichen Gegebenheiten entsprechen. Auch in diesem Fall könnte man mit Hilfe eines präzisen Informationstransfers zwischen dem Personal der verschiedenen Einrichtungen und einer Umstellung aller Einrichtungen der Gesundheitsversorgung auf EDV eindeutig nachweisen, wo ein Dekubitus aufgetreten ist, wo er sich verbessert und wo er sich verschlechtert hat.

Um feststellen zu können, ob gesundheitspolitische Ziele erreicht worden sind, ist es notwendig zu verstehen, wie die Tragweite des Dekubitusproblems zu erfassen ist und wie alle potentiellen Probleme einzuschätzen sind, von denen die Ergebnisse der Datenerfassung beeinflusst werden.

Das einfache Zählen der auftretenden Dekubitusfälle wird keineswegs alle erforderlichen Informationen liefern.

5.3.1 Erfassen des Dekubitusproblems

Das Erfassen der Tragweite des Dekubitusproblems stellt eine schwierige Aufgabe dar und wird noch differenzierter durch die mangelnde Einheitlichkeit von:
- der Einteilung der Druckgeschwüre
- der systematischen Erfassung der Druckgeschwüre
- den unterschiedlichen untersuchten Patientenpopulationen.

Die Zielvorgaben der britischen Regierung haben das ganze Problem in Großbritannien auf ein höheres Niveau gehoben. Das Resultat dieser Entwicklung ist, dass nun die Käufer von Dienstleistungen, beispielsweise der Staatliche Britische Gesundheitsdienst oder niedergelassene Allgemeinmediziner, wissen möchten, wo und warum ihre Patienten einen Dekubitus entwickeln. Außerdem werden die Dekubituszahlen der Anbieter von Dienstleistung (z. B. Krankenhäusern) als Qualitätsindikator gesehen.

Um den Regierungsvorgaben zu entsprechen, enthält das «Health of the Nation» Dokument (Department of Health, 1992) die Aussage, dass «…es die dringlichste Aufgabe der Gesundheitsbehörden wäre, die Ausgangszahlen für Inzidenz und Prävalenz festzulegen.»

Die Art und Weise, wie Pflegepersonen den Dekubitus erfassen und registrieren, hat zwar auch einen Einfluss auf die Ergebnisse und Vergleichszahlen, doch die meisten Vergleiche sollten nicht vorgenommen werden, wenn die Patientenpopulation und die Registriermethoden unterschiedlich sind. Die zwei anerkannten Methoden für das Erfassen der Tragweite des Dekubitus sind die Prävalenz und Inzidenz. Sie ergeben unterschiedliche Ergebnisse.

5.3.1.1 Prävalenz

Man unterscheidet zwei verschiedene Arten der Prävalenz:

- Punktuelle Prävalenz
- Periodische Prävalenz.

Wissensüberprüfung (Zeitaufwand: 5 Minuten)

Können Sie sich an den Unterschied zwischen punktueller Prävalenz und periodischer Prävalenz erinnern? Definieren Sie die beiden Begriffe.

▲ **Feedback**
Punktuelle Prävalenz ist eine Art Momentaufnahme einer definierten Bevölkerungsgruppe mit einem bekannten Problem zu einem festgelegten Zeitpunkt. Periodische Prävalenz ist die Gesamtzahl der Menschen mit einem bekannten Problem oder Zustand über einen festgelegten Zeitraum. Mit anderen Worten, eine Erfassung von allen Patienten mit Dekubitus auf einer Station an einem Tag ergibt eine punktuelle Prävalenz für diesen Tag. Die Zählung aller Patienten mit Dekubitus auf einer Station über den Zeitraum von einer Woche ergibt eine periodische Prävalenz für eine Woche. Bei dieser Erhebung liegt das Interesse in der Gesamtzahl der Patienten mit Dekubitus, ungeachtet von deren Entstehungsort.

5. Häufigkeit des Dekubitus 53

Die meisten Prävalenzzahlen stammen aus punktuellen Prävalenzerhebungen, die über einen Tag lang durchgeführt werden und jeden Patienten mit einem Dekubitus in der ausgewählten Einrichtung registrieren. Um die punktuelle Prävalenz als Prozentzahl zu erhalten, ist es notwendig, die Gesamtzahl der Patienten der entsprechenden Einrichtung an diesem Tag zu kennen.

Daraus ergibt sich:

$$\text{Prävalenz} = \frac{\text{Anzahl der Patienten mit Druckschädigung} \times 100}{\text{gesamte Patientenzahl}}$$

Beispiel: 6 Patienten mit Druckschädigung auf einer Station mit 24 Patienten ergeben eine Prävalenz von 25 % (6 x 100 ÷ 24 = 25). Diese Formel ist anwendbar auf kleine Pflegeeinheiten, die Patienten eines ambulanten Pflegedienstes, aber auch auf alle Patienten eines Krankenhauses.

5.3.1.2 Inzidenz

Die Inzidenz des Dekubitus könnte sich aufgrund der Art der Information eher als ein nützlicher Qualitätsindikator erweisen. Sie sagt aus, wie viele Patienten einen Dekubitus auf einer bestimmten Station über einen festgelegten Zeitraum entwickelt haben.

Mit Hilfe der Inzidenz ist die Untersuchung einer Bevölkerung in jeder Größenordnung über eine ausgewählte Zeitspanne möglich, deren Dauer nur eine Woche oder bis zu einem Jahr oder noch länger sein kann. Das Errechnen des Prozentanteils erfordert wiederum die Angabe der Gesamtzahl der Patienten in der gewählten Einrichtung über den spezifischen Zeitraum.

Beispiel: Um die Inzidenz der Dekubitusfälle eines ambulanten Pflegedienstes während einer einmonatigen Zeitspanne zu errechnen, benötigen Sie folgende Informationen:

Patientengesamtzahl = 90 Patienten
Anzahl der Patienten, bei denen zu Hause innerhalb dieses Monats ein Dekubitus aufgetreten ist = 2

Inzidenz = 2 x 100 ÷ 90 = 2 %
(abgerundet)

Wird die Inzidenz innerhalb einer Abteilung oder eines Krankenhauses erfasst, muss dies mit Sorgfalt geschehen, damit die Daten nicht zweimal angegeben werden. Das kann geschehen, wenn ein Patient auf einer Station aufgrund einer entstandenen Druckschädigung registriert wurde und dann auf eine andere verlegt wird, wo der Dekubitus doppelt registriert würde. Ein solches Beispiel ist ein Argument für eine EDV-Vernetzung, wodurch eine solche Doppelregistrierung erkannt würde.

Inzidenzzahlen befähigen das Personal, vermeidbare Probleme in ihrer eigenen Pflege zu erkennen. Ein kritischer Blick auf die Pflegeplanung und die vorhandenen Ressourcen kann vielleicht Verbesserungen in der Pflege aufzeigen, die eine Dekubitusentstehung möglicherweise hätten verhindern können.

Die Bewertungen sowohl von Prävalenz als auch Inzidenz werden von der Anzahl der Patienten einer Einrichtung beeinflusst, die eine Gefährdung für einen bestimmten Zustand aufweisen, in diesem Fall einen Dekubitus. Patienten, deren Krankheit oder Zustand für eine erhöhte Anfälligkeit für Druckschädigungen sprechen, sind in einer Patientengruppe mit einem höheren Risiko und haben folglich eine höhere Dekubitusinzidenz, falls nicht mehr Ressourcen eingesetzt werden. Unter Ressourcen werden alle zur Pflege erforderlichen Mittel, von Lagerungshilfsmittel über höheren Personaleinsatz bis hin zur Bereitstellung von Schulungsmaßnahmen in Abhängigkeit vom Bedarf in einer bestimmten Einrichtung verstanden.

Übung   **(Zeitaufwand: 1½ bis 2 Stunden)**

Holen Sie sich die Erlaubnis von Ihrer Stationsleitung ein und führen dann die folgende Übung durch. Wenn Sie in der ambulanten Pflege tätig sind, zählen Sie über einen Tag oder eine Woche alle von Ihnen betreuten Patienten mit Druckschädigung. Wenn Sie im stationären Bereich arbeiten, alle Patienten auf Ihrer Station.

1. Geben Sie an, ob Sie eine punktuelle Prävalenz, periodische Prävalenz oder Inzidenzrate erhalten haben.
2. Teilen Sie die Druckgeschwüre unter Verwendung von **Tabelle 5-4** auf S. 56 ein:
    a) Geben Sie die betroffene Körperregion in der entsprechenden Spalte unter Angabe des Stadiums an. Vielleicht stellen Sie fest, dass einige Patienten mehr als nur ein Druckgeschwür aufweisen, was es zu registrieren gilt.
    b) Tragen Sie in die Spalte den Entstehungsort des Dekubitus ein, z. B. zu Hause, im Krankenhaus oder im Pflegeheim.

Können Sie noch irgendwelche anderen Informationen, die Sie aus dieser Übung erhalten haben, als Indikatoren für die Pflegequalität einsetzen?

5. Häufigkeit des Dekubitus 55

▲ **Feedback**

zu Frage 1:
Eine Erhebung, die über einen Tag vorgenommen wird, liefert eine punktuelle Prävalenz und eine Erhebung über den Zeitraum von einer Woche eine periodische Prävalenz.
Die von Ihnen vervollständigte Tabelle sollte Ihnen ersichtlich machen:

- Welche Dekubitusstadien bei Ihren Patienten oder auf Ihrer Station begonnen haben.
- Welche Körperregionen am häufigsten betroffen sind.

Dies macht Ihnen vielleicht Probleme deutlich; beispielsweise, wenn Sie eine größere Zahl von Patienten mit Druckgeschwüren an den Fersen haben, die sich bei Ihren Patienten oder auf Ihrer Station entwickelten. Können Sie sich die Gründe dafür erklären?

Sie haben vielleicht eine hohe Zahl an Patienten mit Dekubitus festgestellt, die sich in anderen Einrichtungen entwickelt haben. Dies soll eine Anregung sein, mit der entsprechenden Einrichtung oder Station in Verbindung zu treten.
Sie konnten vielleicht auch den Entstehungsort des Dekubitus in Ihren Aufzeichnungen nicht herausfinden. Dies kann Folgen haben, insbesondere wenn gegen die Pflege geklagt wird.

Diese Übung sollte Ihnen deutlich machen, dass das Erfassen von spezifischen Daten noch weitere hilfreiche Informationen liefern kann und viele Erhebungen heutzutage Informationen enthalten wie:

- Identifikation der gefährdeten Patienten
- Lagerungshilfsmittel
- Beteiligung anderer Gesundheitsberufe oder pflegende Angehörige.

All diese Informationen können mit der Qualität der geleisteten Pflege in Zusammenhang gebracht werden. Diese grundlegenden Informationen ermöglichen es, die Effektivität eines einmal eingeführten Präventionsprogrammes zu überwachen. Die richtige Methode, die daraus resultierenden Daten zu verwenden, besteht in der Unterstützung des Personals bei der Verbesserung und Überwachung der Pflegequalität im Hinblick auf den Dekubitus auf deren eigenen Stationen und nicht im Aufzeigen von möglicherweise irrelevanten Vergleichen zwischen verschiedenen Patientenpopulationen.

Wissensüberprüfung (Zeitaufwand: 10 Minuten)

Welche Erhebungsmethode bietet einen besseren Qualitätsindikator für die Pflege in einer bestimmten Einrichtung oder Station, Prävalenz oder Inzidenz? Begründen Sie Ihre Antwort.

Tabelle 5-4 Erstellen Sie ein weiteres Blatt, wenn Sie mehr als sechs Patienten zu verzeichnen haben.

Patient	Lokalisation	Kreuzbein	Fersen	Hüften	Gesäßbacken	Ellenbogen	Andere (genaue Beschreibung)
1							
2							
3							
4							
5							
6							

▲ | **Feedback**
Mit Hilfe der Inzidenz werden die Patienten ihrer Station bestimmt, die einen Dekubitus entwickelt haben, wodurch das Pflegepersonal die Gelegenheit erhält, die Versorgung des Patienten zu prüfen und jegliche Pflegeprobleme zu erkennen.
Die Prävalenz macht lediglich eine Aussage über die Gesamtzahl der Patienten, die eine Druckschädigung aufweisen und nicht darüber, wie viele Patienten auf Ihrer Station einen Dekubitus entwickelt haben.

5.4 Kosten des Dekubitus

Die Kosten für Pflege und Behandlung des Dekubitus sind lange Zeit unbemerkt geblieben, da die Ausgaben für teure Behandlungsmethoden von tiefreichenden Druckgeschwüren entweder aus bereits bestehenden Budgets bestritten oder überhaupt nicht gesondert aufgeführt wurden. Im letzteren Fall bewältigte das Pflegepersonal die Behandlung dieser großen Wunden so gut es möglich war. In Großbritannien haben schließlich die von der Regierung verfasste Patienten-Charta und die zunehmende Aufmerksamkeit für das Problem dazu beigetragen, dass dieses Thema nun auch in den politischen Gremien behandelt wird.

Es besteht kein Zweifel daran, dass es der Kostenfaktor ist, der das steigende Interesse für das Dekubitusproblem auf regionaler und nationaler Ebene bedingt. Man kann die Kosten in zwei Kategorien einteilen:

- Kosten aus finanzieller Sicht
- Kosten im Hinblick auf die Lebensqualität der Patienten und pflegenden Angehörigen.

5.4.1 Ökonomische Aspekte

Der von der britischen Regierung erstellte Leitfaden für die Käufer und Anbieter der Dienstleistungen in der Gesundheitsversorgung (Department of Health, 1993) ist eines der ersten Hauptdokumente mit der Aussage, dass die Kosten für die Vorbeugung wohl der Höhe der Behandlungskosten entsprechen. Cullum und Shakespeare (1994) kommen zu dem Ergebnis, dass es die logische Konsequenz der Interpretation der staatlichen Berichte sein müsste, die Finanzierung der Dekubitusprävention einzusparen und es billiger wäre, die unvermeidbaren Behandlungskosten in Kauf zu nehmen.

Sie listen allerdings eine Reihe von Faktoren auf, die die Methoden zur Prävention untermauern und heben hervor, dass diese als kosteneffektiv betrachtet werden müssen, wie es auch die Datenerfassung zeigt. Besonders wenn eine Senkung der Patientenzahl mit Dekubitus vorgewiesen werden kann. Entsprechend führt Bridel (1995) die Inzidenzstudien auf, die 95 % der Dekubitus-Fälle in der Gruppe der Patienten mit oberflächlichen Druckgeschwüren finden. Sie wirft die Frage auf, ob die Aufmerksamkeit auf die Prävention dieser oberflächlichen Hautschädigungen gerichtet werden sollte oder auf die Behandlung der weniger häufigen, aber äußerst kostspieligen tiefreichenden Druckgeschwüren. Ein Argument wäre, dass sich ja ein bestimmter Prozentsatz der oberflächlichen Druckgeschwüren zu ausgehöhlten Hautschädigungen entwickelt und deshalb die Prophylaxe der oberflächlichen eine entscheidende Zielsetzung sein sollte. Das jedoch stellt nicht die Lösung des Problems dar, warum sich bei einigen Patienten ein tiefreichender Dekubitus entwickelt und bei anderen nicht. Dies wird in Kapitel 6 unter dem Abschnitt «Einschätzung der Dekubitusgefährdung» näher untersucht. Ferner wird eine präzise Datenerfassung auch aufzeigen, wie sich manche oberflächliche Defekte in einer Einrichtung zu tiefreichenden Druckschädigungen entwickeln.

Die größten laufenden Kosten sind spezielle Lagerungshilfsmittel, Verbandsmaterialien und die Pflegezeit, vor allem im Bereich der ambulanten Pflege, wo Anfahrtszeit und -kosten miteinbezogen werden. Wenn Patienten oder Angehörige jedoch für das Entstehen eines Dekubitus eine Klage erheben, können die Kosten bei weitem das übersteigen, was in systematische Präventionsmethoden investiert worden wäre. Strafrechtliche Folgen für das Verschulden der Dekubitusentstehung werden unter Kapitel 9.1.2 erörtert.

Nach Silver (1989) betragen die Kosten eines Rechtsstreits rund 285 000 DM (100 000 Pfund) für einen einzigen Patienten. Ein anderer Kostenfaktor, der in der heutigen Zeit der hohen Rentabilität an Bedeutung gewinnt, ist die Blockade eines Bettes auf Akutstationen durch einen Patienten mit Dekubitus. Aus diesem Grunde werden heutzutage viele Betroffene mit tiefreichendem Dekubitusulkus nach Hause entlassen, die früher so lange nicht entlassen wurden, bis die Wunden erheblich kleiner waren.

5.4.2 Lebensqualität der Patienten und pflegenden Angehörigen

Die Andeutung über die Zurückhaltung von präventiven Maßnahmen in dem Leitfaden für Käufer und Anbieter würde auch bedeuten, dass man die Fragen zur Lebensqualität der Patienten und ihrer pflegenden Angehörigen überhaupt nicht berücksichtigt.

Mit diesem Aspekt hat man sich auch in Großbritannien bisher noch zu wenig auseinandergesetzt und doch sollte dies das primäre Anliegen für alle Personen sein, die sich um kranke Menschen kümmern, vor allem um die Menschen, die als stark gefährdet für Druckschädigungen eingestuft wurden, wobei auch die Patienten-Charta und die Initiativen zur Qualitätssicherung der Gesundheitsversorgung zu berücksichtigen sind.

Price und Harding (1993) haben einige der Instrumente untersucht, anhand derer die Messung der Lebensqualität versucht wird.

Die wichtigsten Bereiche, die man dabei berücksichtigt, sind:

- Psychologische Aspekte (beispielsweise Angst oder Depression)
- Soziale Aspekte einschließlich Beziehungen und häusliche Situation
- Berufliche Aspekte oder Rollenfunktion im Leben
- Physische Aspekte einschließlich persönliches Wohlempfinden und allgemeiner Gesundheitszustand.

Im Hinblick auf die Lebensqualität eines Patienten wird deutlich, welche Auswirkungen deren Krankheit oder Wunde auf diese vier Lebensbereiche haben.

Viele ältere Menschen entwickeln einen Dekubitus. Ihre Lebensqualität mag vielleicht schon in irgendeiner Form nicht mehr so hoch sein, und dies könnte auch ein Grund dafür sein, warum man dem Problem Dekubitus über lange Zeit hinweg so wenig Beachtung geschenkt hat. Noch heute ist der finanzielle Faktor für den Staatlichen Britischen Gesundheitsdienst (National Health Service) ausschlaggebend für das zunehmende Problembewusstsein. Das sollte nicht der Fall sein! Denn Pflegemethoden sollten zum Ziel haben, diejenigen vor Schaden zu bewahren, die sich nicht mehr vollständig selbst helfen können. Ein Dekubitus wird auch für die pflegenden Angehörigen immer mehr zu einer Belastung, denn sie müssen den Betroffenen häufiger lagern, können den Patienten vielleicht nicht mehr aus dem Bett nehmen oder müssen mit einem Patienten klarkommen, der aufgrund des Dekubitus unter Depressionen leidet.

Übung (Zeitaufwand: 45 bis 60 Minuten)

Bitten Sie für die Durchführung dieser Übung Ihre Stationsleitung um Erlaubnis und versichern Sie sich, dass es keine ethischen Bedenken für die Einbeziehung der Patienten gibt. Das wird wahrscheinlich nicht notwendig sein, solange Sie die Einwilligung der Patientin/des Patienten zur Teilnahme erhalten und den Datenschutz berücksichtigen sowie keinerlei Änderungen der Therapie vornehmen. Wählen Sie einen der von Ihnen gepflegten Patienten aus, der seine Einwilligung gibt und bei dem ein Dekubitus mit Beteiligung aller Hautschichten oder darüber hinaus vorhanden ist oder war.

Verwenden Sie die gleitende Skala in **Tabelle 5-5**, tragen Sie zunächst die Zahlen in die Spalte unter «Pflegeperson» ein, die Ihrer Meinung nach den Einfluss des Dekubitus auf jeden der aufgelisteten Bereiche am besten widerspiegeln. Danach erklären Sie die Skala dem Patienten/der Patientin und bitten ihn oder sie, das gleiche zu tun. Zum Beispiel, wenn Sie glauben, dass die betroffene Person aufgrund des Dekubitus weniger schlafen kann als sonst, wählen Sie die Punktzahl 3. Befragen Sie nicht den Patienten, bevor Sie ihre Spalte ausgefüllt haben, denn der Zweck dieser Übung ist zu überprüfen, ob Ihnen die Probleme ihres Patienten/Ihrer Patientin in Bezug auf den Dekubitus bewusst sind. Sind beide Spalten ausgefüllt, vergleichen Sie die Ergebnisse.

Feedback

Diese Übung sollte Ihre Aufmerksamkeit verstärken, inwieweit sich ein Dekubitus auf die Lebensqualität eines Patienten auswirken kann.

Sie haben vielleicht festgestellt, dass Ihre Punktzahlen nicht wesentlich von denen Ihres Patienten abweichen, oder es gibt möglicherweise durch die Angabe des Patienten hervorgehobene Bereiche, die Auswirkungen auf den Patienten zeigen, die Ihnen nicht bewusst waren. Diese Übung hilft Ihnen sicherlich Ihre Pflegeplanung zu verbessern und Ihr Problembewusstsein bei zukünftigen Patienten zu erhöhen.

Wissensüberprüfung (Zeitaufwand: 5 Minuten)

Listen sie fünf Kostenfaktoren auf, die beim Dekubitusmanagement entstehen können.

Feedback

Hier sollten Sie die folgenden Faktoren aufführen: spezielle Lagerungshilfsmittel, Wundverbände, Pflegezeit, Kosten für Rechtsstreitigkeiten und verringerte Rentabilität in Akuteinrichtungen infolge Blockade von Betten.

Tabelle 5-5 Dekubitus- Einflussfaktoren aus Pflege- und Patientenperspektive

Aktivität	Pflegeperson	Patientin/ Patient			
Soziales Leben					
Arbeit					
Mobilität					
Schlaf					
Gemütszustand					
Appetit					
Soziale Beziehungen					
Skala					
1 Keinen Einfluss auf Aktivität oder Gemütszustand	2 Wenig Einfluss auf Aktivität oder Gemütszustand	3 Mäßigen Einfluss auf Aktivität oder Gemütszustand	4 Starken Einfluss auf Aktivität oder Gemütszustand	5 Sehr starken Einfluss auf Aktivität oder Gemütszustand	

Schlussfolgerung

Der vorangegangene Abschnitt dieser Lerneinheit hat deutlich gemacht, dass der Dekubitus zwar schon vor geraumer Zeit als Problem erkannt wurde, aber nicht das Zusammenwirken der zum Dekubitus führenden Faktoren. Einzelpersonen haben ein Interesse an der Thematik entwickelt und versucht, die Aufmerksamkeit darauf zu lenken. Jeder Literaturüberblick wird eine deutliche Zunahme an sachbezogenen Veröffentlichungen seit den achtziger Jahren zeigen.

Erst 1992 hat das britische Gesundheitsministerium die Notwendigkeit für ein Eingreifen erwogen. So enthält das Positionspapier zur Gesundheit der Nation die Aussage: «Die Regierung vertritt die Ansicht, dass eine jährliche Reduktion der Inzidenz von mindestens 5 bis 10 % eine vernünftige Zielvorgabe ist.» (Department of Health, 1992). Im gleichen Dokument wird eine Prävalenzrate bei Krankenhauspatienten mit 6,7 % angegeben, dagegen geht aus den Arbeiten von O'Dea (1993) hervor, dass man in Krankenhäusern eine Gesamtprävalenzrate von 18,6 % unter Einbeziehung der persistierenden Rötung oder 10,1 % ohne Einbeziehung dieses Stadiums feststellte.

Die Zielvorgabe für die Senkung der Dekubituszahlen gehört zwar nicht zu den ausschlaggebenden Zielbereichen im «Health of the Nation»-Dokument, es hat sich aber bei vielen Käufern der Dienstleistung dazu entwickelt, dass diese nun im

Hinblick auf das Ausmaß des Dekubitusproblems von ihren Anbietern Zahlen sehen wollen. Allerdings hat man in keinem der Zielbereiche des Dokuments in Betracht gezogen, dass sich die Inzidenz- und Prävalenzzahlen auch auf die Anzahl der dekubitusgefährdeten Patienten beziehen. In diesem Zusammenhang sollten Zielvorgaben festgelegt werden und entsprechend der Bevölkerung vor Ort variieren (Shakespeare, 1994).

Wissensüberprüfung (Zeitaufwand: 10 Minuten)

1. Welche Zielvorgabe hat die britische Regierung zur jährlichen Senkung der Dekubitusinzidenz in Krankenhäusern festgelegt?
2. Welche der folgenden Zahlen – 5,2 %, 6,7 %, 10,1 %, 12,2 %, 18,6 % – ist
   a. im «Health of the Nation»-Dokument als Dekubitusprävalenz in Krankenhäusern des Vereinigten Königreichs vorgegeben?
   b. nach Angaben von O'Dea als Gesamtprävalenzrate in den Krankenhäusern realistischer?

Feedback
Sie sollten hier angeben:

1. Das Regierungsziel zur Senkung der Dekubitusinzidenz liegt bei 5 bis 10 %.
2. a. Das «Health of the Nation» Dokument gibt die Prävalenzrate in Krankenhäusern des Vereinigten Königreichs mit 6,7 % an.
   b. O'Dea weist darauf hin, dass eine Gesamtprävalenzrate von 18,6 % realistischer ist.

Zusammenfassung

Dieses Kapitel sollte Ihnen veranschaulichen, dass:

- die Datenerfassung durch mangelnde staatliche Kontrolle und unterschiedliche Einteilungssysteme erschwert wird
- sich bei der Erfassung von Prävalenz und Inzidenz Unterschiede ergeben
- staatliche Zielsetzungen zur Verringerung der Dekubitushäufigkeit durch die Methoden der Datenerfassung beeinflusst werden
- der Dekubitus hohe Kosten verursacht sowohl in finanzieller Hinsicht wie auch im Hinblick auf die Lebensqualität.

Literatur

Baxter, C. (1993), Observing skin. Community Outlook (Jan): 21–22
Bridel, J. (1995), The epidemiology of pressure sores. In: The Ten Percent Challenge Conference. Peagus Airwave, England.

Cullum, N., Shakespeare, P. (1994), Pressure sores, a key quality indicator. Journal of Tissue Viability 1.4 (2): 60–62.
David, J. A., Chapman, R. G. , Chapman E. J. et al (1983), An investigation of the current methods used in nursing for care of patients with established pressure sores. Nursing Practice Research Unit, Harrow.
Department of Health (1992), The health of the nation. HMSO, London.
Department of Health (1993), Pressure sores-a key quality indicator. DoH, Lancashire.
Healey, F. (1995), The realiability and utility of pressure sore grading scales. Journal of Tissue Viability 5 (4): 111–114.
Hitch, S. (1995), NHS Executive Nursing Directorate, strategy for major clinical guidelines, prevention and mangement of pressure sores al literature review. Journal of Tissue Viability 5 (1): 3–11.
Price, D., Harding, K. (1993), Defining quality of life. Journal of Wound Care 2 (5): 304–307.
Reid J., Morison, M. J. (1994), Towards consensus, classification of pressure sores. Journal of Wound Care 3 (3): 157–160.
Shakespeare, P. (1994), Scoring the risk scores. Journal of Tissue Viability 4 (1): 21–22.
Silver, J. (1989), Editorial. Care, Science and Practice (März): 2.
Torrance, C. (1983), Pressure sores, aetiology, treatment and prevention. Croom Helm, London.

6. Ursachen des Dekubitus

Ein Dekubitus kann viele Ursachen haben. Die Hauptursache ist lang einwirkender Druck, der verstärkt wird durch Kräfte, die zu Gewebeverschiebungen führen. Hinzu kommen noch eine Reihe anderer, äußerer Faktoren, beispielsweise Art und Ort der Lagerung des Patienten. Um Patienten mit einer erhöhten Dekubitusgefährdung zu erkennen, wurden Instrumente zur Einschätzung der Risikofaktoren entwickelt. In diesem Kapitel werden diese Ursachen bzw. Risikofaktoren und die Anwendung solcher Skalen zur Einschätzung der Dekubitusgefährdung ausführlich behandelt.

> **Lernziele**
> Nachdem Sie dieses Kapitel durchgearbeitet haben, sollten Sie in der Lage sein, die:
> - bei der Dekubitusentstehung relevante Physiologie und Pathophysiologie zu beschreiben
> - potentiellen Risikofaktoren für die Dekubitusentstehung sowie die beiden vorwiegend dekubitusgefährdeten Patientengruppen zu nennen
> - Faktoren aufzulisten, die zu einer schlechten Qualität der Patientenernährung in verschiedenen Einrichtungen führen können
> - Skalen zur Einschätzung der Dekubitusgefährdung aufführen und deren Vor- und Nachteile als Indikatoren für dekubitusgefährdete Patienten zu bestimmen.

6.1 Anatomie und Physiologie

Jeder diplomierten Pflegeperson, zu deren Aufgaben Prävention und Management von Dekubitus gehört, ist bekannt, dass bestimmte Körperregionen eine höhere Anfälligkeit für Druckschädigungen aufweisen. Auf diesen Stellen, typischerweise auf Knochenvorsprüngen, lastet ein erhöhter Druck. Zur bildlichen Darstellung der häufigsten betroffenen Stellen siehe **Abbildung 6-1**.

Die Entstehung eines Dekubitus resultiert aus einer Schädigung der Haut und ihrer Gefäßversorgung, die zu einem Defekt der gesamten Gewebsschichten bis zum Knochen führt, wenn die Druckentlastung ausbleibt. Um die Ursachen des

64 Dekubitus und Dekubitusprophylaxe

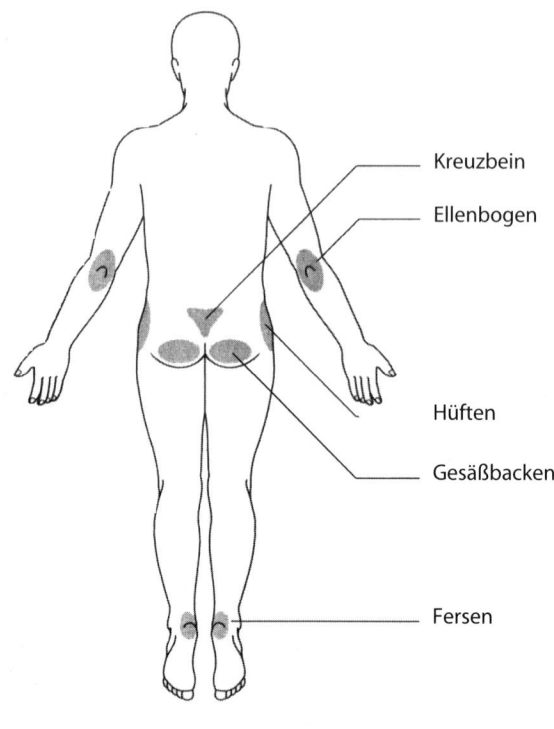

Hohes Risiko	Erhöhtes Risiko
Kreuzbein	Kniegelenke
Ellenbogen	Fußknöchel
Hüften	Ohren
Gesäßbacken	Wirbelsäule; bei Patienten mit Wirbelsäulenverkrümmung oder hageren Patienten
	Fersen

Abbildung 6-1 Beispiele der häufigsten Dekubitusstellen am Körper

Dekubitus verstehen zu können, sind Grundkenntnisse über Aufbau und Funktion der Haut und deren Gefäßversorgung notwendig.

Die Haut stellt das größte Organ des Körpers dar und besteht im wesentlichen aus zwei Schichten: der Epidermis (Oberhaut) und der Dermis (Lederhaut) (siehe **Abb. 6-2**).

Sie ist ein dynamisches Gebilde, in der ständig und lebenslang Zellen ersetzt und modifiziert werden, als Reaktion auf lokale Anforderungen (Barton und Barton, 1981).

6. Ursachen des Dekubitus 65

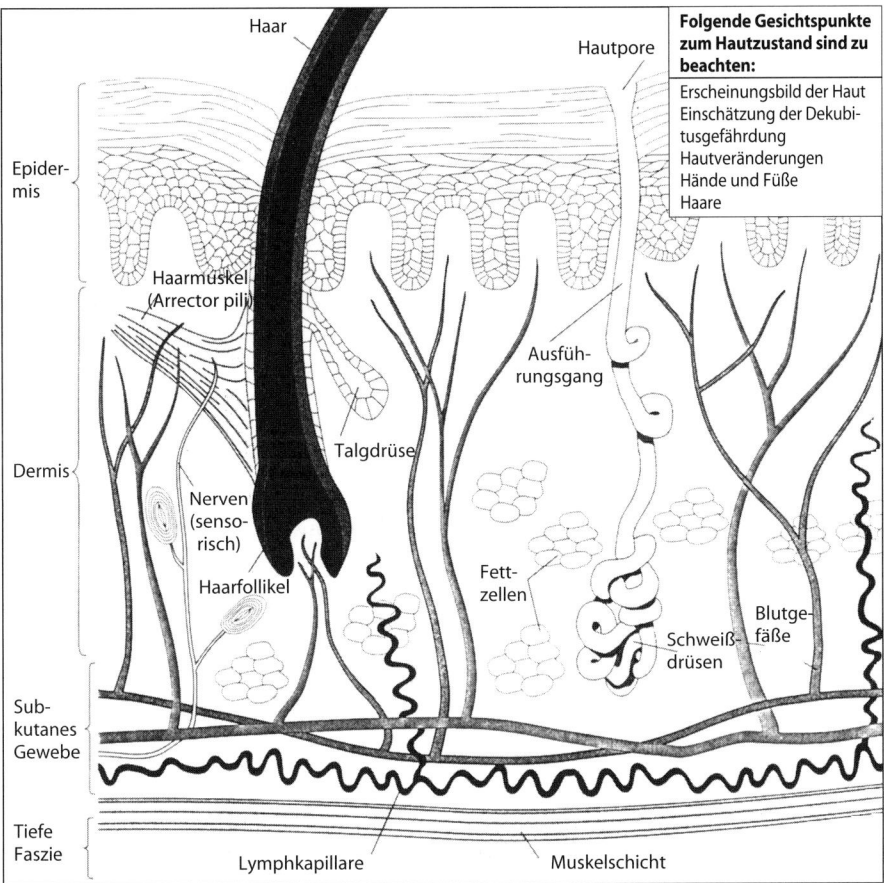

Abbildung 6-2 Querschnitt der Haut (Collier, 1994)

In einer Unterhautfettgewebeschicht befinden sich Blutgefäße und Nerven, auch Schweißdrüsen und Haarfollikel durchziehen von hier aus die Haut. Die Funktionen der Haut sind im wesentlichen:

- Temperaturregelung
- Sinneswahrnehmung (Druck, Temperatur)
- Ausscheidung von Stoffwechselprodukten
- Schutz vor mechanischen, physikalischen und bakteriellen Einflüssen.

6.1.1 Die Epidermis

Die Epidermis bildet die nach außen abgrenzende Schicht der Haut. Die folgenden vier Zelltypen sind am häufigsten anzutreffen:

- **Keratinozyten:** Die wichtigsten Zellen der Epidermis; durch Sekretion von Glykolipiden verhelfen sie der Haut zu ihrer wasserabweisenden Fähigkeit
- **Melanozyten:** Ihr Pigmentgehalt ist für die Hautfarbe verantwortlich und wird von genetischen Bedingungen, Hormonen und Umwelt beeinflusst
- **Langerhanssche Zellen:** Sie bilden einen Teil des Immunsystems, stammen aus dem Knochenmark und unterliegen einem ständigen Erneuerungsprozess
- **Merkelsche Zellen:** Sie ermöglichen den Tastsinn.

6.1.2 Dermis

Als zweite Schicht folgt die Dermis, die mit Hilfe ihrer wichtigsten Bestandteile, den Kollagen- und Elastinfasern, für die Zug- und Dehnfestigkeit der Haut sorgt. Hier haben auch Blutgefäße, Nerven, Drüsen und Haarfollikel ihren Ursprung (siehe Abb. 6-2). Die Dermis besteht wiederum aus zwei Schichten:

1. **Papillarschicht:** Sie besteht aus Papillen mit Kapillarschlingen und stellt die dünnere Schicht dar. Ihre Funktionen sind mechanische Verankerung, Stoffwechselunterstützung und Zellerhaltung.
2. **Geflechtschicht:** Sie ist durch die Unterhautbindegewebeschicht (Subkutis) mit den darunterliegenden Strukturen, Knochen usw. fest verbunden. In dieser Schicht befinden sich die Vater-Pacini-Lamellenkörperchen mit druckempfindlichen Nervenendigungen. Die Hauptstrukturen dieser Schicht sind Kollagenfasern, Drüsen und Haarfollikel.

6.1.3 Kollagen

Kollagen ist ein für die Wundheilung unentbehrliches Gerüst aus Proteinfasern. Die Aufgabe dieser Kollagen- bzw. Elastinmatrix besteht darin, die inneren Körperstrukturen sowie die interstitielle (dazwischenliegend) Flüssigkeit und die Zellbestandteile vor Druckeinwirkung von außen zu schützen. Sie erreicht dies durch das Zusammenspiel von Ausdehnung und Zusammenziehung mittels Rotation der Fasern und Veränderung der Faseranordnung. Das heißt, wird das Gewebe einem Druck von außen ausgesetzt, streben die Fasern durch Drehung eine parallele Ausrichtung an, die von ihrer üblichen räumlichen Anordnung abweicht. Dadurch wird eine Art Schutzwall zwischen Druckpunkt und darunter liegendem

Gewebe gebildet, die bei Druckeinwirkung weitaus elastischer ist und somit die interstitiellen Flüssigkeiten und Zellen schützt.

Die Anzahl der Kollagenfasern in der Haut wird bekanntermaßen von den folgenden Faktoren bestimmt:

- **Alter:** Die Kollagen-/Elastinmatrix nimmt mit zunehmendem Alter aufgrund einer herabgesetzten Geschwindigkeit der Kollagensynthese ab
- **Steroide:** Sie ahmen den Alterungsprozess nach bei gleichen Auswirkungen
- **Nährstoffe:** Ein vollständiger Nachweis liegt noch nicht vor, aber vermutlich wird die Kollagensynthese durch Nährstoffe vermindert (Bridel, 1993)
- **Ultraviolettes Licht:** Ursache für eine Schwächung und Verdünnung der Kollagenschicht.

All diese Faktoren führen zu einer Herabsetzung der Schutzfunktion der Kollagen-/Elastinmatrix mit der Folge einer erhöhten Anfälligkeit der Patienten für Druck.

Übung (Zeitaufwand: 15 Minuten)

Stellen Sie sich zwei der von Ihnen gepflegten Patientinnen/Patienten mit Druckschädigung vor und erstellen Sie dann zu jedem auf dem unten vorgesehenen Platz eine Liste der bereits genannten Faktoren, die wahrscheinlich bei Ihren Patienten zu einer Verringerung der Kollagen- / Elastinmatrixfunktion beitragen.

Patient A

Patient B

▲ **Feedback**
Vielleicht haben Sie als Beispiel einen älteren Patienten aufgeführt, der mit Steroiden behandelt wird, oder jemanden, auf den/die alle der genannten Risikofaktoren zutreffen. Die eigentlichen Ursachen und ihre Auswirkungen werden im weiteren Verlauf dieses Kapitels erläutert.

6.1.4 Gefäßsystem

Die Blutversorgung der Dermis und Epidermis erfolgt über ein komplexes Netzwerk von Gefäßen, die den notwendigen Sauerstoff und Nährstoffe zuführen. Eine unentbehrliche Rolle spielen hierbei die Kapillargefäße. Sie versorgen die Dermis und Epidermis mit Blut, ermöglichen den Austausch von Gewebeflüssigkeiten, unterstützen die Temperaturregelung und transportieren Stoffwechselendprodukte ab. Der Blutfluss in den Kapillaren schwankt. Ein großer Teil des Austausches von Gewebeflüssigkeiten findet dann statt, wenn die Kapillargefäße geschlossen sind, und das ist schätzungsweise zu 60 bis 95 % der Fall. Da Kapillargefäße sehr feine und leicht zu beschädigende Strukturen sind und ihre Kontrollmechanismen auf jegliche Veränderungen reagieren, kann ein Gefäßverschluss vor allem durch eine externe Kraft eintreten, wie durch den von außen auf den Körper ausgeübten Druck. Die sich daraus entwickelnde Schädigung des Gefäßsystems ist ausschlaggebend für die Dekubitusentstehung. Hierzu findet sich eine schematische Darstellung auf der **Abbildung 6-3** auf S. 71.

6.1.5 Nervenendigungen

Neben Blutgefäßen sind auch Nervenendigungen in der Haut anzutreffen für:

- den Tastsinn
- die Temperaturerkennung
- die Stellung einer Extremität.

An einigen Körperstellen sind vermehrt Nervenendigungen zu finden, beispielsweise Fingerspitzen (Tastsinn) und Zunge (Geschmackssinn).

6.1.6 Lymphsystem

Die beiden wichtigsten Funktionen des Lymphsystems sind:

- **Drainagefunktion:** Entnahme von Flüssigkeit aus dem Interstitium (Zwischenzellraum) und erneuter Rücktransport in den Blutkreislauf. Die interstitielle Flüssigkeit dient als Puffer zwischen den Zellen.
- **Abwehrfunktion:** Die Geflechtschicht der Haut verfügt über zahlreiche Lymphkapillare, deren Abwehrzellen alle Fremdzellen erkennen und das Immunsystem des Körpers aktivieren.

6.2 Pathophysiologie

In der Vergangenheit wurde die Entstehung des Dekubitus ausschließlich als ein Maßstab für schlechte Pflegequalität angesehen. Dadurch hatten die Pflegepersonen Schuldgefühle, wenn sich ein Dekubitus entwickelte (Benbow, 1992). Glücklicherweise hat man mittlerweile zwar erkannt, dass eine Vielzahl von Faktoren zur Entstehung einer Druckschädigung beitragen, aber nur die Faktoren Immobilität und Druck wurden bislang wissenschaftlich als Ursachen anerkannt. Dass dies so ist, erklärt sich aus den Risikofaktoren, die man bei den verschiedenen im Verlauf dieses Kapitels aufgezeigten Skalen zur Beurteilung der Dekubitusgefährdung berücksichtigt oder ausgelassen hat. Um zu verstehen, wie sich ein Dekubitus entwickelt, muss man die pathophysiologischen Vorgänge untersuchen, die sich bei einwirkendem Druck im Gewebe vollziehen.

Es sind zwei Vorgänge zu nennen, die zu einem Dekubitus führen: «Verschluss der Blutgefäße infolge äußerem Druck und Endothelschädigung der Arteriolen sowie Unterbindung der Mikrozirkulation aufgrund der Einwirkung von Kräften, die das Gewebe auseinander reißen, z. B. Scherkräfte» (Barton und Barton, 1981).

6.2.1 Auswirkungen von Druck

Der auf die Haut ausgeübte Druck führt zur Unterbindung der Blutversorgung des Gewebes. Nach der Druckentlastung ist eine Hautrötung sichtbar, weil das Blut in das Gewebe zurückschießt. Diese Reaktion wird als **reaktive Hyperämie** bezeichnet und stellt den Versuch des Körpers dar, den entstandenen Sauerstoffmangel zu kompensieren und die Stoffwechselendprodukte, die sich durch den Verschluss der Blutgefäße anhäuften, rasch abzutransportieren. Diese Reaktion weist auf eine noch intakte Mikrozirkulation hin. Bleibt eine Druckentlastung aus, ist das nächste Stadium die **persistierende Rötung**, bei dem die Haut auch nach der Druckentlastung rot bleibt (siehe **Abbildung 6-3** auf S. 71).

Die Haut selbst kann aufgrund ihres Gefäßreichtums den Druck- und Scherkräften besser standhalten als die darunterliegenden Gewebe. Deshalb ist eine persistierende Rötung ein Zeichen dafür, dass eine Gewebeschädigung bereits erfolgt ist und dies mit dem Fingerspitzen-Test überprüft werden sollte. Bei diesem Test wird Druck mit der Fingerspitze auf das gerötete Hautareal appliziert. Blasst die Haut dabei nicht ab oder wird nicht weiß, liegt eine beginnende Schädigung des Gewebes vor.

Ausschlaggebend dafür, ob es sich um eine anhaltende Gewebeschädigung handelt, ist die Funktionsfähigkeit des Lymphgefäßsystems. Eine verlängerte Druckeinwirkung führt zur Schädigung der Lymphgefäße und/oder hat einen

Einfluss auf die interstitielle Flüssigkeit, wodurch die Pufferwirkung zwischen den einzelnen Zellen abgeschwächt wird.

Die plötzliche Entfernung der Druckquelle bringt die Abnahme der interstitiellen Flüssigkeit mit sich und kann zum Platzen der Kapillare führen. Der daraus resultierende Sauerstoffmangel (Anoxie) und die Anhäufung von Stoffwechselprodukten führen zu Nekrose oder Gewebetod an der betreffenden Stelle, was sich durch Verfärbung und harte Schwellung äußert. Die Verfärbung ist in der Regel leicht violett und wird zunehmend schwarz, sobald die Zellen völlig abgestorben sind.

Es darf hierbei keineswegs übersehen werden, dass die Haut selbst in diesem Stadium möglicherweise noch intakt ist, denn in den darunter liegenden Schichten können ausgedehnte Schädigungen auftreten, noch bevor die Epidermis aufbricht. Deshalb fühlt sich ein Dekubitus mit Verfärbung häufig weich und schwammartig an. Kommt es dann schließlich zu einer Auflösung der Haut, wird das tote Gewebe durch den Kontakt mit Luft zu einer harten, schwarzen und ledernen Nekrose (siehe **Abbildung 6-3**).

Da die persistierende Rötung das erste sichtbare Stadium dieses Prozesses ist, muss das Pflegepersonal dieses Stadium erkennen und unverzüglich Maßnahmen zur Umkehrung des bereits stattfindenden Prozesses ergreifen. Abbildung 6-3 stellt diesen Prozess in einem Flussdiagramm dar.

Eine verstärkte Aufmerksamkeit erfordern daher Anzeichen, die auf die Entstehung eines Dekubitus hinweisen, wie:

- Persistierende Rötung
- Schwellung: Indikator für eine Störung des Lymphsystems
- Gewebeverhärtung/-verfärbung: Schädigung des Gewebes und Gewebetod
- Blasenbildung: Hinweis auf eine vorliegende Hautschädigung.

6.2.2 Scherung

Mit Scherung wird ein mechanischer Druck bezeichnet, der zu einer Gewebeverschiebung in paralleler Richtung zur Körperfläche führt, auf der ein Patient sitzt oder liegt. Dadurch werden die Gewebe auseinandergerissen. Beispielsweise ist das der Fall, wenn ein Patient im Bett nach unten rutscht. Die verschiedenen Gewebe werden von den Strukturen, durch die sie verbunden sind, weggerissen. Unterbrechungen der Mikrozirkulation, insbesondere innerhalb der Unterhautbindegewebeschicht, sind die Folge. Nach Bridel (1993) aktiviert diese Durchblutungsstörung den Blutgerinnungsmechanismus, der zum Verschluss der beschädigten Blutgefäße führt, wodurch die Gefahr des Gewebetods erhöht wird. Ebenso wie das Auseinanderreißen der unter der Haut liegenden Gewebe kann man auch Ekzeme oder Hautabschürfungen auf die Wirkung von Scherung zurückführen, die sich bei Feuchtigkeit der Haut durch Urin oder Schweiß verschlimmern. Die Folgen sind das Einreißen der Haut, die Unterbrechung der Aktivität des Immunabwehrsystems an dieser Stelle und möglicherweise das Eindringen von Keimen, mit der Folge des Gewebeunterganges durch Infektion.

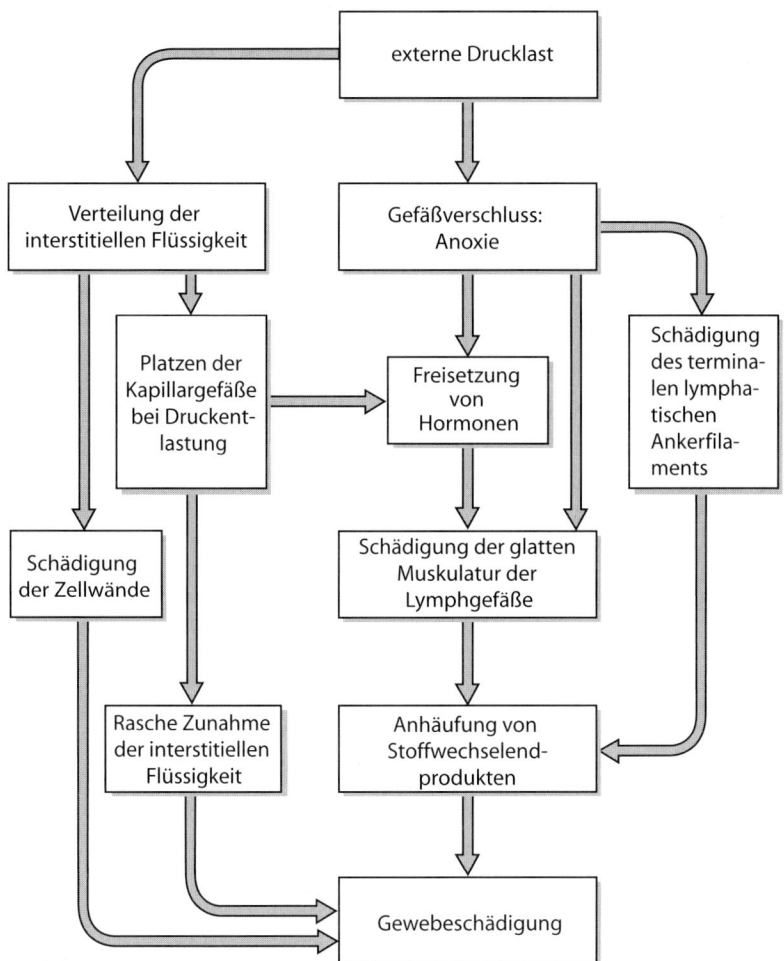

Abbildung 6-3 Mechanismus der Entstehung einer Gewebsnekrose durch mechanische Druckeinwirkung (Krouskop, 1983)

72 Dekubitus und Dekubitusprophylaxe

Übung	**(Zeitaufwand: 40 Minuten)**
Betrachten Sie **Tabelle 6-1**. In der mittleren Spalte sind die unterschiedlichen Phasen des Gewebeunterganges aufgeführt. Notieren Sie auf der linken Seite die pathophysiologischen Veränderungen, die in den entsprechenden Phasen auftreten und auf der rechten Seite die sichtbaren und tastbaren Symptome. Ein Beispiel hierfür ist in der ersten Zeile vorgegeben.	

Feedback
Ihre Eintragungen in der Tabelle sollten annähernd den Angaben von **Tabelle 6-2** entsprechen. Diese Aufgabe soll überprüfen, ob Sie die Voraussetzungen in der Haut, die zum Beginn einer Dekubitusentstehung führen, verstanden haben. Weiterhin sollten Sie in der Lage sein, die entsprechenden Anzeichen bei den von Ihnen gepflegten Patienten zu erkennen.

Tabelle 6-1 Phasen des Gewebeuntergangs

Pathophysiologische Veränderungen	Phaseneinteilung	Sichtbare oder tastbare Symptome
Zurückschießen des Blutes in das Gewebe nach Druckentlastung	Reaktive Hyperämie	Rötung, die nach Druckentlastung verschwindet
	Persistierende Rötung Ödembildung Nekrosenbildung Sichtbare Ulzeration	

Tabelle 6-2 Phasen der Dekubitusentstehung

Pathophysiologische Veränderungen	Phaseneinteilung	Sichtbare oder tastbare Symptome
Zurückschießen des Blutes in das Gewebe nach Druckentlastung	Reaktive Hyperämie	Rötung, die nach Druckentlastung verschwindet
Unterbrechung der Blutversorgung	Persistierende Rötung	Rötung, die nicht abblasst bei Fingerspitzen-Test
Platzen der Kapillare und Beschädigung der Lymphgefäße	Ödembildung	Schwellung
Gewebetod Zunehmendes Absterben des Gewebes	Nekrosenbildung Sichtbare Ulzeration	Verfärbung der Haut Sichtbarer Belag, Wunde ist weich und schwammig

6.3 Art und Dauer des Druckes

Es ist allgemein bekannt, dass Druck der wichtigste Faktor bei der Entstehung des Dekubitus ist, dennoch reicht allein diese Feststellung nicht aus. Es sind Fragen zu beantworten wie:

- Um wie viel Druck handelt es sich?
- Über welchen Zeitraum wirkt er ein?
- Welche Körperregionen sind betroffen?

Nach wie vor bleibt der Forschung viel Arbeit. Auf manche Fragen stehen die Antworten noch aus, aber dennoch ist es wichtig, sich ein Bild über die bisher verfügbaren Erkenntnisse zur Druckeinwirkung zu machen. Dies hilft zu verstehen, warum der eine Patient einen Dekubitus entwickelt und der andere nicht. Man unterscheidet im Rahmen der Dekubitusentstehung drei Arten des Drucks:

- Senkrecht einwirkender Druck
- Gewebeauflagedruck
- Kapillarverschlussdruck.

6.3.1 Senkrecht einwirkender Druck

Der senkrecht auf die Körperoberfläche ausgeübte Druck wirkt unmittelbar vom Kontaktpunkt aus bis zum darunter liegenden Knochengewebe und komprimiert alle dazwischenliegenden Gewebeschichten. Diese variieren mit der Lokalisation des Dekubitus, betreffen jedoch immer die Dermis, die Muskulatur, das Unterhaut- und Fettgewebe. Höhere Grade der Hautschädigung treten an Stellen mit einem geringen Abstand zum Knochen auf, deshalb ist es an diesen Stellen oft zu spät für präventive Massnahmen. Barton und Barton (1981) beschreiben diese Druckschädigung als Typ-2-Dekubitus.

6.3.2 Gewebeauflagedruck

Mit diesem Begriff definiert man den «Druck, der durch die Auflagefläche des Körpers auf die Epidermis ausgeübt wird» (Burman und O'Dea, 1994). Diese Art des Drucks wird am häufigsten und mit Hilfe der folgenden Formel ermittelt:

$$\text{Auflagedruck} = \frac{\text{Patientengewicht}}{\text{Körperauflagefläche}}$$

Zur Ermittlung dieser Druckwerte gibt es auch Messgeräte, die man unter den Patienten legt. Die verfügbare Palette solcher Geräte reicht vom einfachen, manuell zu bedienenden Instrument, (hand-held instrument), mit dem der Druck lediglich an einem Kontaktpunkt gemessen wird, bis hin zu Instrumenten, die mit verschiedenen Sensoren ausgestattet sind und somit eine gleichzeitige Druckmessung an verschiedenen Punkten des Körpers ermöglichen. In der Vergangenheit diente der an verschiedenen Körperstellen gemessene Auflagedruck als Unterstützung beim Kauf eines besonderen Matratzentyps, wie dies aus der Literatur von Firmenvertretern hervorgeht; so auch die Schlussfolgerung, dass ein niedriger Druck mit einer geringen Dekubitusgefährdung korreliert. Keine Berücksichtigung findet hierbei das unterschiedliche Gewicht der Patienten, das die Belastung der verschiedenen Matratzentypen beeinflussen kann, sowie weitere Risikofaktoren, beispielsweise ein schlechter Allgemeinzustand. Dabei wird auch der eigentlich weitaus wichtigere Kapillarverschlussdruck nicht berücksichtigt.

6.3.3 Kapillarverschlussdruck

Es handelt sich um den Druck, bei dem die Kapillargefäßfunktion nicht mehr möglich ist. Die Folge ist der Zusammenbruch und Stillstand des Blutflusses. Auf der Grundlage der Originalschriften von Landis (1930) hat man lange Zeit angenommen, dass dieser Druck etwa bei einem Wert von 32 mmHg liegt, doch möglicherweise entwickeln sich bei kranken und gefährdeten Personen bereits bei niedrigeren Werten Probleme. Bridel (1993) hat zu einigen der Irrtümer der Theorie von Landis Stellung genommen. Der Kapillarverschlussdruck kann nur mittels in den Körper eingeführter Sensoren gemessen werden, und diese Messmethode ist in den meisten Fällen praktisch nicht durchführbar. Dennoch stellt es im Hinblick auf die Druckschädigung die wichtigere Messung dar, weil sie die unmittelbaren Auswirkungen auf das Gefäßsystem aufzeigt. Der Kapillarverschlussdruck wird von weiteren Faktoren beeinflusst wie:

- Fettgewebsmasse, die dem Knochen vorgelagert ist
- Allgemeiner Zustand des Gefäßsystems in der Haut
- Körperlicher Zustand
- Systemischer Blutdruck.

Das Kapillargefäßnetz verfügt erwiesenermaßen auch über einen autoregulatorischen Mechanismus, den es sich zu Nutze macht, um bestimmten hohen Druckwerten entgegenzusteuern (Bridel, 1993).

6.3.4 Scher- und Reibungskräfte

Scherung ist eine Kraft, die zu Gewebeverzerrungen führt. Wie bereits unter Abschnitt 6.2.2 beschrieben, führt diese Verzerrung und Dehnung der Haut zu Gewebeschädigungen. Die Wirkung der Scherkräfte setzt typischerweise dann ein, wenn Patienten im Bett nach unten oder von einem Stuhl zu rutschen beginnen. Während die Auflagefläche des Körpers statisch bleibt, verschiebt sich das Gewebe vor dem darunter liegenden Knochen. Diese parallel wirkenden Zugkräfte verursachen sowohl ein Auseinanderreißen der Gewebeschichten als auch deren Verzerrung.

Damit verbunden ist zumeist die Reibung, mit welcher man das Aneinanderreiben zweier Flächen definiert. So kann bei unsachgemäßem Heben der Patienten Reibung entstehen, beispielsweise, wenn diese über die Matratze gezogen werden oder häufig auch dann, wenn die Patienten mit den Fersen über das Bett schleifen. Dieses Problem wird verstärkt durch feuchte Haut, beispielsweise bei Inkontinenz, da die Hautfestigkeit durch Mazeration und Exantheme herabgesetzt ist (Bergstrom et al, 1987).

Übung (Zeitaufwand: 10 Minuten)

Geben Sie für die nachstehend genannten Beispiele die Art der applizierten Druckwirkung an, welche entscheidend für die Ursache einer Dekubitusgefährdung ist. Es können auch mehrere Möglichkeiten zutreffen.
1. Patient liegt über mehr als 4 Stunden auf einem Operationstisch.
2. Patient sitzt in einem Lehnstuhl und rutscht zunehmend nach unten.
3. Immobiler Patient sitzt den ganzen Tag in einem Lehnstuhl.

▲ **Feedback**
Ihre Antworten sollten lauten:

1. In diesem Falle ist als die wichtigste Kraft der Auflagedruck zu nennen, der hier sehr hoch ist, außerdem wird auch ein senkrechter Druck auf den Körper ausgeübt.
2. Die stärkste Kraft hier ist zweifellos die Scherung, welche bei der Rutschbewegung auftritt; Reibung spielt wahrscheinlich auch eine Rolle, wenn der Patient vom Personal im Stuhl nach oben gezogen wird.
3. Bei diesem Beispiel ist der senkrecht einwirkende Druck am höchsten.
   Vielleicht wurden von Ihnen noch andere Druckarten genannt. Die oben angegebenen stellen jedoch die am stärksten einwirkenden Arten dar. Stellen Sie eine Verknüpfung her mit den Aussagen von Abschnitt 6.2. Es dürfte nun einleuchtend sein, warum bei Patienten, die gleichzeitig Druck und Scherung ausgesetzt sind, potentielle Voraussetzungen für die schlimmsten und tiefsten Druckschädigungen gegeben sind.

Davies (1994) führt die unterschiedlichen vom Pflegepersonal eingesetzten Vorgehensweisen zur Verminderung von Druckeffekten auf. Diese beinhalten:

- Schaffelle
- Hautschutzcremes
- Folienverbände
- Kippen des Bettfußendes zur Verhinderung des Nachuntenrutschens der Patienten
- Korrekte Hebetechniken.

Darüber hinaus betont die Autorin, dass eine Effektivität einzig für die korrekte Hebetechnik nachgewiesen wurde und weist auf die Notwendigkeit einer wissenschaftlichen Grundlage des Handelns von Pflegepersonen hin. Die eine oder andere Methode kann, falls diese in Ihrer Einrichtung angewendet werden, dennoch dazu beitragen, die Effekte von Scherung und Reibung abzuschwächen, wie aus den folgenden Erläuterungen hervorgeht.

- Mit Schaffellen wird keine Druckentlastung erreicht, sondern mögliches Nachuntenrutschen im Bett oder Sessel vermindert. Nach mehrmaligem Waschen der Felle geht diese Wirkung allerdings weitgehend verloren.
- Hautschutzcremes können eingesetzt werden, um die durch Inkontinenz hervorgerufenen Wirkungen auf die Haut abzuschwächen. Dabei ist allerdings zu beachten, dass diese Maßnahme nicht die Lösung für die Ursachen der Inkontinenz darstellt, sondern natürlich die Klärung der Ursachen im Vordergrund stehen sollte. Da Pflegemittel wie Cremes, Puder usw. auf der Haut als exogener Faktor zur Dekubitusentstehung beitragen, sollte man auf deren Gebrauch nur dann zurückgreifen, wenn es unbedingt notwendig ist.
- Folienverbände, dünne und zumeist selbsthaftende Wundauflagen, dienen zwar zum Schutz der Haut, beispielsweise zur Verringerung der Reibungswirkung an den Fersen, doch beugen sie keinesfalls der Druckwirkung vor. Sie erzeugen vielfach ein falsches Sicherheitsgefühl. Patienten mit sehr dünner Haut kann man mit dieser Maßnahme auch schaden, vor allem bei unsachgemäßen Anlegen und Entfernen.
- Wenn Patienten mit einer falschen Technik angehoben werden, rutschen sie eher im Bett nach unten. Als ein weiterer Faktor kann unsachgemäße Lagerung oder Position des Patienten in Betracht kommen.

Diese Übung hat Sie möglicherweise veranlasst, über die Vorgehensweise zur Verringerung der Druckwirkung bei einigen der von Ihnen betreuten oder auf Ihrer Station liegenden Patienten nachzudenken.

In seinen Arbeiten schließt Kosiak (1959) auf eine Beziehung zwischen Höhe des Drucks und Dauer der Druckeinwirkung bei der Entstehung des Dekubitus. Dieser Aspekt steht nach wie vor ebenfalls im Brennpunkt von Diskussionen, und auch hierzu wird von Bridel (1993) die mit dieser Theorie verbundene Problematik erörtert. Die von den Herstellern von Wechseldrucksystemen verwendeten Maßstäbe in Bezug auf Zeit und Druck lassen sich auf eine gewisse Art und Weise rechtfertigen. Diese Systeme werden in Kapitel 4 näher erklärt. Nach Bader (1990) zeigt der Körper zweierlei Reaktionen auf eine Druckeinwirkung. Die erste Reaktion ist seiner Ansicht nach die reaktive Hyperämie, bei der das mit Nährstoffen und Sauerstoff angereicherte Blut nach der Kompression wieder in die Gewebeschichten zurücktransportiert wird. Als zweite Reaktion nennt er die Ausweichreaktion des Körpers, die auf die Störung des vasomotorischen Kontrollmechanismus zurückzuführen ist. Bei dieser Reaktion wird für den Blutrückstrom in die Gewebeschichten eine Druckentlastung über eine längere Zeit benötigt, da die Reaktionsfähigkeit des Körpers aufgrund der anhaltenden Drucklast insgesamt verlangsamt ist. Baders Theorie stützt sich einerseits auf die Bedeutung des Zeitfaktors, bringt aber andererseits auch das Problem der ununterbrochenen Druckeinwirkung auf das gleiche Hautareal zur Sprache. Vielleicht mag dies ein Grund dafür sein, dass manche Patienten trotz einer Umlagerung im 2-Stunden-Rhythmus einen Dekubitus entwickeln.

In dieser Hinsicht sind noch viele Fragen zu klären, zumal bislang nicht alle Wirkungen der verschiedenen Druckarten wissenschaftlich belegt werden konnten. Daraus geht jedoch hervor, dass eine sich dauernd wiederholende Drucklast auf eine bestimmte Körperstelle offensichtlich eine Prädisposition zum Gewebetrauma darstellt, und dass die physikalischen Hauptursachen einer Druckschädigung die verschiedenen Druckarten wie auch Scherkräfte sind, die zu einer Unterbrechung der Mikrozirkulation mit resultierendem Nährstoff- und Sauerstoffmangel im Gewebe führen.

Wissensüberprüfung (Zeitaufwand: 45 Minuten)

1. Nennen Sie die Funktionen der Haut
2. Welche Auswirkungen hat der Alterungsprozess auf die Kollagenschicht?
3. Was ist die Hauptaufgabe der Kollagen/Elastinmatrix und wie funktioniert sie?
4. Welche wichtigen Funktionen haben die Kapillaren?
5. Welche Hauptfunktion erfüllt das Lymphsystem?
6. Schlagen Sie zwei Möglichkeiten vor, mit denen der Gewebeauflagedruck gemessen werden kann.
7. Definieren Sie den Begriff «Kapillarverschlussdruck.»

▲ **Feedback**

Ihre Antworten sollten lauten:

1. Die Funktionen der Haut sind: Temperaturregelung, Sinneswahrnehmung, Ausscheidung von Stoffwechselprodukten und Schutz vor schädigenden Einflüssen.
2. Der Alterungsprozess bringt eine verminderte Kollagensynthese mit sich, wodurch die Kollagen-/Elastinmatrix abnimmt.
3. Die grundlegende Aufgabe dieser Matrix ist der Schutz der inneren Körperstrukturen und der interstitiellen Flüssigkeit vor Druckeinwirkung von außen. Dies geschieht, indem die interstitielle Flüssigkeit von der externen Drucklast gepuffert wird und durch die Reaktion auf äußere Druckbelastung mit Faserrotation, so dass sich diese parallel anordnen und für die darunter liegenden Gewebeschichten eine Art Schutzwall darstellen.
4. Blutversorgung des Gewebes, so dass Austausch von Gewebeflüssigkeiten und Abtransport von Stoffwechselendprodukten möglich ist.
5. Immunabwehr und die Funktion eines Drainagesystems sind die wichtigsten Aufgaben des Lymphsystems.
6. Der Gewebeauflagedruck kann mit Hilfe der folgenden Formel ermittelt werden: Auflagedruck = Patientengewicht ÷ Körperauflagefläche.
Der Einsatz von Drucksensoren zwischen Körper und der aufliegenden Fläche ist auch möglich, doch mangels Berücksichtigung anderer Faktoren, beispielsweise Patientengewicht, Allgemeinzustand usw., sind solche Meßmethoden weniger zuverlässig.
7. Der Kapillarverschlussdruck definiert den Druck, bei dem die Kapillargefäßfunktion nicht mehr möglich ist, mit der Folge, dass die Kapillare platzen, wenn ein bestimmter Druck über einen längeren Zeitraum einwirkt. Im allgemeinen geht man davon aus, dass der Grenzwert bei etwa 32 mmHg liegt, allerdings hängt dieser Wert vermutlich auch vom Allgemeinzustand des Betroffenen ab.

6.4 Weitere ätiologische Faktoren

Druck- und Scherkräfte sind zwar die ausschlaggebenden Faktoren bei der Entstehung des Dekubitus, aber die ganze Problematik ist weitaus komplexer. Nicht alle Patienten in vergleichbarer Situation entwickeln einen Dekubitus. Während die einen nach weniger als 2 Stunden bereits irreversible Hautschädigungen aufweisen, ist dies bei anderen unter den gleichen Umständen nicht der Fall. Aus dieser Beobachtung ergibt sich daher die logische Schlussfolgerung, dass es offensichtlich noch andere Faktoren geben muss, die bei der Dekubitusentstehung eine Rolle spielen.

Diese prädisponierenden Faktoren werden gewöhnlich in zwei Kategorien unterteilt:

- Endogene Faktoren
- Exogene Faktoren.

6.4.1 Endogene Faktoren

Hierbei handelt es sich um körpereigene Faktoren, die von physischen und psychischen Gegebenheiten beeinflusst werden. Endogene Faktoren haben eine Auswirkung auf den Reaktionsmechanismus und/oder führen zu Veränderungen der strukturellen Hautkomponenten und der Gewebedurchblutung, wodurch sich eine eingeschränkte Reaktionsmöglichkeit der Haut und des darunter liegenden Gewebes auf Druck- und Scherkräfte ergibt. In der nachstehenden Auflistung werden einige endogene Ursachen aufgezeigt.

- Ernährung: (für weitere Informationen über deren Auswirkungen siehe Abschnitt 6.5)
- Körperlicher Zustand: Möglicherweise Ursache für Immobilität, Appetitlosigkeit, übermäßige Schweißproduktion, Gewichtsverlust und Störung der Blutchemie
- Obstipation: Verminderung der Nahrungsaufnahme und Lethargie
- Mentaler Zustand: Vielleicht Ursache für Apathie, Immobilität, Appetitverlust und Gewichtsverlust
- Alter: Beeinflussung von Beweglichkeit, Appetit, Kontinenz, mentalem Zustand und Hautelastizität
- Durchblutungsstörung, z. B. infolge Anämie oder peripherer Gefäßerkrankung – geringere Versorgung des Gewebes mit Sauerstoff und Nährstoffen
- Rauchen: Verminderung des Blutflusses bei manchen Patienten und Verringerung der Sauerstofftransportkapazität des Blutes
- Bestimmte Medikamente: Sedativa als Ursache von Immobilität, Verdünnung der Haut durch Steroide und Schwächung des Immunsystems durch Zytotoxika
- Schmerzen: Mögliche Gründe für Immobilität des Patienten, Appetitlosigkeit und Müdigkeit
- Diabetes: Herabsetzung der Schmerzempfindlichkeit infolge diabetischer Polyneuropathie, insbesondere an den Füßen. Viele Diabetiker leiden unter Durchblutungsstörungen, die zu einem verminderten Blutfluss führen
- Operationen: Besonderes Risiko für ältere Patienten mit Oberschenkelhalsfraktur (Versluysen, 1986).

- Neurologische Ausfälle: Insbesondere bei akut auftretenden Ereignissen wie Rückenmarksverletzungen oder Schlaganfall
- Geschlechtszugehörigkeit des Patienten: Aus einer Reihe von Erhebungen geht hervor, dass Frauen häufiger vom Dekubitus betroffen sind als Männer, allerdings gibt es hierzu zwei Lehrmeinungen. Die eine vertritt die These, dass einfach deswegen mehr Frauen betroffen sind, weil sie länger leben. Die zweite führt den Unterschied auf die Menopause zurück, die sich einerseits auf die Hautfestigkeit auswirken kann und andererseits Grund für eine erhöhte Anfälligkeit der Frauen für Frakturen mit nachfolgender Immobilität sein kann.

6.4.2 Exogene Faktoren

Diese beziehen sich auf Faktoren, die von außen auf den Körper einwirken, beispielsweise:

- Die zu pflegende Körperregion des Patienten
- Hebe- und Lagerungstechniken
- Äußere Einwirkungen auf die Haut, welche die Hautfestigkeit und ihren pH-Wert beeinflussen beispielsweise Urin, Stuhlgang, übermäßige Verwendung von Talkpuder, Parfüms oder Bettlakenstärke.

Exogene Faktoren setzen durch Beeinträchtigung der Hautoberfläche die Widerstandsfähigkeit des Gewebes herab. Dies geschieht entweder durch eine Schwächung der Haut, wie es unter feuchten Hautbedingungen und Verletzungen durch unsachgemäßes Heben der Fall ist, oder aufgrund Veränderung des Säuregleichgewichtes nach Gebrauch von Parfüms, Cremes und nach zu häufigem Waschen mit Seife.

Wissensüberprüfung (Zeitaufwand: 20 Minuten)

1. Beschreiben Sie die Auswirkungen der
   a) Endogenen Faktoren und
   b) Exogenen Faktoren auf den Körper.
2. Wählen Sie zwei der von Ihnen betreuten Patientinnen/Patienten aus und tragen Sie in **Tabelle 6-3** die endogenen und exogenen Faktoren ein, die vermutlich zur Dekubitusentstehung beigetragen haben.

Tabelle 6-3 Exo-/Endogene Faktoren der Dekubitusentstehung

Patient/Patientin	Endogene Faktoren	Exogene Faktoren
A		
B		

▲ **Feedback**
Sie sollten folgende Antworten geben und Eintragungen vornehmen:
1. a) Exogene Faktoren setzen die Widerstandsfähigkeit des Gewebes durch Schwächung der Haut oder Veränderung ihres pH-Wertes herab.
   b) Endogene Faktoren beeinflussen den Reaktionsmechanismus und die Gewebedurchblutung und verringern somit die Fähigkeit der Haut und des Gewebes, auf von außen einwirkende Kräfte adäquat zu reagieren.
2. Die Beantwortung der Frage 2 hängt von den gewählten Personen ab. Vergleichen Sie ihre Antworten dennoch mit der oben angegebenen Auflistung. Sie sollten hier Faktoren berücksichtigen, die sich auf die betroffene Hautoberfläche, Hebe- und Lagerungstechniken sowie dem Allgemeinzustand des Patienten/der Patientin beziehen. Haben Sie vor Bearbeitung dieser Aufgabe alle Risikofaktoren berücksichtigt und auch die Art und Weise, wie diese den Körper beeinflussen, insbesondere im Hinblick auf die von Ihnen ausgewählten Personen?

Sie sollten diese Übung mit der Überlegung begonnen haben, warum bestimmte Patienten einen Dekubitus entwickeln. Abgesehen von möglichen Ausnahmen kann man davon ausgehen, dass die Wahrscheinlichkeit eines Dekubitalulcus umso höher ist, je mehr auslösende Faktoren ein Patient aufweist. Aus diesem Grunde ist die Berücksichtigung aller Einflussfaktoren des Dekubitus seitens des gesamten Teams der Gesundheitsversorgung von großer Wichtigkeit, wozu auch die Untersuchung der Probleme hinsichtlich des mentalen und physiologischen Patientenzustandes, der Mobilität und der Drucksituation gehört. Die Vorbeugung eines Dekubitus kann kaum erfolgreich sein, wenn nur ein Einflussfaktor allein berücksichtigt wird, beispielsweise das Bereitstellen einer Spezialmatratze ohne gleichzeitige Verbesserung des physiologischen Zustandes eines unter Mangelernährung und Anämie leidenden Patienten. Eine Reihe von heftig diskutierten Aspekten hinsichtlich der prädisponierenden Faktoren, insbesondere die Ernährung und die Skalen zur Einschätzung der Dekubitusgefährdung, werden in den folgenden beiden Abschnitten behandelt.

6.5 Ernährung

Essen und Trinken sind wichtige Voraussetzungen für die Erhaltung des Lebens und der Gesundheit. In der Literatur ist der Zusammenhang zwischen Ernährung und Wundheilung bereits häufig behandelt worden. Wegen der Auswirkungen von Nährstoffmangel auf den Gewebezustand müsste also eine logische Konsequenz lauten, dass die Nahrungsbereitstellung ein zentrales Element in der Dekubitusprävention darstellt. Leider hat sich das Pflegepersonal in Krankenhäusern die Zuständigkeit für diesen Aspekt der Patientenversorgung nehmen lassen. Es ist zwar richtig, dass junge Menschen einen höheren Energiebedarf haben als alte Menschen, doch häufig ist die Nahrungsaufnahme von alten Menschen aus einer Vielzahl von Gründen derart unzureichend, dass eine Mangelernährung die Folge ist (Nazarko, 1993).

6.5.1 Folgen einer Mangelernährung

Es wird noch nicht allgemein akzeptiert, dass zwischen Dekubitusentstehung und Mangelernährung ein Zusammenhang besteht. Das lässt sich daran erkennen, dass dieser Aspekt in einigen Skalen zur Beurteilung der Dekubitusgefährdung ausgeschlossen wurde, insbesondere bei den ersten Skalen dieser Art.

Bergstrom und Braden (1992) machten auf die Verknüpfung von unzureichender Proteinzufuhr und Dekubitusentstehung aufmerksam. In direktem Widerspruch hierzu stehen jedoch Meinungen von Autoren, die davon ausgehen, dass ein niedriger Proteinspiegel im Patienten möglicherweise als Folge des Proteinverlustes durch das Wundsekret erst mit der Druckschädigung auftritt (Berlowitz und Wilking, 1989). Anders ausgedrückt, der Dekubitus ist für den Proteinmangel verantwortlich und nicht umgekehrt. Nach den Erfahrungen vieler Menschen, die tagtäglich stark dekubitusgefährdete Patienten versorgen, trägt eine qualitativ bessere Ernährung anscheinend zur Dekubitusprävention bei. Doch auf diesem Gebiet fehlt es noch an klinischen Forschungsergebnissen. Im weiteren Verlauf dieses Kapitels wird dieser Aspekt noch ausführlicher erörtert. Oliver benennt verschiedene Folgen von Mangelernährung für den Menschen und stellt einen deutlichen Zusammenhang zwischen den prädisponierenden Faktoren und der Dekubitusentstehung her.

Nach den von Nazarko (1993) zitierten Studien leiden 7 % der betagten Menschen an klinisch relevanter Mangelernährung. Davon sind die 80jährigen doppelt so häufig betroffen. Die Autorin weist darauf hin, dass es wahrscheinlich nur die Spitze des Eisberges sei, da in diesen Studien die Mangelernährung häufig nicht erkannt wurde.

Einen Bestandteil der Ernährung, der in seiner Wirkung im Hinblick auf Dekubitus noch umstritten ist, stellt das Vitamin C dar. Nach Berichten von McLaren (1992) soll Vitamin C eine bedeutende Rolle sowohl bei der Wundheilung wie auch bei der Dekubitusprävention spielen. So hat ein Mangel eine verminderte Dehnfestigkeit der Wunde zur Folge. Die Autorin führt aber auch einige der widersprüchlichen Erkenntnisse hinsichtlich der Wirkung von Vitamin C auf das Autoimmunsystem auf. Ebenso ist erwiesen, dass eine durch Muskelschwäche bedingte Bewegungseinschränkung zu den Risikofaktoren bei der Dekubitusentstehung gehört. Vitamin C kann vom Körper nicht gespeichert werden, und daher ist eine regelmäßige tägliche Einnahme lebensnotwendig. Wertvolle Vitamin C-Lieferanten sind rohe oder nur leicht gegarte grüne Gemüsesorten und Früchte. Doch weil gerade diese Nahrungsmittel in der Kost betagter Menschen fehlen, weisen diese vielfach einen Mangel auf.

Eine weitere Folge von Mangelernährung ist der Abbau des Hautkollagens und eine daraus resultierende Verdünnung der Dermis. Sie stellt wiederum eine Prädisposition für eine Druckschädigung dar, weil der Hautwiderstand gegen von außen einwirkende Kräfte herabgesetzt ist. Eine Verlangsamung der Proteinsynthese ist ebenfalls auf Mangelernährung zurückzuführen und ist Ursache von Gewebezerfall, Gewichtsverlust und Abnahme des Unterhautbindegewebes (McLaren, 1992). Dies bedingt schließlich die erhöhte Anfälligkeit der Knochenvorsprünge für Druckeinwirkung und ist ein Grund dafür, warum diese Hautregionen besonders auf Anzeichen eines Dekubitus zu beobachten sind.

Übung (Zeitaufwand: 15 Minuten)

Nennen Sie aus Ihrer Erfahrung mögliche Gründe, die zu einer Mangelernährung bei zu Hause lebenden pflegebedürftigen Menschen beitragen.

▲ | **Feedback**
Folgende Punkte sollten Sie hier aufführen:

- Körperliche Einschränkung (Unbeweglichkeit)
- Finanzielle Situation
- Einsamkeit
- Desorientierung
- Zustand der Zähne/Verdauungsstörung.

In Akuteinrichtungen können weitere Faktoren sein:

- Schmerzen
- Übelkeit
- Depression/Unwohlsein
- Schluckbeschwerden – nach Schlaganfall oder Operation

- Zahnprothese – Verlust oder Prothese wurde zu Hause gelassen, oder passt nicht mehr wegen Gewichtsverlust
- zu wenig Zeit für die Einnahme der Mahlzeiten
- Abneigung gegen das Essen oder ungeeignete Kost, z. B. bei bestimmten Volksgruppen oder Vegetariern
- Ungewohnte Essenszeiten
- Unfähigkeit, das Essen selbst klein zu schneiden
- Abneigung gegen Nahrungsaufnahme mit anderen oder im Speisezimmer.

6.5.2 Ergänzende Nahrung

In vielen Fällen sind ergänzende diätetische Nahrungsmittel die einzige Möglichkeit, um der Mangelernährung zu begegnen. Werden diese kurz vor den Hauptmahlzeiten angeboten, haben sie vielleicht genau den gegenteiligen Effekt, nämlich ein schwächeres Hungergefühl der Patienten auf andere Nahrung.

Von allen Patienten sollte eine Beurteilung ihrer Nahrungsaufnahme erhoben werden. Dadurch kann das Pflegepersonal feststellen, welche Patienten nicht genügend Nahrung aufnehmen und somit Pflegepläne erstellen, in denen Patientenbedürfnisse und die Gründe der mangelnden Nahrungsaufnahme berücksichtigt werden. Ein Beispiel hierfür ist die verlorene oder schlecht sitzende Zahnprothese, wobei das letztere möglicherweise auf einen vorausgegangenen Gewichtsverlust zurückzuführen ist. Diese Patienten sollten dringend einem Zahnarzt vorgestellt werden. Mittlerweile gibt es eine Reihe von Skalen zur Einschätzung der Ernährung, doch der Schritt in Richtung der Erstellung von Skalen für bestimmte Patientengruppen steht noch aus; ebenso eine viel breitere Anwendung dieser Skalen.

Übung (Zeitaufwand: 30 Minuten)

Wie können Sie vorgehen, um die Ernährung der Patienten in Ihrer Pflegeumgebung zu verbessern? Erstellen Sie eine Liste von mindestens fünf Massnahmen.

Feedback
Zu den Möglichkeiten, mit denen man das Problem im Krankenhaus bzw. im Alters- oder Pflegeheim angehen könnte, gehören folgende:

- Angenehme Atmosphäre schaffen
- Unterbinden von Störungen durch Ärzte und anderes medizinisches Personal während der Mahlzeiten – möglicherweise erfordert dies Neuorganisation der Essenszeit in Absprache mit der Küche oder Veränderung der Zeiten von Arztvisiten.

- Zu den Essenszeiten soll genügend Personal zur Verfügung stehen. Außerdem können Verwandte ermuntert werden zu helfen, wenn sie es möchten.
- Falls erforderlich, Sprachtherapeuten und Diätassistenten einbeziehen.
- Zwischenmahlzeiten zu vernünftigen Zeiten anbieten oder in Erwägung ziehen, geschmacksneutrale Mahlzeiten der bestehenden Kost hinzuzufügen, insbesondere zu Suppen und Süßigkeiten.
- Die Ärzte müssen über die Problematik informiert sein; Berücksichtigung der enteralen oder parenteralen Ernährung.

Die als postoperative Nahrung allgemein vorgezogenen Glukose- bzw. Kochsalzlösungen enthalten lediglich Kalorien und Flüssigkeit. Eine Ernährung der Patienten – selbst eine kurzzeitige parenterale Ernährung – verursacht weitaus weniger Kosten als die Behandlung eines Dekubitus, der infolge Mangelernährung entstanden ist.

Hierzu sind in der ambulanten Pflege folgende Unterschiede zu berücksichtigen:

- Organisation von Essen auf Rädern
- Ernährungsberatung: vielleicht durch Teilnahme an Sitzungen von Aktionsgruppen zur Gesundheitsförderung
- Einbeziehung eines Zahnarztes, falls erforderlich
- Zusammenarbeit mit einer Diätassistentin
- Patientenklubs mit der Möglichkeit zum gemeinsamen Mittagessen oder Tageskliniken
- Zusatznahrung (Supplements)
- Enterale Ernährung
- Hilfestellung durch die Familie und Zusammenarbeit mit den staatlichen Sozialdiensten zur Anregung für den Einkauf der richtigen Lebensmittel.

In Krankenhäusern ist die Kontrolle über die Patientenernährung ein Verantwortungsbereich, den sich das Pflegepersonal hat nehmen lassen. Nach den Erfahrungen der Autorin wird sich die Situation mit dem Aufkommen von Rationalisierung und Erwärmen bzw. Kühlen der Mahlzeiten keineswegs verbessern. Es gibt noch immer Stationen, wo nichts dagegen unternommen wird, dass Konsiliarärzte ihre Visiten während den Essenszeiten vornehmen.

Häufig ist für das Essen nur wenig Zeit eingeplant und das in Anbetracht der Tatsache, dass viele betagte Menschen langsame Esser sind. Des weiteren werden heutzutage die Tabletts von Stationshilfen eingesammelt, die noch nicht einmal darüber Auskunft darüber geben können, ob und wie viel die Patienten gegessen haben.

Sowohl Coates (1985) wie auch Dickerson (1986) kommen in ihren Erhebungen zu dem Schluss, dass sich die Mangelernährung bei Patienten im Krankenhaus sogar verstärkte. Eine ernüchternde Vorstellung, wenn man bedenkt, dass im Krankenhaus die Verbesserung des Gesundheitszustandes Priorität haben sollte.

Die Ernährung sollte von allen Personen in der Gesundheitsversorgung als ein maßgeblicher Faktor in Erwägung gezogen werden.

Wissensüberprüfung	(Zeitaufwand: 10 Minuten)

Zeigen Sie drei Gründe, worüm Mangelernährung zu einer erhöhten Dekubitusgefährdung für Patienten führen kann.

▲ **Feedback**
Sie sollten die folgenden Punkte nennen:

- Muskelschwäche und verminderte Eisenabsorption, was zu Bewegungseinschränkung führt
- Verdünnung der Dermis und verlangsamte Kollagensynthese, mit der Folge einer geringeren Fähigkeit des Gewebes einer Druckeinwirkung standzuhalten
- Gewebeuntergang und Gewichtsverlust.

6.6 Einschätzung der Dekubitusgefährdung

Nachdem im vorangegangenen Abschnitt eine Reihe von Faktoren der Dekubitusentstehung untersucht wurden, wird in diesem Abschnitt gezeigt, dass in den verschiedensten Skalen zur Einschätzung der Dekubitusgefährdung unterschiedliche Risikofaktoren erfasst sind. In einem kürzlich veröffentlichten Bulletin der Universitäten von Leeds und York (1995) heißt es zur potentiellen Anwendung einer solchen Skala:

Die Skala ist:

- eine Hilfe zur Sicherstellung der bestmöglichen Nutzung von begrenzten Ressourcen wie spezielle Lagerungshilfsmittel
- eine Gedankenstütze für Pflegepersonen, um sich die Risikofaktoren bei der Einschätzung von Patienten wieder ins Gedächtnis zu rufen
- ein Mittel zur Unterstützung der korrekten Interpretation von Inzidenzraten in Bezug auf die Zahl der dekubitusgefährdeten Bevölkerung
- ein Risikoindikator bei dem Versuch, klinische Studien vorzunehmen und Patientengruppen zu vergleichen.

Nach Clarke und Farrar (1992) wurden in Großbritannien bislang 17 verschiedene Skalen zur Einschätzung der Dekubitusgefährdung entwickelt, möglicherweise als Reaktion des Pflegepersonals, dass mit keiner der verfügbaren Skalen die gefährdeten Patienten auf ihrer Station exakt ermittelt werden konnten. Eine denkbare Erklärung hierfür wäre, dass das Pflegepersonal nach wie vor davon ausgeht, dass die Skalen die Funktion von Prädikatoren der Dekubitusgefährdung und weniger von Indikatoren erfüllen. Das heißt, es wird erwartet, dass mittels der Skalen vielmehr eine Voraussage getroffen werden kann, bei wem ein Dekubitus auftreten wird, als dass diese in ihrer beabsichtigten Funktion eingesetzt werden, nämlich als eine Möglichkeit zur Gedächtnisstütze, die in Kombination mit professioneller Beurteilung verwendet wird, um diejenigen Patienten mit dem Potential für eine Dekubitusentstehung herauszufinden.

In diesem Abschnitt werden vier dieser Skalen untersucht sowie einige der Anwendungsprobleme aufgezeigt:

- Norton-Skala
- Waterlow-Skala
- Andersen-Skala
- Medley-Skala.

6.6.1 Spezielle Skalen zur Dekubitusgefährdung

6.6.1.1 Norton-Skala

Die von der Britin Doreen Norton entwickelte Norton-Skala (Norton et al, 1962) war die erste Skala, die zur Einschätzung der Dekubitusgefährdung angewandt wurde. Die Entwicklung und Prüfung orientierte sich an der Pflege von Patienten mit höherem Lebensalter. Ursprünglich hatte sie das Ziel, den Allgemeinzustand der alten Menschen festzustellen. Seither hat man eine Vielzahl anderer Skalen erstellt, insbesondere für Akuteinrichtungen. Das ist darauf zurückzuführen, dass viele Pflegepersonen die Norton-Skala als ungeeignet für Patienten in Akuteinrichtungen erachten, weil sie keine auf diese Patientengruppe abgestimmten Risikofaktoren beinhaltet. Da diese Skala ja für die Anwendung an älteren Menschen entworfen wurde, überrascht dies kaum, und deshalb ist ihr Einsatz außerhalb dieser Patientengruppe nicht sinnvoll.

Ein anderes schwerwiegendes Problem sind die zu knappen Formulierungen: Beispielsweise bei dem Kriterium «Körperlicher Zustand», der «leidlich» oder «schlecht» sein kann. Die Anwendung der Skala durch verschiedene Krankenschwestern lässt deshalb eine zu große Interpretation frei, so dass die Reliabilität sehr gering ist. Unter Reliabilität versteht man die wiederholte Messung durch verschiedene Pflegepersonen beim selben Patienten. Die Reliabilität ist hoch (100 %), wenn das Ergebnis immer dasselbe ist.

In der Norton-Skala wird der Faktor Ernährung nicht berücksichtigt, obwohl er für ältere Patienten von besonderer Wichtigkeit wäre. Das ist wahrscheinlich auch ein Hinweis darauf, dass man im Vergleich zur Situation vor 30 Jahren diesem Aspekt noch nicht so lange Zeit Bedeutung beimisst. Ursprünglich wurde jeder Patient mit einer Punktzahl von 14 und weniger als gefährdet eingestuft, wobei entsprechend der Punktzahl keine Unterteilung in geringes, mittleres oder hohes Risiko erfolgte. Norton selbst legte inzwischen die Punktzahl neu fest. So werden die Patienten mit 16 oder weniger Punkten als dekubitusgefährdet beurteilt. Bei dieser Skala kann von jeder Kategorie nur eine Möglichkeit ausgewählt werden. Sie wurde ausschließlich für die Anwendung durch das Pflegepersonal entwickelt (siehe **Tabelle 6-4**).

Tabelle 6-4 Norton-Skala

Körperlicher Zustand		Geistiger Zustand		Aktivität		Beweglichkeit		Inkontinenz	
gut	4	klar	4	geht ohne Hilfe	4	voll	4	keine	4
leidlich	3	apathisch	3	geht mit Hilfe	3	kaum eingeschränkt	3	manchmal	3
schlecht	2	verwirrt	2	rollstuhlbedürftig	2	sehr eingeschränkt	2	meistens Urin	2
sehr schlecht	1	stuporös	1	bettlägerig	1	voll eingeschränkt	1	Urin und Stuhl	1

Punkte: 16 oder weniger = «Dekubitusrisiko» für den Patienten

6.6.1.2 Anderson-Skala

Diese Skala wurde von Anderson et al. (1982) in Dänemark entwickelt. Ihre Zielgruppe sind Patienten, die unter Notfallbedingungen in ein Krankenhaus eingewiesen werden. Da diese Skala für nicht-ärztliches Personal gedacht ist, ist eine schnelle Einschätzung möglich, so dass präventive Maßnahmen schnell durchgeführt werden können. In jeder Kategorie sind Mehrfachnennungen möglich, wobei es allerdings bei dieser Skala keine Unterteilung in Risikograde gibt. Jeder einzelne Faktor in der linken Spalte weist auf eine Dekubitusgefährdung des Patienten hin. (siehe **Tabelle 6-6**).

Tabelle 6-6 Anderson-Skala

Risikokriterien	
Absolutes Risiko (2 Punkte)	**Relatives Risiko (1 Punkt)**
Bewusstlosigkeit Dehydration Lähmung	Alter (> 70 Jahre) Eingeschränkte Mobilität Inkontinenz Ausgeprägte Abmagerung Rötung über Knochenvorsprünge

6.6.1.3 Waterlow-Skala

Diese Skala wurde 1987 von J. Waterlow entworfen und stellt im Vergleich zur Norton-Skala ein weitaus umfassenderes Instrument zur Einschätzung der Dekubitusgefährdung dar. Diese Skala bezieht sich auf Patienten außerhalb geriatrischer Stationen und berücksichtigt mehr anerkannte Risikofaktoren als Norton. Waterlow unterstreicht folgende Anforderungen an eine Skala zur Einschätzung der Dekubitusgefährdung wie folgt:

- einfach, aber präzise und umfassend
- anwendbar am Krankenbett
- anwendbar in allen Abteilungen und Stationen eines Krankenhauses, so dass Pflegepersonen damit vertraut werden
- einfügbar in die Phasen der Pflegeplanung, nämlich Einschätzung, Planung, Durchführung und Bewertung.

Die als gefährdet ermittelten Patienten werden in der Waterlow-Skala in drei Kategorien eingeteilt:

- geringes Risiko bei 10 bis 14 Punkten
- mittleres Risiko bei 15 bis 19 Punkten
- hohes Risiko ab 20 Punkten

Bei dieser Skala können aus einer Kategorie so viele Faktoren wie notwendig gewählt werden. Hat beispielsweise der einzuschätzende Patient eine ödematöse, durch Fieber bedingte kaltschweißige Haut und eine blasse Hautstelle, so würde man ihm mittels der Faktoren in der Kategorie Hauttyp eine Gesamtpunktzahl von 4 vergeben. Wie die Norton-Skala ist auch diese für den Einsatz durch das Pflegepersonal konzipiert und erfordert genaue Kenntnisse über die einzelnen Patienten (siehe **Tabelle 6-5** s. S. 90).

6.6.1.4 Medley-Skala

Die 1991 von C. Williams entwickelte Skala erfasst mehr Kategorien. Aus jeder Kategorie können mehrere Faktoren gewählt werden und wo Punkte von 4 auf 6 wechseln (beispielsweise in den Kategorien Aktivität und Mobilität), kann die Pflegeperson maximal 5 Punkte geben, wenn sich nach ihrer Ansicht die Faktoren überschneiden. Diese Skala teilt die dekubitusgefährdeten Patienten in drei Gruppen auf:

- geringes Risiko bei 0 bis 9 Punkten
- mittleres Risiko bei 10 bis 19 Punkten
- hohes Risiko ab 20 bis 36 Punkten

Tabelle 6-5 Waterlow-Skala*

Körperbau/Gewicht im Verhältnis zur Größe		Hauttyp/optisch feststellbare Risikobereiche		Geschlecht/Alter		Besondere Risiken:	
durchschnittlich	0	gesund	0	männlich	1	Mangelversorgung des Gewebes, z. B.	
überdurchschnittlich	1	Gewebeverdünnung	1	weiblich	1	terminale Kachexie	8
Adipositas	2	trocken	1	14–49	1	Herzinsuffizienz	5
Kachexie	3	ödematös	1	50–64	2	periphere Gefäßerkrankung	5
		kaltschweißig (Temp.)	1	65–74	3	Anämie	2
Kontinenz		blass	2	75–80	4	Rauchen	1
total/katheterisiert	0	geschädigt/wund	3	81+	5		
gelegentliche Inkontinenz	1					*Neurologische Defizite, z. B.*	
katheterisiert/Stuhlinkontinenz	2	*Mobilität*		*Appetit*		Diabetes, MS, Apoplex, motorisch/sensorische Paraplegie	4–6
Stuhl- und Harnkontinenz	3	normal	0	durchschnittlich	0		
		unruhig/zappelig	1	kaum	1	*Größere chirurgische Eingriffe/Traumen*	
		apathisch	2	Sondenernährung/	2		
		eingeschränkt	3	keine orale Flüssigkeits- und Nahrungszufuhr/ anorektisch	3	orthopädischer Eingriffe – Hüfte und unterhalb der Hüfte, Wirbelsäule	5
		träge/Extension	4			OP-Zeit > 2 Stunden	5
		rollstuhlbedürftig	5			*Medikation*	
						Zytostatika, hochdosierte Steroide, entzündungshemmende Präparate	4

* Umkreisen sie entsprechende Punkte in der Tabelle. Aus jeder Kategorie können mehrere Punkte gewählt werden. Punktzahl: 10+ = Risiko; 15+ = hohes Risiko; 20+ = sehr hohes Risiko

6. Ursachen des Dekubitus

Die Ermittlung der Dekubitusgefährdung erfordert auch hier gute Kenntnisse über den Patienten und soll ausschließlich vom Pflegepersonal vorgenommen werden (siehe **Tabelle 6-7**).

Tabelle 6-7 Medley-Skala

	Punkte		Punkte
Aktivität – Aufstehen		**Ernährungszustand**	
Aufstehen ohne Hilfe	0	gut (isst/trinkt/oder Sondenernährung)	0
Aufstehen mit Hilfe	2	mäßig (nicht ausreichend für Stablisierung des Körpergewichts	1
rollstuhlbedürftig (länger als 12 Stunden)	4	schlecht (isst/trinkt sehr wenig)	2
bettlägerig (länger als 12 Stunden)	6	sehr schlecht (nicht in der Lage oder verweigert zu essen; abgemagert	3
Hautzustand		**Harninkontinenz**	
gesund (klar, geschmeidig)	0	keine oder Katheter	0
Exantheme oder Hautabschürfungen	1	gelegentlich (weniger als 2 mal in 24 Std.).	1
Herabgesetzter Turgor, trockene Haut, Altershaut	2	häufig (mehr als 2 mal in 24 Std.).	2
Ödem und/oder Rötung	3	ständig (keine Kontrolle)	3
Dekubitus	4		
Prädisponierende Krankheiten		**Stuhlinkontinenz**	
keine	0	keine	0
chronisch und stabil	1	gelegentlich (geformter Stuhl)	1
akut oder chronisch instabil	2	häufig (mit geformtem Stuhl)	2
terminal oder präfinal	3	ständig (keine Kontrolle)	3
Mobilität – Beweglichkeit		**Schmerzen**	
volle und aktive Beweglichkeit	0	keine	0
Bewegung mit geringer Hilfe	2	leicht	1
Bewegung nur mit Hilfe	4	manchmal	2
Immobil	6	starke	3
Bewusstseinszustand (Reaktion auf Befehle)		**Punktestand für Patientengefährdung:**	
rege	0	0 bis 9 = geringes Risiko	
träge/verwirrt	1	10 bis 19 = mittleres Risiko	
semikomatös (keine Reaktion auf Reize)	2	20 bis 36 = hohes Risiko	
komatös (keine Reaktion auf Reize)	3		

6.6.2 Vergleich der Skalen

Ein kurzer Blick auf die vier oben vorgestellten Skalen lässt zwei grundlegende Unterschiede erkennen:

1. die Zahl der in Betracht gezogenen Risikofaktoren
2. bei drei Skalen gilt: Je höher die Punktzahl, desto höher die Dekubitusgefährdung, wohingegen bei der Norton-Skala gilt: Je niedriger die Punktzahl, desto höher die Gefährdung.

Wenn ein Patient in eine andere Pflegeeinrichtung verlegt wird, muss das Personal darüber informiert sein, auf welche Skala sich die Einschätzung der Dekubitusgefährdung bezieht. Beispielsweise würde die Punktzahl 17 folgendes angeben:

- kein Risiko nach Norton
- mittleres Risiko nach Waterlow
- mittleres Risiko nach Medley
- gefährdet nach Anderson

> **Übung** (Zeitaufwand: 45 Minuten)
>
> Betrachten Sie die vier Skalen und haken dann in **Tabelle 6-8** in jeder Spalte ab, in welchen Skalen die jeweiligen Risikofaktoren enthalten sind. Analysieren Sie danach kritisch die ausgefüllte Tabelle und geben an, wieviele Risikofaktoren von allen vier Skalen erfasst wurden.

Feedback
Sie sollten feststellen, dass Mobilität und Kontinenz die einzigen beiden Faktoren sind, die in allen Skalen aufgeführt werden. Obwohl den Scherkräften bei der Dekubitusentstehung eine besondere Bedeutung beigemessen wird, fehlt diese Kategorie in allen Skalen. Ein Abschnitt über das Anheben von Patienten würde diesen Faktor abdecken. Andererseits liegt im Hinblick auf die enorme Unterschiedlichkeit der erfassten Faktoren die Vermutung nahe, dass zunächst noch vielmehr über die tatsächlichen Risikofaktoren geforscht werden muss, bevor man noch weitere Skalen zu der sowieso schon langen Liste hinzufügt.

6. Ursachen des Dekubitus **93**

Tabelle 6-8 Dekubitus-Skalen im Vergleich

	Norton	Waterlow	Anderson	Medley
Mobilität				
Ernährung				
Alter				
Geschlecht				
Aktivität				
Besondere Risiken				
Medikation				
Hauttyp				
Gewicht				
Kontinenz				
Physischer Zustand				
Psychischer Zustand				
Scherkräfte				
Bewusstseinslage				
Schmerzen				

6.6.3 Studien zu den Skalen

Bridel (1994) untersucht einige Fragen zu den Skalen:

1. Wie wurde die Auswahl der in die Skalen aufgenommenen Faktoren getroffen?
2. Werden diese Faktoren als ausschlaggebend für die Voraussage der Dekubitusentstehung anerkannt?
3. Wie erfolgreich sind die Skalen bei der Vorausbestimmung der dekubitusgefährdeten Patienten.

Da es sich hierbei um grundlegende Fragen handelt, werden diese im einzeln betrachtet.

Wie wurde die Auswahl der in die Skalen aufgenommenen Faktoren getroffen?
Bridel (1994) prüfte mehrere Skalen auf die Frage, wie die Autoren bei der Auswahl bestimmter Faktoren vorgegangen waren. Sie stellte fest, dass die Faktoren nach den verschiedensten und nicht immer sehr wissenschaftlichen Vorgehensweisen selektiert wurden. Hier einige Beispiele der Auswahlmethoden:

- nach Diskussion mit dem Personal über den wissenschaftlichen Hintergrund
- auf der Grundlage von praktischer Erfahrung
- im Anschluss an kritische Literaturstudien
- nach Diskussion mit anderen Ärzten
- entwichelt für den Einsatz in Fachabteilungen mit dem Gesichtspunkt einer wissenschaftlichen Überprüfung der Effektivität.

Die letztgenannte Methode ist genaugenommen die einzige, die einer Auswahl Gültigkeit verleihen würde, da sie beinhaltet, dass zunächst eine Auswahl der Faktoren stattfindet und danach die wissenschaftliche Überprüfung auf Effektivität hinsichtlich der Erkennung von gefährdeten Patienten.

Werden diese Faktoren als ausschlaggebend für die Voraussage der Dekubitusentstehung anerkannt?
Auf welche Art und Weise die Faktoren ausgewählt werden, die in einer Skala enthalten sein sollten, steht in Abhängigkeit von dieser zweiten von Bridel aufgeworfenen Frage.

Dabei treten natürlich Probleme auf. Es ist noch nicht lange her, dass schlechte Pflegequalität und Druck als die einzigen Ursachen des Dekubitus akzeptiert wurden, wie dies vorangegangene Erläuterungen gezeigt haben. Mittlerweile ist unumstritten, dass es noch andere Einflussfaktoren gibt. Eine mangelnde Übereinstimmung dagegen besteht in der Bedeutung dieser Faktoren, was anhand der letzten Übung auch deutlich wurde. Die Anderson-Skala enthält sehr wenig Kategorien und stellt eigentlich ein ziemlich einfaches System der Punkteverteilung dar. Trotzdem wurden in einer Studie mit insgesamt 3 571 Patienten 600 Personen als gefährdet und 2 916 als nicht gefährdet ermittelt (Anderson et al, 1982). Bei 40 Patienten aus der als gefährdet eingestuften Gruppe wurde eine fortschreitende Entwicklung des Dekubitus beobachtet. Hierbei galt: Je höher die Risikopunktzahl, desto höher auch die Wahrscheinlichkeit der Zuordnung zur Gruppe der dekubitusgefährdeten Patienten (bei minimal 2 Punkten für die Einstufung in diese Gruppe und bei maximal 11 Punkten). Diese Studie enthält keine ausführlichen Angaben über die präventiven Maßnahmen, die unternommen wurden. Offensichtlich hätten diese einen Einfluss auf die Ergebnisse, dennoch machte man darauf aufmerksam, dass die Gesamtinzidenz von Dekubitus bei Patienten auf normalen Matratzen bei 20 % und bei Patienten auf druckentlastenden Systemen bei 6 % lag.

Nur fünf Personen von den insgesamt 2 916 nicht gefährdeten Personen entwickelten einen Dekubitus. Eine interessante Feststellung dieser Studie ist, dass viele Patienten nicht dekubitusgefährdet waren, obwohl gegen die Skalen der Vorwurf erhoben wird, zu sehr Prädikatoren zu sein.

Von den fünf Patienten, die einen Dekubitus entwickelten, wurde bei zwei Personen nach einer akuten Krankheitsphase keine Neueinschätzung und bei drei Personen eine Fehleinschätzung vorgenommen. Dies wirft die Frage nach der Bedeutung aller Faktoren auf, welche in einigen der anderen Skalen aufgeführt sind. Besonders unter dem Aspekt der Zeit, die man zur Einstufung benötigt. Je höher die Komplexität der Skala ist, desto mehr Zeit wird von den Pflegepersonen zur Einschätzung benötigt. Es müssen größere Anstrengungen unternommen werden, die statistischen Ergebnisse möglichst bei der Überprüfung der Auswirkungen jedes einzelnen Faktors auf die Dekubitusentstehung mit einzubeziehen, so dass man die ausschlaggebenden Faktoren herausfiltern und als primäre Indikatoren nutzen kann. Ein Problem hierbei ist natürlich, dass aus ethischer Sicht solche Versuche, bei denen man gefährdeten Patienten absichtlich keine Druckentlastung bietet, nicht vorgenommen werden können. Daher wird es sich als schwierig erweisen, die Ursachen wirklich genau zu bestimmen.

Wie erfolgreich sind die Skalen bei der Vorausbestimmung von dekubitusgefährdeten Patienten?

Bridels dritte Frage, die sich auf den Erfolg der Vorausbestimmung von dekubitusgefährdeten Personen bezieht, stimmt mit der zweiten Frage überein. Die Validität einer Skala hängt von ihrer Spezifität und Sensibilität ab. Idealerweise sollte sie in den Voraussagen weder zu zurückhaltend noch zu überbewertend sein. Zwar erfüllte keine der hier vorgestellten Skalen diesen Anspruch, aber es erfordert auch mehr als nur die oben dargestellten Betrachtungen, um ihre leistungsfähigste Skalen herauszufinden.

6.6.4 Beurteilung der Leistungsfähigkeit einer Skala

Im Zusammenhang mit der Überprüfung der Fähigkeit einer Skala, die vorausgesetzte Anforderung zu erfüllen, sind zwei Hauptindikatoren zu nennen:

- Reliabilität (Zuverlässigkeit): Der Grad der Konsistenz, mit dem eine Skala das Merkmal ermittelt, das sie ermitteln soll.
- Validität (Gültigkeit): «Der Grad, mit dem eine Skala das ermittelt, was sie ermitteln soll» (Towey und Erland, 1988).

Der Validitätsfaktor setzt sich aus zwei weiteren Indikatoren zusammen:

- Spezifität: Die Fähigkeit der Skala, diejenigen Personen im voraus zu bestimmten, die einen Zustand entwickeln werden
- Sensibilität: Die korrekte Vorausbestimmung derjenigen Personen, die keinen Zustand entwickeln werden.

Wenn eine Skala in diesen Bereichen nicht ein hohes Maß an Präzision aufweist, ist sie keine wertvolle Unterstützung, um die dekubitusgefährdeten Patienten herauszufinden und ist deshalb ungeeignet für die Zuteilung von Ressourcen (Hilfsmitteln).

Es gibt jedoch noch andere Faktoren, die die Ergebnisse der Skalen beeinflussen können. Nach Angaben von Treece und Treece (1982) sind mögliche Ursachen für den Mangel an Zuverlässigkeit und Validität:

- Skalen weisen in sich Fehler oder Mängel auf
- Inkonsistenter Gebrauch der Skala durch die Anwender.

Mit den Kriterien Sensibilität und Spezifität wird vorausgesetzt, dass Skalen Prädikatoren sind, obwohl sie ursprünglich als Indikatoren erstellt wurden. Sie haben das Ziel, die Pflegepersonen auf ein potentielles Problem aufmerksam zu machen. Vielleicht liegt darin der Grund, warum es bei Anwendung der Skalen Schwierigkeiten gibt: Sind die Erwartungen der Anwender zu hoch? Wie steht es mit der objektiven Beurteilung und den praktischen Erfahrungen, die zu Recht wertvolle Instrumente zur Einschätzung der Dekubitusgefährdung sind? Das von den Universitäten Leeds und York veröffentlichte Bulletin (1995) kommt zu folgendem Schluss: «Es gibt kaum Beweise dafür, dass der Gebrauch einer Skala zur Einschätzung der Dekubitusgefährdung besser sein soll, als die objektive Beurteilung oder zu einer Verbesserung der Resultate führt.» Bedeutet das also auch, dass Pflegepersonen, die noch kein objektives Urteilsvermögen ausgebildet haben, zur Einschätzung der Patienten mittels Skala aufgefordert werden sollen? Dem Anschein nach erfüllen die Skalen doch eines der zu Beginn dieses Abschnittes aufgeführten Kriterien: Sie erinnern die Pflegepersonen während der Einschätzung an die vielfältigen Risikofaktoren.

Übung (Zeitaufwand: 2 Stunden)

Diese Übung soll Ihnen helfen, einige der oben hervorgehobenen Aspekte zu überprüfen. Teilen Sie den beiden Fallbeispielen unter Berücksichtigung der vier in diesem Abschnitt aufgeführten Skalen die entsprechenden Punktzahlen zu. Bitten Sie auch eine Kollegin / einen Kollegen, dies zu tun. Vergleichen sie die Einstufung der Patienten in die jeweilige Risikogruppe jeder Skala. Gab es Unterschiede in der Punkteverteilung? Bereitete Ihnen eine der Kategorien Schwierigkeiten? Mit Ausnahme der Norton-Skala sind Mehrfachnennungen in jeder Kategorie möglich.

Frau A.
Frau A. ist 74 Jahre alt. Sie wurde mit einer Oberschenkelhalsfraktur ins Krankenhaus eingeliefert und vor 3 Tagen operiert. Sie ist übergewichtig, hat aber an Gewicht verloren, weil sie nur wenig isst und trinkt. Sie muss Bettruhe einhalten und bewegt sich kaum selbständig. Außer-

dem hat Sie einen Katheter und leidet unter Obstipation. Ihre Temperatur ist wegen einer Lungenentzündung erhöht. Deshalb bekommt sie Antibiotika. Ihr Hämoglobinwert lag vor der Operation bei 9,2 g/dl, nach einer Bluttransfusion bei 11,4 g/dl postoperativ. Zur Therapie einer Arthritis nimmt sie Steroide ein. Ihre Haut ist dünn und pergamentartig, die Hautfarbe an den Fersen ist blass. Seit der Operation schmerzt jede Bewegung.

Herr B.
Herr B. ist 31 Jahre alt und seit seinem zwanzigsten Lebensjahr querschnittsgelähmt. Er hat einen Blasenkatheter und appliziert jeden zweiten Tag ein Mikroklysma. Er besitzt auf ihn abgestimmte druckentlastende Lagerungssysteme für seinen Rollstuhl und sein Bett. Er hat normalerweise einen guten Appetit und macht Rollstuhlsport. Er lebt mit seiner Freundin zusammen, ist aber weitgehend selbständig und kommt alleine vom Rollstuhl auf das Bett. Seine Hämoglobinwerte liegen bei 14,2 mg/dl. Von einem ambulanten Pflegedienst werden aufgrund der Probleme mit der Katheterblockung Blasenspülungen vorgenommen. Werden diese regelmäßig durchgeführt, sind keine weiteren Probleme zu erwarten.

▲ **Feedback**
Frau A.:

Norton-Skala:

Körperlicher Zustand	2 (schlecht)
Geistiger Zustand	3 (apathisch)
Aktivität	1 (bettlägerig)
Beweglichkeit	1 (voll eingeschränkt)
Inkontinenz	4 (keine)

Gesamtpunktzahl 11 = Risiko

Waterlow-Skala:

Körperbau	2 (Adipositas)
Kontinenz	0
Haut	1 (Gewebeverdünnung), 2 (blass)
Mobilität	2 (apathisch), 4 (Extension)
Geschlecht/Alter	2 (weiblich), 3 (74 Jahre)
Appetit	1 (kaum)
Besondere Risiken	5 (größere Traumen), 4 (Steroide)

Gesamtpunktzahl 26 = sehr hohes Risiko

Anderson-Skala:

Alter	1 (> 70 Jahre)
Mobilität	1 (eingeschränkt)
Rötung	1

Gesamtpunktzahl 3 = gefährdet

Medley-Skala:

Aktivität	6 (bettlägerig)
Haut	4 (trockene Haut und Altershaut)
	6 (Dekubitus an den Fersen)
Mitarbeit	1 (träge)
Ernährungszustand	2 (schlecht)
Urininkontinenz	0 (Katheter)
Stuhlinkontinenz	0 (zur Zeit)
Schmerzen	2 (manchmal)

Gesamtpunktzahl 28 = hohes Risiko

Mit allen Skalen wurde bei dieser Patientin eine Dekubitusgefährdung ermittelt, doch mit einer objektiven Beurteilung würde eine Pflegeperson auch zu diesem Schluss kommen. Haben Sie darauf geachtet, wie viel Zeit Sie für die Anwendung der verschiedenen Skalen benötigten, die sich zwar im Grad der Risikoeinschätzung unterschieden, aber doch alle zur gleichen Schlussfolgerung bezüglich dieser Patientin kommen?

Herr B.:

Norton-Skala:

Körperlicher Zustand	4 (gut), 3 (leidlich)*
Geistiger Zustand	4 (klar)
Aktivität	2 (rollstuhlbedürftig)
Beweglichkeit	3 (kaum eingeschränkt) oder
	2 (sehr eingeschränkt)*
Inkontinenz	4 (keine)

Gesamtpunktzahl 15 bis 17, abhängig von den mit einem Sternchen gekennzeichneten Punkten = Risiko oder kein Risiko

Waterlow-Skala:

Körperbau	0 (durchschnittlich)
Kontinenz	0 (Katheter)
Haut	0 (gesund)
Mobilität	2 (eingeschränkt) und/oder
	5 (rollstuhlbedürftig)*
Geschlecht/Alter	1 (männlich), 1 (< 49 Jahre)
Appetit	0
Besondere Risiken	4 bis 6 (Paraplegie)*

Gesamtpunktzahl 11 bis 16, abhängig von den mit einem Sternchen gekennzeichneten Punkten = Risiko oder hohes Risiko.

Anderson-Skala:

Lähmung	2
Mobilität	1* (eingeschränkt)

Gesamtpunktzahl 2 oder 3, abhängig von dem mit einem Sternchen gekennzeichneten Punkt = Risiko

Medley-Skala:

Aktivität	4 (rollstuhlbedürftig)
Haut	0 (gesund)
Prädisponierende Krankheiten	0 (keine)
Mobilität	2 (immobil)
Mitarbeit	0 (mit geringer Hilfe)
Ernährungszustand	0 (gut)
Urininkontinenz	0 (Katheter)
Stuhlinkontinenz	0
Schmerzen	0

Gesamtpunktzahl 6 = geringes Risiko

Vielleicht hatten Sie bei dieser Einschätzung mehr Schwierigkeiten und Uneinigkeiten mit Ihrem Kollegen/Ihrer Kollegin. Hier sind die Schwankungen innerhalb der Risikofaktoren stärker erkennbar. Kann man daher wirklich davon ausgehen, dass dieser Patient in seinem derzeit aufgeweckten und gesunden Zustand und mit den richtigen Lagerungshilfsmitteln dekubitusgefährdet ist? Meinungsverschiedenheiten in Bezug auf den Grad der Mobilität, d. h. ob Sie den Patienten als eingeschränkt oder völlig mobil betrachten, werden vermutlich auch davon beeinflusst, wo Sie arbeiten. Achten Sie wiederum auf die unterschiedlichen Zeiten, die jede Skala in Anspruch nahm.

Die allgemeinen Ergebnisse, die von den Universitäten in Leeds und York im Hinblick auf den Einsatz von Skalen zur Einschätzung der Dekubitusgefährdung in ihrem Jahresbericht von 1995 veröffentlicht wurden, lauten:

- Viele Skalen wurden entwickelt mit möglichen, aber nicht wissenschaftlich erwiesenen Risikofaktoren.
- Wenn sie für spezifische Pflegeumgebungen entworfen wurden, sollten sie nicht auf andere übertragen werden.
- Es gibt keine veröffentlichte Bewertung über den Einsatz der Skalen zur Senkung der Dekubitusinzidenz.
- Je nach Methode der Einschätzung und Pflegeumgebung wurden bei der Anwendung der gleichen Skalen erhebliche Schwankungen in den Ergebnissen festgestellt.

6.6.5 Wann soll die Einschätzung vorgenommen werden?

Trotz der Ergebnisse dieses Berichtes müssen Patienten auf eine Dekubitusgefährdung eingeschätzt werden, so dass entsprechende Maßnahmen getroffen werden können. Es spielt keine Rolle, ob die Einschätzung durch objektive Beurteilung aufgrund von Erfahrung oder durch den Einsatz von Skalen erfolgt. Allerdings bietet zumindest die letztgenannte Methode strukturierte Rahmenbedingungen, innerhalb derer die Einschätzung und das Aufzeichnen der Ergebnisse vorgenommen wird.

Nach wie vor stehen zwar die ausschlaggebenden Faktoren und die Dauer einer das Gewebe schädigenden Druckeinwirkung zur Debatte. Dennoch bedarf es der Festlegung von Standards. Eine davon ist die 2-Stunden-Grenze. Sie wird allgemein als die Zeitspanne anerkannt, in der das Auftreten einer Druckschädigung möglich ist. Wie bereits erwähnt wurde, herrscht noch Uneinigkeit zu den Faktoren Intensität und Zeit der Drucklast. Dies sollte genutzt werden, um einen Standard dahingehend festzulegen, dass Patienten in jeder Einrichtung der Gesundheitsversorgung mindestens innerhalb von 2 Stunden nach der Aufnahme eine Vorabeinschätzung erhalten. Nicht durchführbar in der Praxis ist dies in der ambulanten Pflege, wo das Personal auf die Informationen im Entlassungsbericht der Kollegen vom Krankenhaus angewiesen sind. Sie können die Patienten in der Regel nicht innerhalb dieses Zeitraums aufsuchen oder erfahren oft nicht direkt oder erst nach 24 bis 48 Stunden, dass der Patient nach Hause entlassen wurde.

Eine Skala wie die Anderson-Skala kann hilfreich sein, da sie eine rasche Einschätzung ermöglicht, und deshalb ideal für Akutstationen ist (zum Beispiel Unfallstationen und Notfallambulanzen). Noch besser wäre eine Einschätzung noch vor Aufnahme auf einer dieser Abteilungen, zum Beispiel durch das Personal im Rettungswagen (McClemont et al., 1991). In solchen Fällen könnte das Personal der Ambulanz auf das Dekubitusproblem aufmerksam gemacht werden, bevor der Patient eintrifft. Das bietet die Möglichkeit, einen Pflegeplan zur Prävention vorzubereiten und erforderliche Lagerungshilfsmittel zu besorgen. Das OP-Personal sollte stets über die Dekubitusgefährdung von Patienten unterrichtet sein, so dass die häufig eingeschränkten Ressourcen so effektiv wie möglich genutzt werden und gegebenenfalls bei Patienten mit längeren Eingriffen entsprechende Vorsorgemaßnahmen getroffen werden. Man sollte sich auch im klaren darüber sein, dass eine Vielzahl von Patienten, die zunächst als nicht dekubitusgefährdet eingestuft wurden, eigentlich einer Dekubitusgefährdung ausgesetzt sind, zum Beispiel während eines operativen Eingriffs. Gesichts- und Kieferchirurgische Operationen sind hierfür typische Beispiele, weil die Operation über viele Stunden andauern kann. Während dieser Zeit liegt der Patient unbeweglich auf einer harten Oberfläche und der Blutdruck ist durch das Narkotikum reduziert.

Patienten einer ambulanten Pflegestation sollten während des ersten Besuches durch die Pflegeperson auf eine Dekubitusgefährdung eingeschätzt werden und danach jeweils dann, wenn sich der Zustand oder die häuslichen Bedingungen verändern. In manchen Einrichtungen wird eine Neueinschätzung wöchentlich durchgeführt, wodurch kleinste Veränderungen erfasst werden und sich die Einstufung nach unten oder oben verschieben kann. Die wichtigsten Gründe für die Notwendigkeit zur Neueinschätzung von Patienten sind:

- Operation
- Verschlechterung der allgemeinen, mentalen oder physischen Bedingungen
- Appetitverlust
- Infektionen (häufig sind Wundinfektionen, Pneumonie und Harnwegsinfektionen)
- Veränderung in der Pflegeumgebung. Eine Verlegung nach Hause könnte weniger Betreuung durch Pflegepersonal bedeuten
- Herzstillstand oder Herzinfarkt infolge anderer Ursachen.

Wird eine Neueinschätzung nicht vorgenommen, besteht die Gefahr, dass ein Patient einen Dekubitus entwickelt, weil seine erhöhte Anfälligkeit dafür nicht wahrgenommen wurde.

Wissensüberprüfung (Zeitaufwand: 3 Stunden)

1. Notieren Sie innerhalb von 10 Minuten, wie und wann ihrer Meinung nach Skalen zur Einschätzung der Dekubitusgefährdung zum Einsatz kommen sollten.
2. Hierbei geht es um die kommenden sechs Patienten, die Sie pflegen. Ordnen Sie jedem Patienten aus Datenschutzgründen eine Identitätsnummer zu. Wenn Sie Zeit haben, gehen Sie die Pflegedokumente durch und beantworten Sie zu jedem Patienten die folgenden Fragen:
   a) Wurde die Patientin / der Patient innerhalb 2 Stunden nach Einweisung in die Klinik eingeschätzt? Bei Patienten eines ambulanten Pflegedienstes beim ersten Besuch des Pflegepersonals?
   b) Wurde der Patient innerhalb der vergangenen Woche eingeschätzt?
   c) Falls sich bei dem Patienten in der letzten Woche eine bedeutende Veränderung ergeben hat, beispielsweise eine Operation oder der Beginn einer Lungenentzündung, wurde er oder sie daraufhin neu eingeschätzt?

Hinweis: Sie sollten die Durchführung dieser Übung mit Ihrer leitenden Pflegekraft abstimmen, um mögliche Ansätze für Qualitätsverbesserungen zu erhalten.

▲ **Feedback**
Die Skalen zur Einschätzung der Dekubitusgefährdung sollten in Verbindung mit fachlichen und praktischen Kenntnissen als Indikatoren für eine Dekubitusgefährdung eingesetzt werden. Sie sollten zur Planung der Dekubitusprophylaxe angewendet werden und andere Einrichtungen, Abteilungen oder Stationen auf die

Notwendigkeit von entsprechenden Lagerungshilfsmitteln aufmerksam machen. Sie sollten innerhalb von 2 Stunden nach Aufnahme in das Krankenhaus oder Pflegeheim oder beim ersten Hausbesuch des Patienten angewendet werden oder bei wesentlichen Veränderungen in der Pflegeumgebung oder des Zustandes.

Mit Hilfe der Übung an Ihren eigenen Patienten sind vielleicht Defizite Ihrer Einschätzung deutlich geworden. Möglicherweise haben sich dabei auch Unklarheiten oder Lücken in ihren Pflegeberichten gezeigt. Konnten Sie beispielsweise die Informationen leicht finden? Wenn es bei Ihnen eine Richtlinie oder Standards gibt, die eine Einschätzung innerhalb von 2 Stunden nach Aufnahme oder beim ersten Hausbesuch vorschreiben, sollten Sie das in den Pflegeberichten überprüfen. Jegliche Defizite in dieser Hinsicht sollten dann im gesamten Team erörtert werden.

6.6.6 Schulung zur Anwendung von Skalen

Die Konsistenz in der Anwendung seitens der Pflegepersonen hat man bereits als einen Einflussfaktor auf die Nützlichkeit der Skalen erkannt. Bei der Durchführung einer der vorangegangenen Übungen hat sich dieser Faktor sicherlich auch als Problem herausgestellt. Eine Lösung dieses Problems ist die Schulung, und zwar nicht nur über Grund und Zeitpunkt der Anwendung der Skalen, sondern auch über Art und Weise, was häufig vernachlässigt wird. Eine Reihe von Erhebungen haben im Hinblick auf die Anwendung von Skalen durch das Pflegepersonal (Bridel, 1993) einige Unterschiede aufgezeigt, wodurch offensichtlich die Zuverlässigkeit und Validität der Skalen beeinflusst wird. Des weiteren ist, bei manchen Skalen die Auswahl von nur einem Faktor aus jeder Kategorie möglich, während bei anderen so viel Mehrfachnennungen wie nötig erlaubt sind.

Pflegepersonen innerhalb einer Einrichtung sollten in der Anwendung und Interpretation der Skalen geschult sein, so dass jeder die gleiche Auffassung über die Art und Weise des Gebrauchs der Kategorien hat, besonders hinsichtlich Mobilitätsverlust und allgemeinem Gesundheitszustand. Durch dieses Vorgehen kann man in einer Einrichtung die gesamte Einschätzung der Dekubitusgefährdung zur Diskussion stellen und eine Verbesserung der Wahrnehmung sowohl des Problems wie auch der Bedeutung der Maßnahmen für Patient und Pflegeperson erzielen. Neben der Schulung in der Anwendung der Skalen, die jedoch häufig vernachlässigt wird, müssen auch alle Aspekte der Dekubitusprävention vermittelt werden.

Im nachfolgenden Kapitel werden verschiedene Möglichkeiten der effektiven Schulung über die Dekubitusprophylaxe näher beschrieben, wobei die Schulung von Patienten und/oder pflegenden Angehörigen ebenfalls Berücksichtigung findet. Von den Pflegepersonen wird erwartet, dass sie bei Patienten, bei denen Bedenken hinsichtlich einer Dekubitusgefährdung bestehen, eine Einschätzung vornehmen, anschließend die Pflege nach dem Einschätzungsergebnis ausrichten und diese Informationen im Pflegeplan schriftlich festhalten. Es ist ratsam eine Skala zu verwenden, die für den Pflegebericht ein Höchstmaß an Zuverlässigkeit und Validität aufweist. Die Standards in jeder Einrichtung müssen beachtet werden. Sie geben die Zeitintervalle der Einschätzung sowie die dem Punktergebnis entsprechenden Maßnahmen vor. Und schließlich sollte man sich vor Augen halten, dass die Festlegung der Pflege nicht allein auf der Skala beruht.

Wissensüberprüfung (Zeitaufwand: 20 Minuten)
1. Definieren Sie den Begriff «Validität».
2. Definieren Sie den Begriff «Reliabilität».
3. Welche beiden Risikofaktoren waren die einzigen, die von allen vier im Text behandelnden Skalen ermittelt wurden?
4. Welche beiden Faktoren wurden von Treece und Treece (1982) als Ursachen dafür herausgestellt, dass die Skalen keine Zuverlässigkeit und Validität erzielen?

Feedback
Sie sollten folgende Antworten geben:
1. Der Grad der Konsistenz, mit dem eine Skala das Merkmal ermittelt, was sie ermitteln soll.
2. Reliabilität ist der Grad, mit dem eine Skala das ermittelt, was sie ermitteln soll.
3. Die einzigen beiden übereinstimmenden Faktoren waren Kontinenz und Mobilität.
4. Die beiden von Treece und Treece erkannten Faktoren waren Fehler oder Mängel innerhalb der Skala und die Inkonsistenz bei den Anwendern.

Zusammenfassung
Dieses Kapitel sollte Ihnen folgendes Wissen vermitteln:
- Die Haut und ihr Gefäßsystem sind am stärksten von den Auswirkungen einer Druckschädigung betroffen.
- Dauer der Druckeinwirkung und Art der Drucklast haben einen Einfluss auf die Entstehung eines Dekubitus.
- Das Zusammentreffen von endogenen und exogenen Faktoren trägt zur Dekubitusentstehung bei.
- Skalen zur Einschätzung der Dekubitusgefährdung sollten als Unterstützung bei der Zuteilung von Ressourcen und der korrekten Interpretation von Inzidenzdaten sowie als Gedankenstütze für die Risikofaktoren bei der Einschätzung von Patienten verwendet werden.

Literatur

Andersen, K. E., Jensen, O., Kvorning, S. A., Bach, E. (1982), Prevention of pressure sores by identifying patients at risk. British Medical Journal 284: 1370–1372.
Bader, D. (1990), Pressure sores clinical practice and scientific approach. Macmillan, London.
Barton, A., Barton, M. (1981), The management and prevention of pressure sores. Faber & Faber, London.
Benbow, N. (1992), Keeping the pressure off. Nursing the Elderly (Mai-Juni): 17–19.
Bergstrom, N., Braden, B. J. (1992), A prospective study of pressure sore risk among the institutionalised elderly. Journal of American Geriatric Society 40 (8): 747–758.
Bergstrom, N., Braden, B. J., Laguzza, A., Holman, V. (1987), The Braden scale for predicting pressure sores. Nursing Reseach 36 (4): 206–210.
Berlowitz, D., Wilking, S. (1989), Risk factors for pressure sores; a comparison of cross sectional and cohort data. Journal of American Geriatric Society 37 (11): 1043–1050.
Bridel, J. (1993), The aetiology of pressure sores. Journal of Wound Care 2 (4): 230–238.
Bridel, J. (1994), Risk assessment. Journal of Tisue Viability 4 (3): 84–85.
Burman, P. M. S., O'Dea, K. (1994), Measuring pressure. Journal of Wound Care 3 (2): 83–86.
Clarke, M., Farrar, S. (1992), Comparison of risk calcuators. In: Harding K. G., Leaper, D. L., Turner, T. D. (eds) Proceedings of the First European conference in Advances Wound Management Macmillan, London.
Coates, V (1985), Are they being served? Royal college of Nursing, London.
Collier, M. (1994), The skin. Wound Care Society Education leaflet No 2. Wound Care Society, Northampton.
Davies, K. (1994), Prevention of pressure sores. British Journal of Nursing 3 (21): 1099–1104.
Dieckerson, J. (1986), Hospital induced malnutrition-a cause for concern. Professional Nurse (August): 293–296.
Kosiak, M. (1959), Aetiology and pathology of ischaemic ulcers. Archives of Physical medicine and Rehabilitation 40: 62–69.
Krouskop, M. (1983), A synthesis of the factors which contribute to pressure sore formation. Medical Hypothesis 11: 255–267.
Landis, E. (1930), Studies of capillary blood pressure in human skin. Heart 15: 209.
McClemont, E., Woodcock, N., Oliver, S., Hinton, C., Preston, K., Phillips, J. 1991 The Lincoln experience, part one. Journal of Tissue Viability 2 (4). 114–117.
McLaren, S. (1992), Nutrition and wound healing. Journal of Wound Care 1 (3): 45–55.
Nazarko, L. (1993), Nutritional problems in nursing homes.
Nurisng Standard 7(27): 33–35.
Norton, D. (1989), Calculation the risk, reflections on the Norton score. Decubitus (August): 24–31.
Norton, D, McLaren, R., Exton-Smith, A. N. (1962), An investigation of geriatric nurising problems in hospital. National Corporation for the Care of Old People, London.
Towey, A., Erland, S. (1988), Validity and reliability of an assessment tool for pressure ulcer risk. Decubitus 1(2): 40–48.
Treece, E., Treece, J. (1982), Elements of research in nursing, 3rd edn. C. V. Mosby, Missouri.

University of Leeds & York (1995), Effective health care. Churchill Livingstone, Edingburgh, vol 2 no 1.
Versluysen, M. (1986), How elderly patients with femur factures develop pressure sores in hospital. British Medical Journal 292 (17 Mai): 1311–1313.
Waterlow, J. (1987), Calculating the risk. Nursing Time 83 (39): 58–60.
Williams, C. (1991), Comparing Norton and Medley. Nursing Times 87 (36): 66–68.

7. Dekubitusprophylaxe

Nach der Erörterung der Ursachen des Dekubitus und der Vorgehensweise bei der Ermittlung von dekubitusgefährdeten Patienten ist es von grundlegender Bedeutung, außer der Verbesserung des mentalen und des physiologischen Status, die verschiedenen Methoden der Dekubitusprophylaxe zu kennen. Diesem Bereich kommt eine zentrale Bedeutung zu. Zweifellos gilt hier besonders aus Sicht des Patienten, dass Vorbeugen eben besser ist als Heilen. Daher sind Methoden, die in multidisziplinärer Zusammenarbeit erstellt werden und den gesamten Zeitraum der Patientenpflege umfassen, das Fundament für eine wirksame Dekubitusprophylaxe.

Lernziele
Nachdem Sie dieses Kapitel durchgearbeitet haben, werden Sie sich im klaren sein über:

- verschiedene Arten der verfügbaren Lagerungshilfsmittel zur Druckentlastung
- die Rolle der klinischen Pflegeexpertin bei der Dekubitusprophylaxe
- die Bedeutung der Schulung innerhalb eines Präventionsprogrammes
- den Sinn der Übergabe bei der Entlassungsplanung
- Aspekte, die Bestandteil von Standards zur Dekubitusprophylaxe sein sollten.

In einem Überblick über die Dekubitusprävention stellt Davies (1994) die wichtigsten Anforderungen an das Personal wie folgt heraus:

- Kenntnisse über die Ätiologie des Dekubitus
- Wahrnehmung der Faktoren, die eine Dekubitusgefährdung erhöhen
- Fähigkeit zur Einschätzung von dekubitusgefährdeten Personen
- Berücksichtigung von potentiellen Problemen bei der Pflegeplanung
- Kenntnisse zur Dekubitusprävention
- Fähigkeit zur Umsetzung der theoretischen Kenntnisse in die Pflegepraxis.

Eine Reihe dieser Fertigkeiten wurden bereits in Kapitel 6 ausführlich behandelt. Erläuterungen zu den noch nicht behandelten Punkten finden sich in diesem Kapitel.

7.1 Auswahl der richtigen Lagerungshilfsmittel

Weil so viele unterschiedliche Systeme auf dem Markt verfügbar sind, ist die Wahl der richtigen Lagerungshilfsmittel ein heikles Unterfangen. Young (1992) betont die Wichtigkeit einer Bewertung der Systeme auf Effektivität, bevor sie auf den Markt kommen. Nicht weniger wichtig ist die Haltung der Pflegenden, dass der Gebrauch von Lagerungshilfsmitteln eben nicht die Lösung all ihrer Probleme darstellt. Es ist deshalb von zentraler Bedeutung, dass mit der Bereitstellung von Hilfsmitteln auch die Personalschulung verbunden ist. Die Palette der auf dem Markt verfügbaren Arten von Lagerungshilfsmitteln ist breit und das Angebot nimmt wöchentlich zu. Als wichtigster Anwender sollte das Pflegepersonal Kenntnisse haben über die:

- Funktionsweise der druckentlastenden Systeme, einschließlich dem raschen Luftablassen bei Reanimation
- für den Patienten geeigneten Lagerungshilfsmittel
- kostengünstigste Möglichkeit der Beschaffung
- zuständigen Stellen für Reparatur und Wartung.

7.1.1 Funktionsweise der Systeme

In Kapitel 6 wurden die Arten von Druck und deren Wirkungen erörtert. Bevor untersucht wird, wie die Lagerungshilfsmittel den Druck reduzieren können, soll das Erlernte wiederholt werden.

Wissensüberprüfung   **(Zeitaufwand: 5 Minuten)**

Vervollständigen Sie die folgenden Sätze.

1. Druck verursacht _____ des Gefäßsystems, was zum _____ der Kapillargefäße und folglich zur _____ des Gewebes führt.
2. Scherung führt zu _____ der Gewebe und beschädigt die _____-Matrix, wodurch einer der _____ des Gewebes verloren geht.

▲ **Feedback**
Sie sollten die folgenden Wörter oder äquivalenten Begriffe einsetzen:
1. Druck verursacht den *Verschluss* des Gefäßsystems, was zum *Platzen* der Kapillargefäße und folglich zur *Schädigung* des Gewebes führt.
2. Scherung führt zu *Verschiebungen* der Gewebe und beschädigt die *Kollagen/Elastin*-Matrix, wodurch einer der *Hauptschutzmechanismen* des Gewebes verloren geht.

In diesem Zusammenhang sollte unbedingt beachtet werden, dass bei physiologisch gefährdeten Patienten die Ursache für die schwerwiegendsten Schädigungen in der Kombination aus Druck und Gewebeverschiebung liegt.

7.1.2 Prinzip der Druckentlastung

Hinter jeder Strategie der Druckentlastung steht das Prinzip der Verteilung der Last und/oder völligen Druckentlastung in regelmäßigen Abständen (Dealey, 1995). Bei dekubitusgefährdeten Patienten, die länger auf Lehnstühlen sitzen, kann sich ein tieferer und stärker ausgeprägter Dekubitus entwickeln als bei bettlägerigen Patienten, weil eine größere Drucklast auf eine kleinere Körperoberfläche einwirkt. Da sich der Druck bei einem im Bett liegenden Patienten auf eine größere Körperoberfläche verteilt, sind die Knochenvorsprünge besonders gefährdete Stellen. Auf ihnen lastet ein größerer Anteil des Auflagedrucks als auf dem übrigen Körper. Das ist ein weiterer Grund, weshalb die Einschätzung der Patienten auf eine Dekubitusgefährdung so wichtig ist. Einige Skalen zur Einschätzung der Dekubitusgefährdung geben Empfehlungen zur Art der Lagerungshilfsmittel für die Patienten der verschiedenen Risikogruppen, doch sind diese in der Regel stark vereinfacht.

Darüber hinaus spielt die regelmäßige und mindestens wöchentliche Neueinschätzung aller Patienten auf Lagerungshilfsmitteln eine wesentliche Rolle, da sich eventuell die Anforderungen in Richtung mehr oder weniger Druckentlastung verändert haben könnten. Dealey (1995) empfiehlt die tägliche Einschätzung, was aber nicht immer realisierbar ist. Flussdiagramme können bei der Auswahl der Lagerungshilfsmittel eine nützliche Hilfe sein, auf spezielle Pflegeumgebungen abgestimmt werden und Informationen liefern, welche Hilfsmittel zur Verfügung stehen.

7.1.3 Lagerungshilfsmittel

Diese Lagerungshilfsmittel werden im wesentlichen in zwei Gruppen unterteilt:
- druckreduzierende Lagerungshilfsmittel
- druckentlastende Lagerungshilfsmittel

Man unterscheidet dabei zwei Arten von Lagerungssystemen: Matratzenauflagen und Spezialmatratzen. Auflagen werden grundsätzlich auf die Oberseite der Bettmatratze gelegt, während Spezialmatratzen anstelle der Normalmatratze in das Bett eingelegt werden. Es gibt auch ein paar hochentwickelte Systeme, bei denen diese Matratzen in einen speziellen Bettrahmen integriert sind.

7.1.3.1 Druckreduzierende Lagerungshilfsmittel

Druckreduzierende Lagerungshilfsmittel vergrößern die Auflagefläche des Körpers, wodurch die Drucklast verteilt und die Druckwirkung verringert wird. Bei allen Lagerungssystemen wird ein empfohlenes Maximalgewicht angegeben. Weitere Informationen sind in der Regel bei den entsprechenden Vertriebsfirmen erhältlich.

Fasergefüllte Auflagen: (Abbildung 5, Seite 111). Die Lebensdauer dieser Auflagen ist gering, wenn sie oft gewaschen werden. Verschiedene Auflagen passen sich sehr gut der Körperform des Patienten an, so dass die Füllung verdrängt wird und die Wirkung des Druckes minimal ist. Diese Lagerungshilfsmittel werden größtenteils in Einrichtungen mit Langzeitpatienten eingesetzt und sind geeignet für Patienten mit einer geringen Dekubitusgefährdung.

Schaumstoffauflagen: Sie bestehen gewöhnlich aus einem Schlitz- oder Würfelschaumstoff, der durch Erhaltung der Eigenbewegung des Patienten zu einer Abschwächung der Druckwirkung führen soll. Für schwergewichtige Patienten sind sie allerdings ungeeignet.

Schaumstoffmatratzen (Abbildung 6, Seite 225). Es gibt viele verschiedene Arten von Schaumstoffmatratzen. Sie unterscheiden sich in ihrer Schaumstoffdichte und Schaumstoffkombination, einige bestehen aus Schlitz- oder Würfelschaumstoff, andere sind mit Schaumstoffeinlagen versehen. Die Matratzen sind darüber hinaus in verschiedenen Höhen und je nach Matratze in verschiedenen Härtegraden erhältlich.

Die oben genannten Matratzen sollten ausnahmslos von einem atmungsaktiven und waschbaren Multistretch-Bezug umgeben sein. Dadurch wird die Gefahr einer Sekundärinfektion eingeschränkt, die Lebensdauer des Produktes erhöht und die Kontinuität in der Druckentlastung trotz des Schutzbezugs sichergestellt. Die früher in Krankenhäusern vielfach verwendeten Kunststoffbezüge sind noch immer in einigen Einrichtungen anzutreffen, die darauf trotz des Hängematteneffekts nicht verzichten möchten. Dieses Durchhängen wie in einer Hängematte tritt dann auf, wenn der Schutzbezug nicht elastisch genug ist und die Form einer

Hängematte annimmt. Dadurch wird verhindert, dass der Patient mit seiner ganzen Körperfläche auf der darunter befindlichen Matratze liegt.

Gelgefüllte Lagerungssysteme. Sie enthalten in der Regel ein zähflüssiges Gel aus Polymere, doch eine Reihe dieser Hilfsmittel ist mit einer Kombination aus Gel und Schaumstoff gefüllt. In Operationssälen werden sie häufig eingesetzt, weil sie durch ihre Strahlendurchlässigkeit bei Röntgenaufnahmen kein Hindernis darstellen und auch nicht so sperrig sind. Ein Nachteil ist allerdings ihr hohes Gewicht. Sie besitzen ebenfalls einen reinigungsfähigen Außenbezug.

Bei allen Patienten, die auf den oben aufgeführten Hilfsmitteln gelagert werden, ist trotzdem eine regelmäßige Umlagerung zur Druckentlastung erforderlich. Sei es durch das Drehen des Patienten oder durch die günstigere 30°-Schräglagerung. Für die 30°-Schräglagerungen, wiederum basierend auf dem Prinzip der Verteilung des Drucks auf eine größere Körperoberfläche, sind mehrere Kopfkissen erforderlich. Bei korrekter Ausführung ist sie normalerweise für den Patienten sehr angenehm und wird vielfach länger als die einfache Seitenlage toleriert. Denn die hohen Druckwerte an den Druckpunkten wie den Hüftknochen sind nicht vorhanden. Wenn keine speziellen druckentlastenden Systeme eingesetzt werden, stellt die 30°-Schräglagerung ebenfalls eine wirksame und darüber hinaus kostengünstige Methode zur Druckentlastung dar.

Wassergefüllte Lagerungssysteme. Es gibt sowohl Auflagen als auch Matratzen, die mit Wasser gefüllt sind. Sie sind allerdings sehr schwer und können bei Beschädigung leicht auslaufen. In den meisten Einrichtungen wurden die wassergefüllten Systeme durch andere druckentlastende Matratzensysteme ersetzt. Wasser ist als druckentlastendes Medium nur bei einer großen Fläche effektiv, da dann das Prinzip realisiert wird, dass der auf das Gewebe ausgeübte Druck durch Wasser ausgeglichen wird. Dieses Kriterium erfüllt keinesfalls das Wasserkissen.

Luftgefüllte Matratzen. Diese druckreduzierenden Matratzen sind mit Luft gefüllt, die in das System hineingepumpt und dann an das Gewicht des Patienten adaptiert wird. Sie können leicht beschädigt werden und sind regelmäßig auf ihre Dichtheit zu überprüfen. Das Personal muss im Hinblick auf die Einstellung der Systeme geschult werden. Diese Matratzen erfüllen daher ihre Funktion in Abhängigkeit der Einstellung durch die Pflegepersonen.

Low-air-loss-Unterlagen. Es handelt sich um Auflagen oder Matratzen, die zur Luftfüllung elektrisch betrieben sind. Die Luft wird ständig erneuert und entweicht über kleine Löcher in der Matratze. Sie sollten auf den Patienten abgestimmt werden. Bei einigen Systemen ist auch eine Feineinstellung auf verschiedene Körperregionen möglich. Am Ende der Palette dieser Art von Lagerungshilfsmitteln stehen komplette Spezialbetten mit integrierter Matratze (Abbildung 6, Seite 225), bei denen eine auf den Patienten abgestimmte Einstellung der gesamten Patientenlage möglich ist. Je nach System sind sehr viele verschiedene Härtegrade einstellbar. Matratzen können bei schwergewichtigen Personen eine bessere Druckreduktion gewährleisten als Auflagen.

Air-fluidized-Unterlagen. Diese machen sich das am höchsten entwickelte System zur Druckreduktion zunutze. Das Prinzip besteht darin, dass Luft durch silikonummantelte Glasperlen gepumpt wird, die somit in Bewegung gehalten und der Effekt einer Flüssigkeit erzielt wird. Diese Systeme werden in Form kompletter Spezialbetten geliefert. Übermäßige Feuchtigkeit wird von der Matratzenoberfläche absorbiert und sickert in Perlenklumpen nach unten, die beseitigt werden können. Durch das Ausschalten des Systems kann dem Bett eine gleichbleibende Oberfläche für die Durchführung von Pflegemaßnahmen am Patienten gegeben werden. Diese Spezialbetten haben ein hohes Gewicht und erfordern umfassende Wartung. Werden die Betten in der ambulanten Pflege oder auf einer Station in einem oberen Stockwerk eingesetzt, ist auch darauf zu achten, ob der Boden das enorme Gewicht ca. 900 kg tragen kann. Der Gesamtdruck auf den Patienten liegt bei 11 bis 17mmHg. Das Bett weist mehrere Merkmale auf, von denen Patienten mit Wunden profitieren, einerseits durch die verminderte Druckeinwirkung und andererseits durch die Modifikation der katabolischen Reaktion (Ryan, 1990). Allerdings kommt es bei großen Wunden durch die warme trockene Luft des Bettgebläses leicht zu einem Austrocknen der Wunden.

7.1.3.2 Druckentlastende Lagerungshilfsmittel

Dabei handelt es sich um Systeme, bei denen der Patient auf einer dynamischen Unterlage liegt, wodurch die Menge des auf alle Körperpunkte ausgeübten Druckes in regelmäßigen Abständen reduziert wird.

Wechseldrucksysteme. Damit bezeichnet man Auflagen und Matratzen, in die über einen Elektromotor Luft gepumpt wird. Die Luft zirkuliert dann innerhalb des Systems und führt dazu, dass die in Längsrichtung der Matratze angeordneten Zellen mit Luft gefüllt werden und die Luft unter dem Patienten abgelassen wird. Auflagen dieser Art werden auf Normalmatratzen gelegt – Matratzen direkt auf das Bettgestell. Die Systeme verfügen über unterschiedliche Zellzyklen im Hinblick auf Zykluszeit und Anzahl der luftgefüllten bzw. luftleeren Zellen. Beispielsweise sind die Zellen abwechselnd mit Luft gefüllt bzw. luftleer oder auch nur jede zweite oder dritte Zelle ist gefüllt. Es gibt einige Systeme, die im Vergleich zu anderen weitaus komplexer sind und zusätzlich mit einer Schicht von Basiszellen ausgestattet sind.

Diese soll das Einsacken des Patienten verhindern. Manche dieser Systeme verfügen über Sensoren, die bei Bewegung auf dem Bett die Luftmenge automatisch an das Gewicht des Patienten anpassen. Das Einsacken, bei dem der Patient zu tief in das Bett einsinkt, vollzieht sich allmählich und endet schließlich mit dem Aufliegen des Patienten auf der darunter liegenden Fläche. Viele dieser Wechseldrucksysteme können abgeschaltet werden, ohne dass die Luft danach entweicht. Die Matratzenoberfläche bleibt über eine gewisse Zeit konstant, so dass Patienten in Ihrem Bett von der einen zur anderen Station verlegt werden können. Ein Beispiel einer solchen Spezialmatratze wird in Abbildung 8 auf Seite 225 dargestellt.

Airwave-Systeme. Das ist eine Art des Wechseldrucksystems, bei dem drei Zellen auf einen regelmäßigen Wechselzyklus festgelegt sind, d. h. eine Zelle ist mit Luft gefüllt, in einer ist Luft abgelassen und eine Zelle ist nur halb mit Luft gefüllt. Die drei Zellen am Kopfende des Bettes bleiben stets mit Luft gefüllt. Während des Zyklus werden sehr niedrige, aber auch sehr hohe Druckwerte erreicht. Man geht davon aus, dass dieses System die Wundheilung fördert. Zwar sind bei Patienten auf diesen Systemen die Zeitintervalle für eine Umlagerung wesentlich länger, dennoch sollten diese auf Anzeichen von Druckschädigung kontrolliert werden.

Die Auswahl des geeigneten Lagerungshilfsmittels ist wie die Suche nach der Nadel im Heuhaufen. Bevor Sie irgendein System einsetzen, müssen Sie sich über das zulässige Maximalgewicht informieren, ob es sich um eine Auflage oder Spezialmatratze handelt und für welche Patientengruppe sie konzipiert ist, für hoch oder gering dekubitusgefährdeten Personen oder für diejenigen, bei denen ein Dekubitus vorliegt.

Übung (Zeitaufwand: 30 Minuten)

Wählen Sie einen Ihrer Patienten aus, der auf einer druckentlastenden bzw. druckreduzierenden Matratze gelagert wird und beantworten Sie dann die folgenden Fragen:

1. Handelt es sich um eine Auflage oder eine Matratze?
2. Zu welcher Art des Systems gehört sie, druckreduzierend oder druckentlastend?
3. Haben Sie bei der Auswahl des Lagerungshilfsmittels den einen oder anderen der folgenden Punkte berücksichtigt:
    a) Gewicht des Patienten
    b) Punktzahl der Dekubituseinschätzung laut Skala
    c) Bereits bestehende Druckschädigungen.
4. Betrachten Sie dieses Lagerungshilfsmittel noch immer als das geeignetste für Ihren Patienten?

▲ **Feedback**
Die Autoren haben Ihnen gezeigt, dass Sie nach dem Lesen dieses Abschnittes Ihr Wissen erweitert haben. Sicherlich können Sie feststellen, dass sich die Wahl der Lagerungshilfsmittel in erster Linie nach dem richten, was zur Verfügung steht und weniger danach, was die Situation des Patienten erfordert. So ist der eine Patient eventuell auf zu komplexen Systemen gelagert, während der andere Patient auf zu einfachen Systemen liegt. In beiden Fällen ist es ein Hinweis für den unsachgemäßen Gebrauch von Ressourcen. Vielleicht halten Sie ein Flussdiagramm für hilfreich, um die Wahl der Lagerungshilfsmittel für Patienten in Ihrer Einrichtung zu erleichtern.

7.1.4 Sitzmöbel

Nicht selten werden zwar Betten mit Matratzen und Auflagen ausgestattet, jedoch nichts dagegen unternommen, dass die Patienten dann ungeschützt auf Stühlen sitzen. Obwohl sich doch im Sitzen ein höherer Auflagedruck ergibt als im Liegen und daher das Sitzen ein besonders Risiko für dekubitusgefährdete Personen birgt. Es gibt folgende Arten von Lagerungskissen:

- Druckreduzierende Kissen, die mit Fasern, Gel, Gel und Schaum sowie Luft gefüllt sind. Eine Reihe von hochspezialisierten Kissen sind für Patienten mit besonderen Anforderungen über Hersteller von Rollstühlen erhältlich. In Abbildung 9 (Seite 226) ist ein Beispiel eines druckreduzierenden Schaumstoffkissen dargestellt.
- Druckentlastende Kissen mit Wechseldrucksystem sind ebenfalls auf dem Markt erhältlich, allerdings treten Schwierigkeiten hinsichtlich der Stromversorgung oder wegen sperriger Batterien auf.

Zu den effektivsten Lagerungssystemen für sitzende Personen gehören – die richtige Anpassung vorausgesetzt – diejenigen Produkte, die mit statischer Luft gefüllt sind. Der eine oder andere Patient beispielsweise mit einer beidseitigen Unterschenkelamputation, wird sie allerdings als instabil empfinden. Die für Rollstühle konzipierten Kissen verlieren manchmal ihre Wirkung, wenn sie auf Sessel gelegt werden, da die Stuhlabmessungen die Sitzhaltung des Patienten und die Sitzfläche die Leistungsfähigkeit des Kissens beeinflussen können. Mittlerweile sind Sessel erhältlich, in die bereits bei der Herstellung druckreduzierende Kissen eingebaut werden. In Zweifelsfällen ist es am sinnvollsten, eine sachkundige Person vor Ort anzusprechen, vielleicht einen Ergotherapeuten oder Physiotherapeuten mit Fachkenntnissen über Sitzmöbel.

7.1.5 Weitere Lagerungshilfsmittel

Neben der Technik ist es aber wichtig, die einfachen Praktiken und Methoden zur Verminderung des Drucks nicht aus den Augen zu verlieren. Einfache Maßnahmen in Verbindung mit Drehen und Lagern der Patienten sind:

- Einsatz von Bettbogen zur Entlastung des von dem Gewicht der Bettwäsche auf die Fersen ausgeübten Drucks
- Dafür sorgen, dass die Laken nicht zu fest angezogen sind, was den Druck auf die Fersen ebenfalls erhöht.
- Sicherstellen, dass alle Matratzen grundsätzlich nicht durchhängen und den Anforderungen des britischen Gesundheitsministeriums hinsichtlich der Mindesthöhe von 12,5 cm entsprechen[1]. Man sollte Matratzen regelmäßig, auch in der ambulanten Pflege, ein Mal wöchentlich drehen. Auflagen sollte man vom Kopf- zum Fußende drehen, falls diese nicht über zwei Funktionsseiten verfügen. Verschiedene Firmen markieren mittlerweile ihre Matratzen mit Zahlen, so dass beispielsweise in Woche 1 die Zahl 1 am Kopfende des Bettes sein sollte und in Woche 2 die Zahl 2 usw., wodurch dem Personal eine dauerhafte Kontrolle des Systems ermöglicht wird.
- Keine Stecklaken und Krankenunterlagen aus Plastik verwenden, denn je mehr Material zwischen Patient und druckentlastender Oberfläche liegt, desto geringer ist die Effektivität.
- Kein Gebrauch von Plastikstühlen ohne Schutzkissen
- Einrichten eines Programms, Matratzen innerhalb der vorgesehenen Lebensdauer auszutauschen
- Anwendung der 30°-Schräglagerung.

7.1.6 Wahl der Lagerungshilfsmittel

An oberster Stelle steht hierbei die Berücksichtigung der Patientenwünsche. In der ambulanten Pflege könnten für die Auswahl der Lagerungshilfsmittel folgende Faktoren relevant sein:

- Patientin/Patient liegt in einem Doppelbett, in dem auch der Ehegatte/die Ehegattin schläft
- Lagerungshilfsmittel wurde vom pflegenden Angehörigen angeschafft
- Hilfsmittel wurde vom Pflegedienst oder von den Sozialdiensten zur Verfügung gestellt.

---

[1] Noch gibt es für Deutschland keine Vorschriften für die Höhe von Matratzen.

- Kooperationsbereitschaft des Patienten
- Mögliche Beschädigung des Lagerungssystems durch Haustiere.

Weitere Kriterien hinsichtlich der Wahl des Lagerungshilfsmittels sind:
- Verfügbares Budget
- Klinische Daten in Bezug auf die Leistungsfähigkeit des Hilfsmittels (keine Labormessungen des Druckes!)
- Voraussichtliche Lebensdauer der Matratze
- Wartung und Unterhaltskosten.

Ergebnisse von klinischen Studien werden als Maßstab schlechthin für die Ermittlung der Effektivität von Produkten angesehen. O'Dea (1994) hebt diesbezüglich jedoch die zahlreichen Fehlerquellen hervor, wenn man druckentlastende Lagerungshilfsmittel prüft und erst recht der Fragestellung dieser klinischen Studien (siehe **Kasten 7-1**) auf den Grund geht. Dabei ist zu berücksichtigen, dass diese Systeme auch für die Unterstützung der Heilung von Dekubituswunden eingesetzt werden. Wenn darüber hinaus druckentlastende Produkte nicht für alle, sondern nur für einige wenige gefährdete Patienten eingesetzt werden, wären damit auch ethische Probleme verbunden. Im Gegensatz zu den Medikamenten durchlaufen neue Lagerungshilfsmittel häufig eine Phase der Anpassung auf der Grundlage der Rückmeldungen seitens der Anwender. Aus diesem Grunde ist eine standardisierte Beurteilung der Lagerungshilfsmittel auch in Ihrer Einrichtung von Bedeutung, Man sollte nicht einfach irgend eines benutzen, weil diese Person gerne das Lagerungshilfsmittel will oder weil das Angebot scheinbar günstiger ist. Der Preis kann hierbei keinesfalls ein Maßstab sein. Benötigt wird vielmehr ein wirtschaftliches Lagerungshilfsmittel, das sich durch Zuverlässigkeit, lange Lebensdauer und Effektivität auszeichnet.

Kasten 7-1:

Um welche Fragestellung geht es bei den klinischen Studien?
- Um Wundheilungsraten?
- Welche Auswirkungen Lagerungshilfsmittel auf das Schlafverhalten haben?
- Spielt es eine Rolle bei der Schmerzbekämpfung?
- Hat es eine Wirkung auf die Gewebedurchblutung?
- Beeinflusst das Lagerungshilfsmittel den Flüssigkeitshaushalt?
- Welche Auswirkungen hat es auf den Stoffwechsel?
- Wird die Wärmeregulation beeinflusst?
- Müssen Hilfsmittel für Kinder besonderen Anforderungen genügen?
- Eignen sich Air-fluidized-Systeme für Neugeborene?
- Verhindert es oder fördert es eine nosokomiale Pneumonie?

Seit Mitte 1998 müssen alle Lagerungshilfsmittel mit dem Zeichen der Euronorm gekennzeichnet sein. Das bedeutet, dass diese die europaweit akzeptierten Standards hinsichtlich Sicherheit, Qualität und Effektivität erfüllen. Um dies praktisch umzusetzen, arbeitet die Behörde für Medizingeräte eng mit den Ländern der Europäischen Union und den Herstellern von Lagerungshilfsmitteln zusammen (O'Dea, 1994).

7.1.7 Finanzierung der Lagerungshilfsmittel

Ein weiterer bedeutsamer Aspekt ist die Finanzierung von Lagerungshilfsmittel. Diese hängt vom angestrebten Preisniveau ab. Die zur Verfügung stehenden Finanzierungsmethoden sind:

- Kauf
- Leasing – über einen festgelegten Zeitraum
- Miete – mit dem Hersteller ausgehandelte Mietsätze, die nach Bedarf pro Tag, Woche oder Monat zu entrichten sind.

In **Tabelle 7-1** werden die Vor- und Nachteile jeder Finanzierungsmethode aufgeführt.

Tabelle 7-1 Vor- und Nachteile der verschiedenen Finanzierungsmethoden von Lagerungshilfsmitteln

	Vorteile	Nachteile
Kauf	Keine weiteren Kosten Einmalige Kapitalausgabe Hilfsmittel bleibt Eigentum Eventuell Finanzierung durch Vermögen	Hilfsmittel veraltet laufende Kosten Lagerung Steuerpflicht bei Kapitalanlage
Leasing	Verringert Kapitalausgabe Hilfsmittel kann modernisiert werden Geringe Budgetbelastung Komplette Wartung durch Leasingfirma	Kein Eigentumsanspruch auf Hilfsmittel
Miete	Anpassung des Produktes an Patientenbedürfnisse Flexibilität bei der Auswahl Wartung durch Firma Rücknahme nach Gebrauch	Kein Eigentumsanspruch auf Hilfsmittel Budgetbelastung

> **Wissensüberprüfung** (Zeitaufwand: 10 Minuten)
> 1. Erklären Sie den Unterschied zwischen druckreduzierenden und druckentlastenden Systemen.
> 2. Nennen Sie zwei Beispiele für jedes System.
> 3. Warum ist es wichtig, dass Matratzen komplett von einem Stretchbezug umgeben sind?

▲ **Feedback**
1. Bei druckreduzierenden Systemen wird die aufliegende Körperoberfläche vergrößert. Bei druckentlastenden Systemen liegt der Patient auf einer dynamischen Unterlage, um Druckentlastung zu erreichen.
2. Druckreduzierende Systeme sind: Fasergefüllte Auflagen, Schaumstoffauflagen, Schaumstoffmatratzen, wasser- und luftgefüllte Systeme, Low-air- und Air-fluidised-Systeme. Druckentlastende Systeme umfassen elektrisch betriebene und luftgefüllte Wechseldrucksysteme und Airwave-Systeme.
3. Stretchbezüge um die gesamten Matratzen verhindern das Einsacken des Patienten, verringern das Infektionsrisiko und erhöhen die Lebensdauer der Matratzen.

7.2 Die Rolle der klinischen Fachkrankenschwester

Die Berufsgruppe der klinischen Fachkrankenschwester (Pflegeexperten) (CNS = Clinical nurse specialist) gibt es zwar schon seit längerer Zeit, doch bedingt durch das zunehmende Bewusstsein für die Probleme im Zusammenhang mit der Gewebeerhaltung wird immer mehr eine Spezialisierung auf diesem Gebiet angestrebt. Dieses umfasst nicht ausschließlich die Dekubitusproblematik, sondern auch die allgemeine Wundversorgung und Ulcus cruris. Da über die Rolle der klinischen Fachkrankenschwester noch immer Unklarheit besteht, wird darauf im folgenden Abschnitt näher eingegangen.

In Deutschland gibt es zwar auch Fachkrankenschwestern, deren Weiterbildung zum Teil durch die Länder geregelt ist. Allerdings finden wir bisher diese Weiterbildungen in den Bereichen der medizinisch-technischen Assistenz, zum Beispiel OP, Anästhesie, Endoskopie usw. Neuerdings werden auch Weiterbildungen zur Pflegeexpertin für chronische Wunden angeboten. Zukünftig sollen diese Expertinnen mehr Kompetenzen zugesprochen bekommen als eine allgemein ausgebildete Krankenschwester, beispielsweise die Verordnung von Hilfsmitteln.

7.2.1 Probleme einer klinischen Fachkrankenschwester

Die mit dieser Funktion verbundenen Probleme wurden bereits ausführlich dokumentiert. Sparacino (1986) liefert einen guten Überblick über eine ganze Reihe solcher Schwierigkeiten. Die Menschen, die diese Funktion ausüben, befinden sich nicht selten auf Neuland und stoßen bei Leitenden, Ärzten und Pflegepersonen auf Unsicherheit über ihre Aufgaben. Williams (1993) richtet sein Augenmerk besonders auf die Funktion der klinischen Fachkrankenschwester im ambulanten Pflegedienst und stellt folgende Schwierigkeiten bei der Ausübung ihrer Funktion fest:

- Vieldeutigkeit der Rolle
- Gefühl seitens der Pflegenden, dass die klinische Fachkrankenschwester die Kompetenzen anderer Pflegenden übernimmt (auf diesen Punkt wird später ausführlicher eingegangen)
- Aufgabenorientierung
- Glaubwürdigkeit der klinischen Fachkrankenschwester, besonders in speziellen Pflegeumgebungen (beispielsweise in der ambulanten Pflege).

Sparacino (1986) und Williams (1993) sowie andere Autoren unterscheiden in der Funktion der klinischen Fachkrankenschwester die vier folgenden Tätigkeitsschwerpunkte:

- Pflegepraxis
- Lehrtätigkeit
- Management
- Forschung.

Seit kurzem wird auch die Rolle der Krankenschwestern diskutiert. Sie sollen einige Aufgaben des Arztes übernehmen. In vielen Einrichtungen wird dies von höherer Ebene als ein Versuch unterstützt, die Arbeitsstunden der Assistenzärzte zu reduzieren (Universität von Scheffield, 1994). Eine klinische Fachkrankenschwester sollte eine kompetente Pflegeperson mit fundiertem Wissen auf ihrem Fachgebiet sein und nicht einfach nur praktische Fertigkeiten aufweisen. Sie sollte Seite an Seite mit Ärzten und anderen Teamkollegen zur Verbesserung der Patientenversorgung tätig sein und sich für den Patienten einsetzen. Eine Person, die tatsächlich auf dem Niveau einer klinischen Fachkrankenschwester arbeitet, ist mehr als andere in der Lage, die Diskrepanz zwischen Theorie und Praxis zu überbrücken. Eine klinische Fachkrankenschwester muss mit dem leitenden Personal über ihr Berufsprofil verhandeln und sollte dann auch davon ausgehen, dass sie mit deren Unterstützung bei der Ausübung ihrer Funktion rechnen kann. Was die Übernahme von Kompetenzen anderer Pflegepersonen betrifft, sollte sie nicht den Bereich der Patientenpflege übernehmen, da ihre Hauptfunktion und der wesentlichste Teil ihrer Arbeit die Lehrtätigkeit ist. Sie soll das neueste Wissen an Kollegen weitergeben. Wie es bei allen in der Gesundheitsversorgung tätigen Personen der Fall ist, muss eine klinische Fachkrankenschwester ihre Glaubwürdigkeit an jedem Einsatzort neu gewinnen. Es mag zwar für die Arbeit in einer bestimmten Pflegeumgebung wünschenswert sein, über eine spezielle Qualifikation zu verfügen, beispielsweise im ambulanten Pflegedienst, doch die Leitenden einer Einrichtung dürften dies wohl kaum voraussetzen. Ausschlaggebend für die Akzeptanz einer klinischen Fachkrankenschwester ist ihre Persönlichkeit und eine fundierte Wissensgrundlage, die eine zufriedenstellende und effektive Problemlösung ermöglicht.

7.2.2 Klinische Fachkrankenschwester für Gewebeerhaltung

Im Gegensatz zu einer Reihe anderer Fachgebiete, gibt es keine spezielle Ausbildung zur klinischen Fachkrankenschwester auf dem Gebiet der Gewebeerhaltung. Beim Verband britischer Fachkrankenschwestern auf dem Gebiet der Gewebeerhaltung (NATVN) setzt man sich derzeit mit dem Problem auseinander, dass weder Fachwissen für diese Position verlangt wird noch eine klare Definition existiert, was diese Rolle eigentlich beinhaltet. Die Aufgaben der klinischen Fachkrankenschwester für Gewebeerhaltung sollte zum Ziel haben, die Pflege der Patienten zu verbessern und daher Folgendes beinhalten:

- Schulungen einer Vielzahl unterschiedlicher Personengruppen
- Koordination der Pflege – und nicht die Pflege übernehmen
- Einbringen von aktuellen wissenschaftlichen Informationen in die Pflegepraxis
- Beteiligung an den vertraglich verpflichteten Besprechungen, um die erwartete Dienstleistung zu liefern
- Unterstützen des Pflegepersonals bei seinen Bemühungen, die Pflege zu verbessern, selbst wenn es dabei zu Auseinandersetzungen mit anderen Berufsgruppen kommt, was unter Umständen nicht selten der Fall ist.
- Fortschritte erzielen in der Pflege auf dem Gebiet der Gewebeerhaltung.

Alle diese Aufgaben erfordern eine einfallsreiche und dynamische Persönlichkeit, die sich nicht ohne weiteres von Problemen einschüchtern lässt. Einen guten Überblick über diese Thematik und die Probleme liefert das von Menard (1987) herausgegebene Buch.

Übung (Zeitaufwand: 10 Minuten)

Reflektieren Sie die Rolle einer Fachkrankenschwester/-pfleger in Ihrer Einrichtung. Haken Sie dann in der untenstehenden Liste die zutreffenden Aussagen mit Ja oder Nein ab.

Die Fachkrankenschwester/-pfleger handelt wie folgt:

7. Dekubitusprophylaxe 121

1. Bringt neue Ideen mit ein	Ja	Nein
2. Gibt Unterstützung bei Entscheidungen	Ja	Nein
3. Übt Kritik an der bestehenden Behandlung	Ja	Nein
4. Berät bei Besorgung von speziellen Lagerungshilfsmitteln/Bedarfsmitteln	Ja	Nein
5. Übernimmt die Pflege des Patienten	Ja	Nein
6. Schult Personal und Patienten	Ja	Nein
7. Informiert über neue, auf wissenschaftlicher Basis beruhende Pflegemethoden	Ja	Nein
8. Möchte nicht in die Praxis miteinbezogen werden	Ja	Nein

▲ **Feedback**

Ihre Antworten können möglicherweise gut die Arbeitsbeziehung zwischen Ihnen und der Fachkrankenschwester widerspiegeln oder aber auch Hinweise auf Schwierigkeiten liefern, die sie miteinander haben. Solche Schwierigkeiten können auf beiden Seiten auftreten. Führen Sie die nächste Übung durch und sehen Sie, wie Sie die Fachkrankenschwester in ihrer Funktion unterstützen.

Übung (Zeitaufwand: 10 Minuten)

Betrachten Sie die Art und Weise, wie Sie die Fachkrankenschwester bei der Pflege Ihrer Patienten einbeziehen, indem Sie die folgenden Fragen beantworten.

Organisieren Sie stets einen gemeinsamen Besuch beim Patienten?	Ja	Nein
Haben Sie immer dafür gesorgt, dass der Patient zum vereinbarten Termin bereit ist?	Ja	Nein
Wurde der Patient über den Besuch aufgeklärt?	Ja	Nein
Haben Sie erst dann den Rat der Fachkrankenschwester gesucht, nachdem Sie nicht mehr weiter wussten?	Ja	Nein
Konsultierten Sie die Fachkrankenschwester bevor Sie andere Pflegemethoden versuchten?	Ja	Nein
Haben Sie die Fachkrankenschwester über alle klinischen Details informiert?	Ja	Nein

▲ **Feedback**

Haben Ihre Antworten irgendwelche Bereiche herausgestellt, von denen sie das Gefühl hatten, dass sie vielleicht die Fachkrankenschwester in ihrer Funktion behindern?

Wenn man mit der klinischen Fachkrankenschwester einen Termin vereinbart, bedeutet das, Besuche bei Patienten in einen äußerst ausgelasteten Terminplan einzuschieben. Gelegentlich kann es auch vorkommen, dass die Fachkrankenschwester nicht pünktlich zu einem vereinbarten Termin erscheinen kann, was dann in vielen Fällen daran liegt, dass der zuvor aufgesuchte Patient nicht vorbereitet war oder nicht über den Besuch der Fachkrankenschwester und den Grund dafür informiert war. In ihrer Funktion als klinische Fachkrankenschwester muss sie ständig ein breitgefächertes Spektrum abdecken. Der Besuch bei Ihrem Patienten ist nur ein Teil eines sehr arbeitsreichen Tages. Die Zielsetzungen hinsichtlich der Hausbesuche durch die Fachkrankenschwester haben auch den Leistungsdruck auf das in der ambulanten Pflege tätige Personal erhöht.

Obwohl es vielleicht nicht immer einfach ist, den richtigen Zeitpunkt für das Einschalten einer klinischen Fachkrankenschwester zu bestimmen, ist es aber ebenso ungünstig, sie als erste Ressource anzusprechen. Ebenso falsch wäre es so lange damit abzuwarten, bis sich bei dem betreffenden Patienten ein Dekubitus 4. Grades entwickelt hat. Die Aufgabe der klinischen Fachkrankenschwester besteht darin, Ihnen und den von Ihnen gepflegten Menschen zur Seite zu stehen, doch damit dieses System effektiv funktioniert, ist eine Kooperationsbereitschaft von beiden Seiten unerlässlich.

7.3 Schulung

Für wirksame Prävention und Management des Dekubitus wird die Schulung vielfach als der ausschlaggebende Faktor angesehen (Department of Health, 1993). Sie muss sich daher an all diejenigen richten, die an der Führung und Pflege von dekubitusgefährdeten Patienten beteiligt sind. Auch in der vom Exekutivorgan des Staatlichen Britischen Gesundheitsdienstes abgegebenen Empfehlung von 1995 wird die Kommunikation als zentrale Aufgabe gefordert, wobei auch die Schulung von Klinikern einbezogen wird sowie die Weitergabe des Wissens von erfolgreichen Initiativen. In diesem Abschnitt wird untersucht, wer Schulung durchführt, wie und warum diese stattfindet.

7.3.1 Wer führt die Schulung durch?

Da in der Vergangenheit der Dekubitus als ein Pflegeproblem angesehen wurde, hat man die bestehenden Schulungsmaßnahmen an das Pflegepersonal gerichtet. Da selbst diesen Maßnahmen kein besonderer Stellenwert eingeräumt wurde, waren Firmen für Lagerungshilfsmittel und Wundverbände die ersten, die umfassendes Unterrichtsmaterial zur Verfügung stellten. Auch wenn nur ein Teil dieser

Unterlagen produktorientiert war, ist es dennoch ein Armutszeugnis, welche Prioritäten man beim Erfassen des Dekubitusproblems gesetzt hat, so dass von Firmen die Federführung bei den so dringend benötigten Schulungen übernommen wurde. Einzelne Personen, die sich auf Gewebeerhaltung spezialisierten, darunter Flangan und Dealey, richteten eigene Schulungskurse ein, doch erst seit kurzem wurde ein ENB-Kurs von staatlicher Seite anerkannt. Außer Schulungskursen gibt es eine Reihe anderer Unterrichtsmöglichkeiten, die entweder durch Weiterbildungsträger oder durch die Einrichtung selbst vorbereitet werden, nämlich:

- Videofilme
- Informationsmaterial Broschüren
- Diavorträge
- Fortbildungstage
- Tagungen oder Seminare
- Theoretischer Unterricht
- Exemplarisches Lernen.

Nach Feststellungen von Walsh u. Ford (1989) werden viele Pflegeschülerinnen in der ersten Phase ihrer Ausbildung zum Thema Dekubitus unterrichtet und danach nie wieder. Daraus resultiert, dass sie häufig die rituellen Pflegepraktiken von den Stationen übernehmen und letztlich zwar die Methoden kennen (in vielen Fällen sind diese nicht einmal auf dem aktuellen Stand), aber nicht deren Hintergründe. Der theoretische Unterricht kann von den Personen durchgeführt werden, die nicht über aktuelle Praxiserfahrungen verfügen, auf die sie sich beziehen könnten. Sie vermitteln zwar die neuesten wissenschaftlichen Erkenntnisse, was jedoch fehlt, ist das aktuelle praktische Wissen. Wright (1991) und Castledine (1987) sind der Meinung, dass klinische Fachkrankenschwestern diejenigen sein sollten, die Schulungen vornehmen, da sie in der Lage sind, die Diskrepanz zwischen Theorie und Praxis zu überbrücken und die Probleme aus der Praxis in Ihrem Unterricht aufzugreifen. Sie sollten darüber hinaus über die neuesten pflegewissenschaftlichen Erkenntnisse informiert sein. Kann nicht auf eine klinische Fachkrankenschwester für die Schulung zurückgegriffen werden, sollte diese Aufgabe von Personen übernommen werden, die im Praxisalltag eine besondere Rolle einnehmen.

7.3.2 Schulung von Pflegepersonal

Die Thematik Dekubitus gehört zu denjenigen Gebieten, die in den letzten Jahrzehnten sehr rasch an Bedeutung gewonnen haben und vielen Veränderungen unterworfen waren. Das damit verbundene verstärkte Bewusstsein und Wissen wird seit Ende der siebziger Jahre durch die Zunahme der Literatur über dieses Thema deutlich. Eine enorme Auswahl an unterschiedlichen Produkten und Wundverbänden ist heute auf dem Markt, die ausnahmslos für sich in Anspruch nehmen, für das Problem die Lösung zu sein. Hinzu kommt, dass vom Personal erwartet wird, dass es auch über viele bislang erläuterte Gesichtspunkte Bescheid weiß, beispielsweise über die Überwachung der Dekubitushäufigkeit, die Stadieneinteilung und die aktuellen Entwicklungen auf diesem Gebiet. Über diese Kenntnisse sollte eine klinische Fachkrankenschwester verfügen. Allerdings ist es für die Patienten wenig von Nutzen, wenn nur eine Person für verschiedene Einrichtungen verantwortlich ist, so wie es gleichermaßen unrealistisch ist, an alle Pflegepersonen die Erwartung zu stellen, auf jedem Gebiet der Pflege immer auf dem Laufenden zu sein. Zwar können Pflegepersonen mit Interesse an Gewebeerhaltung und insbesondere Dekubitus, an Fortbildungen teilnehmen und relevante Gesichtspunkte in anderen Kursen weitergeben, aber das wird keineswegs das Problem des mangelnden Informationsflusses an die Mehrheit der Pflegepersonen beseitigen.

Ein Lösungsweg für dieses Problem besteht darin, in der Einrichtung eines Projektes mit Ressourceschwestern zu arbeiten, die den Informationsfluss an die Basis gewährleisten. Es werden engagierte diplomierte Pflegepersonen bestimmt, die an strukturierten Unterrichtssitzungen teilnehmen und dann auf ihrer eigenen Station Ressourcefunktionen übernehmen. Sobald sich diese mit ihrem neu erworbenem Wissen vertraut gemacht haben, unterrichtet sie innerhalb ihrer eigenen Station. Wo dies nicht möglich ist, sollten sie auf jeden Fall die in ihren Sitzungen erhaltenen Informationen im Rahmen von Teambesprechungen weiterleiten. Wenn dieses System funktionieren soll, spielt die Unterstützung seitens der Leitenden eine entscheidende Rolle, denn diese ermöglichen außerdem Pflegepersonen, am Unterricht teilzunehmen und die Informationen an das Personal weiterzugeben. Sie bringen den Projektteilnehmern soviel Vertrauen entgegen, dass sie ihnen ein gewisses Maß an Autonomie einräumen, um Veränderungen in der praktischen Arbeit einführen zu können.

Ein weiterer Gesichtspunkt hierbei ist, dass die für das Projekt ernannte Pflegeperson auch ein persönliches Interesse mitbringt und ein festes Mitglied des Stations- oder Pflegeteams ist. An den bereits existierenden Projekten mit Ressourceschwestern sind nicht selten hochmotivierte Mitglieder des Pflegeteams beteiligt, die sich darüber freuen, eine besondere Funktion zu übernehmen. Diese ist verbunden mit der Anleitung und Beratung von Patienten und Kollegen, dem Erstellen von Lernhilfen, beispielsweise Informationsordnern oder dem Einführen von Informationstafeln, wobei dadurch das zunehmende Bewusstsein eine sichtbare Wirkung auf die Pflege ausübt. Die Ressourceschwester sollte das Bindeglied zwischen Pflegepersonal und klinischer Fachkrankenschwester sein und die Voraussetzung für einen Informationsfluss in beide Richtungen schaffen.

Weitere Vorteile sind das Zusammentreffen von Pflegepersonen verschiedener Stationen während der Unterrichtssitzungen und der Ideenaustausch. Die ständige Präsenz und Motivation einer Ressourceschwester auf der Station kann verhindern, dass der Veränderungsprozess zum Erliegen kommt. Die Ressourceschwestern-Gruppen sind nicht ausschließlich für Ressourceschwestern zugänglich, so können auch Personen aus anderen medizinischen Berufen wie Diätassistenten, von dem Netzwerk profitieren. In Einrichtungen, in denen sich die Etablierung eines solchen Netzwerkes von Ressourceschwestern eher als unpraktisch erweist, beispielsweise in ländlichen ambulanten Pflegestationen, besteht auch die Möglichkeit, dass sich eine engagierte diplomierte Pflegeperson auf diese Thematik spezialisiert. Sie besucht Fortbildungen und erfährt Unterstützung bei der Beschaffung und beim Abonnement von themenbezogenen Fachzeitschriften und wird ermutigt, das daraus erarbeitete Wissen an ihre Kollegen zu vermitteln. Wenn man diesen Pflegepersonen die Möglichkeit, die Zeit und eventuell die Versandkosten für ein Rundschreiben zur Verfügung stellt, könnten viele der Kommunikationsprobleme gelöst werden.

7.3.3 Schulung von Patienten und pflegenden Angehörigen

Diese Personengruppen nehmen im Schulungsprozess einen zentralen Stellenwert ein, insbesondere in der ambulanten Pflege, wo eine kontinuierliche pflegerische Versorgung der einzelnen Patienten über 24 Stunden nicht gegeben ist. Diese Gruppe sollte außerdem alle in der häuslichen Pflege tätigen Personen der staatlichen Sozialdienste umfassen, denn diese Menschen steuern eigentlich die Pflege und bemerken als erste die Frühsymptome einer Druckschädigung, sofern sie wissen, worauf sie achten müssen. Es gibt zwar viele ambulante Krankenschwestern, die diese Personen auf informeller Basis schulen, doch steht nur selten Zeit für einen besser strukturierten Schulungsansatz zur Verfügung. Die Schulung für diese Personengruppen sollte die folgenden Aspekte enthalten:

- Hautpflege:
  - Erkennen der Frühsymptome einer Druckschädigung
  - Anleitung zur Hautpflege: Empfehlung von Pflegemitteln und Warnung vor ungeeigneten Mitteln
  - Bedeutung des Trockenhaltens der Haut
- Ernährung:
  - Rolle der Ernährung bei der Dekubitusprävention
  - Erzielen einer verbesserten Nahrungs- bzw. Flüssigkeitsaufnahme entsprechend der Patientensituation

- Bewegung:
  - Sinn von Bewegung
  - Bewegungsmöglichkeiten entsprechend der Verfassung des einzelnen Patienten
  - Hilfestellung zur Bewegung, Technik des korrekten Hebens und deren Bedeutung
- Lagerungshilfsmittel:
  - Grundlegende Informationen über das eingesetzte Lagerungshilfsmittel, insbesondere bei elektrisch betriebenen und zu Hause benutzten Hilfsmitteln
  - Erkennen von Gerätefunktionsstörungen und Ergreifen der entsprechenden Maßnahmen
- Wunden
  - Ursachen für Wundgeruch oder Wundsekret, Vorschläge zum Wundmanagement
- Beratung
  - Informationen über Stellen, an die man sich wenden kann.

In Großbritannien erscheint für Patienten, pflegende Angehörige und Hilfspersonal in zunehmenden Maße Informationsmaterial, beispielsweise die vom britischen Gesundheitsministerium herausgegebene Broschüre mit dem Titel *Relieving the Pressure* sowie Videofilme zum Thema. Über Organisationen, beispielsweise die britische Organisation «Share the care», besteht die Möglichkeit mit dieser Zielgruppe in Kontakt zu treten. Man trifft dort auf Menschen, die sich um kranke Angehörige zu Hause kümmern und Schulung dringend nötig haben, jedoch nicht wissen, an wen sie sich mit ihren Fragen wenden sollen, weil sie keinen Kontakt zu qualifizierten in der Gesundheitsversorgung tätigen Personen haben. In Arztpraxen ausliegende Faltblätter mit Telefonnummern der örtlichen Kontaktstellen können vielleicht auch für pflegende Angehörige oder Patienten willkommene Auskünfte bieten. Man darf auch nicht vergessen, dass viele Patienten in Bezug auf ihre eigene Pflege über größeres Wissen verfügen als manche Angehörige eines Gesundheitsberufes.

7.3.4 Schulung von Ärzten

Die von Benett u. Moody (1995) veröffentlichte Zusammenfassung veranschaulicht gut das Informationsdefizit innerhalb des Studiums und der praktischen Ausbildung von Medizinern in Bezug auf das gesamte Gebiet der Wundpflege und Dekubitusproblematik in Großbritannien. Wenn es diesbezüglich Schulungen gibt, werden sie von Ärzten durchgeführt und in seltenen Fällen von Pflegepersonen, doch dürfte wohl überwiegend die letztgenannte Berufsgruppe über die maßgeblichen Kenntnisse verfügen. Es gibt zwar eine Reihe von Ärzten, die den multidisziplinären Ansatz aktiv unterstützen, wodurch die Fachkenntnisse eines Teams in die Pflege des Patienten mit einfließen. Allerdings wird bisher kaum akzeptiert, dass auch interessierte Pflegepersonen mit einem durch gründliche Schulung erworbenen fundierten Fachwissens in der Lage sind, ihren Beitrag zum Wundmanagement zu leisten. Den Schaden bei diesen Kontroversen hat letztlich der Patient, was sich dadurch zeigt, dass ihm nicht immer die bestmögliche Versorgung zukommt. Unter Umständen werden kostspielige und dennoch ungeeignete Wundauflagen verwendet, weil nicht alle Ärzte über den gleichen Kenntnisstand in diesem Bereich verfügen, doch gerade hier würde die Zusammenarbeit und Schulung zur Lösung des Problems beitragen.

Die Schulung von Ärzten und Medizinstudenten bildet für die klinische Fachkrankenschwester einen idealen Bereich zur Vermittlung ihres Wissen, insbesondere bei der Schulung von neuen vom staatlichen Gesundheitsdienst beauftragten Ärzten oder Pflegepersonen mit Verwaltungsaufgaben oder niedergelassene Allgemeinmediziner. Hierbei sollte das Schulungsprogramm die folgenden Inhalte umfassen:

- Physiologie und Pathophysiologie
- Hauptrisikofaktoren
- Bedeutung des ärztlichen Beitrags in Bezug auf Ernährung und physiologische Störungen
- Kenntnisse zur Wundheilung
- Optimales Wundklima
- Einsatz von neuentwickelten Wundauflageprodukten.

Bei der Patientenversorgung beziehen sich die Konflikte zwischen Ärzten und Pflegepersonen überwiegend auf den Bereich der Mobilisation. Ärzte verknüpfen die Mobilisation größtenteils mit dem Heraussetzen von Patienten aus dem Bett, was aber einen Risikofaktor für die Dekubusentstehung darstellt. Wenn den pathophysiologischen Aspekten und Risikofaktoren größere Aufmerksamkeit gewidmet wird und gleichzeitig eine Zusammenarbeit mit dem Pflegepersonal stattfindet, wird ein solcher Konflikt wahrscheinlich vermieden und ermöglicht eine wirkliche Mobilisation des Patienten. Da die passive Mobilisation ebenfalls eine wichtige Rolle spielt, sollten pflegende Angehörige auch darin angeleitet werden. Ein Bewusstsein für den Stellenwert der Ernährung sowohl bei der Wundheilung wie auch bei der Dekubitusprävention könnte zu einer Umstellung auf eine besser geeignete und alternative Ernährung bei gefährdeten Patienten führen, solange sie in der Lage sind normale Mengen an Nahrung zu sich zu nehmen. Weitere potentielle Konfliktbereiche zwischen Pflegepersonal und Ärzten sind unter Umständen die Wahl der Wundauflage und das Einbeziehen von anderen Personen.

> **Übung** (Zeitaufwand: 2 bis 2 ½ Stunden)
>
> Sie haben das Buch bis zu dieser Übung und den Abschnitt über die Wichtigkeit der Schulung gelesen. Führen Sie nun die folgenden Übungen durch.
>
> 1. Bereiten Sie für ihre Kollegen einen 30minütigen Unterricht über die Ursachen des Dekubitus vor. Richten Sie sich dabei sowohl an diplomiertes als auch an nicht-diplomiertes Personal. Planen sie 20 Minuten für Ihren Vortrag ein und 10 Minuten für Fragen und das Ausfüllen eines Fragebogen zur Überprüfung des Lernerfolgs.
> 2. Notieren Sie sich die wichtigsten Punkte, die Sie dann auf Klarsichtfolie für die Projektion mittels Overheadprojektor übertragen oder an ihre Kollegen in Form eines Handzettels verteilen können.
> 3. Erstellen Sie einen Fragebogen für Ihre Kollegen, damit diese überprüfen können, was sie in ihrem Unterricht gelernt haben.
>
> ▲ **Feedback**
> Sie sollten in Ihrem Unterricht alle Themen dieses Abschnitts behandeln und deutlich machen, dass die Pflegepersonen, die die Chance zur Fortbildung oder zum Schulungsunterricht haben – wie im Falle Ihres Vortrags – das Wissen an so viele Kollegen wie möglich weitergeben sollten und es nicht für sich behalten. Vorschläge zum Unterrichtsinhalt und zu den Fragen finden sich in **Kasten 7-2** und 7-3. Versuchen Sie diese Unterrichtsübung durchzuführen und den Fragebogen zu erstellen. Die Antworten werden vielleicht eine erfreuliche Überraschung für Sie sein.

7.3.5 Schulung anderer Gesundheitsberufe

Hierzu gehören:

- Medizinische Gesundheitsberufe – einschließlich Physiotherapeuten, Beschäftigungstherapeuten, Rettungsdienstpersonal
- Käufer der Dienstleistungen
- Schulung über das Veröffentlichen von Beiträgen in Fachzeitschriften, um Kenntnisse und Initiativen mit anderen in Gesundheitsberufen tätigen Personen aus anderen Einrichtungen und Regionen zu teilen.

Kasten 7-2 Unterrichtsplanung

Nicht-diplomiertes Personal

Endogene und exogene Faktoren – Definition	5 Minuten
Hautpflege und Weitergabe von Auffälligkeiten an qualifiziertes Personal	7 Minuten
Bedeutung von korrekten Hebetechniken und deren Durchführung	5 Minuten

Wichtigkeit der Ernährung und Hilfestellung bei der Nahrungsaufnahme sowie Vorschläge zur Bewältigung von den damit verbundenen Problemen	7 Minuten

Betonen Sie die Rolle von nicht-diplomierten Personal bei der Berichterstattung an diplomiertes Personal hinsichtlich Hautveränderungen und fehlender Patientencompliance

Diplomiertes Personal

Überblick über die Wirkung von Druck und Scherung auf die Haut und das Gewebe	15 Minuten
Endogene und Exogene Faktoren und deren Einfluß auf das Gewebe	
Einschätzung der Dekubitusgefährdung und ihren Stellenwert als Risikoindikator	5 Minuten
Bedeutung der Schulung und der multidisziplinären Zusammenarbeit	5 Minuten

Überzeugen Sie sich, dass Folgendes verstanden wurde:

Entwicklung einer Druckschädigung und deren Auswirkungen auf das Gewebe
Risikofaktoren
Einsatz von Skalen zur Einschätzung der Dekubitusgefährdung
Bedeutung der Schulung – insbesondere der Schulung von Patienten

---

Kasten 7-3 Fragebogen

Nicht-diplomiertes Personal
Was ist der Unterschied zwischen endogenen und exogenen Faktoren?
Welches sind die Grundprinzipien der Hautpflege?
Warum ist die Ernährung bei der Dekubitusprävention so wichtig?
Welche Rolle spielen sie bei der Dekubitusprävention?

Diplomiertes Personal
Welche Auswirkungen haben Druck und Scherkräfte auf das Gewebe?

Welche Wirkung haben:
1. endogene
2. exogene
Faktoren auf den Körper?
Welche zentrale Funktion haben die Skalen zur Einschätzung der Dekubitusgefährdung?
Wer sollte in der Dekubitusprävention geschult werden?

> **Wissensüberprüfung** (Zeitaufwand: 20 Minuten)
>
> 1. Nennen Sie fünf Personengruppen, die Schulung zum Thema Dekubitus erhalten sollten.
> 2. Wer würde sich für die Schulung dieser Personengruppe eignen?
> 3. Geben Sie mindestens fünf Möglichkeiten der Schulung an.

▲ **Feedback**

1. In Ihrer Antwort sollten Sie alle der folgenden Personengruppen aufführen:

   - Pflegepersonal
   - Ärzte und Medizinstudenten
   - Patienten und pflegende Angehörige – Verwandte und nicht-diplomiertes Personal
   - Medizinische Gesundheitsberufe
   - Käufer von Dienstleistungen.

2. Die ideale Person für die Durchführung von Schulung ist eine klinische Fachkrankenschwester oder auch eine erfahrene Person mit aktuellem Praxiswissen.

3. Schulung kann auf folgende Art und Weise erfolgen:

   - Fortbildungstage
   - Gruppen von Ressourceschwestern
   - Videofilme
   - Broschüren
   - Diavorträge
   - Unterricht
   - Exemplarisches Lernen.

7.4 Entlassungsplanung

Mit der Verlagerung des Schwerpunktes in der Gesundheitsversorgung in Großbritannien auf die ambulante medizinische Grundversorgung durch niedergelassene Allgemeinmediziner, werden heute die Patienten nach Hause oder in Pflegeeinrichtungen entlassen, die man früher im Krankenhaus behandelt hätte. Zu dieser Gruppe gehören Patienten, die bereits einen Dekubitus haben oder stark dekubitusgefährdet sind. Wird deren Entlassung nicht richtig geplant, kann das unter Umständen zu noch größeren Problemen führen. Des weiteren entstehen insbesondere für Kostenträger höhere Kosten. Eine zu diesem Aspekt durchgeführte Erhebung in Lincoln (Preston, 1991) ergab, dass der größte Kostenfaktor bei der Pflege von Patienten mit Dekubitus die Zeit war, die die ambulante Krankenschwester investieren musste. Die Ressourcen der staatlichen ambulanten Pflegedienste sind knapp. In vielen Fällen entstehen die Mehrkosten einfach dadurch, dass zu wenig Zeit aufgebracht wird, um ausreichende Vorkehrungen für die Entlassung zu treffen. Die ambulante Krankenschwester, klinische Fachkrankenschwester oder eine für die Entlassung zuständige Schwester sollten für die Planung der Entlassung besser zu früh als zu spät hinzugezogen werden.

Obwohl gerade hier zweifellos die Kommunikation ausschlaggebend für einen reibungslosen Ablauf ist, kommt gerade diese einfache Handlung zu kurz. Die Pflegenden aller Einrichtungen müssen sich über die Schwierigkeiten im klaren sein, die mit einer Entlassung für die andere Seite verbunden sind. Das Krankenhauspflegepersonal steht teilweise unter großem Druck, sei es von Seiten der Ärzte oder des Patienten, eine Entlassung schnellstmöglich in die Wege zu leiten, auch wenn Sie der Meinung sind, dass dem Patienten nicht unbedingt damit gedient ist. Vielleicht wird besonders auf einer Akutstation das Bett dringend benötigt. In staatlichen ambulanten und stationären Einrichtungen der Gesundheitsversorgung außer Akuteinrichtungen, in privaten Einrichtungen und in Nicht-Akutkrankenhäusern werden die Ressourcen unweigerlich gestreckt, wenn nicht genügend Geld mit Maßnahmen der medizinischen Grundversorgung eingenommen wird. Die den staatlichen Sozialdiensten zur Verfügung gestellten Mittel sind für soziale Bedürfnisse und nicht für die Gesundheitsversorgung vorgesehen. Die Versäumnisse bei der Vorbereitung auf die Entlassung aus dem Krankenhaus, die für Patienten und Personal der ambulanten Pflegedienste Probleme verursachen, sind in der Regel folgende:

- Fehlende Neueinschätzung der Dekubitusgefährdung (Pflegepersonen im Krankenhaus führen sie vor der Entlassung durch oder das Personal des ambulanten Pflegedienstes im Anschluss an die Aufnahme) mit dem Ergebnis, dass falsche Lagerungshilfsmittel eingesetzt werden. Patienten, die bei der Krankenhausaufnahme auf unangemessene Lagerungshilfsmittel gebettet wurden, bleiben typischerweise bis zum Ende ihres Krankenhausaufenthalts darauf liegen, selbst wenn es gar nicht mehr nötig ist.
- Unterlassung der Informationsmitteilung an die entsprechenden Arztpraxen
- Personal der ambulanten Pflege wird nicht früh genug von der Entlassung aus dem Krankenhaus in Kenntnis gesetzt, um entsprechende Ressourcen bereitstellen zu können.
- Wenig Verständnis des Krankenhauspflegepersonals für die begrenzten Ressourcen in der ambulanten Pflege
- Mangel an verfügbaren Ressourcen in staatlichen und privaten ambulanten und stationären Einrichtungen, außer in Akutkrankenhäusern
- Unzureichende Kenntnisse über die häuslichen Umstände und die Fähigkeiten von möglichen pflegenden Angehörigen
- Unangemessene Vermittlung nach Hause durch das Personal der staatlichen Sozialdienste

Und auch hier ist die Schulung des Personals der ausschlaggebende Faktor. Darüber hinaus sollte es einheitliche Richtlinien geben, die für alle beteiligten Einrichtungen gelten und eine nahtlos ineinander übergehende Gesundheitsversorgung unterstützen. Ein Flussdiagramm zur Entlassungsplanung (**Abbildung 7-1**) kann dem Personal eine Hilfe sein und Bewusstsein für die Probleme der ambulanten Gesundheitsversorgung schaffen. Auch im Zusammenhang mit der Entlassung sind natürlich unvorhersehbare Ereignisse nicht auszuschließen, doch würde gerade in solchen Fällen eine präzise und direkte Kommunikation viele Verstimmungen zwischen den einzelnen Einrichtungen vermeiden. Wird ein neuer Patient oder ein Patient mit komplexen Problemen bei der Wundversorgung aus dem Krankenhaus in die ambulante Pflege entlassen, möchte der Pflegedienstleiter der ambulanten Station dem Patienten vielleicht schon im Krankenhaus zur Besprechung der Pflege mit dem Stationspersonal einen Besuch abstatten. Das gleiche gilt vielleicht auch für Leiter der stationären Krankenhauspflege und Pflegedienstleiter von Heimen. Auch wenn diese Möglichkeit vielleicht nicht immer wahrgenommen wird, sollte sie doch zumindest bestehen.

Übung (Zeitaufwand: 10 Minuten)

Stellen Sie sich einen dekubitusgefährdeten Patienten auf ihrer Station vor, der bald entlassen werden soll oder vor kurzem entlassen wurde. Beantworten Sie dann die folgenden Fragen:

1. Hat man bei der Patientin/dem Patienten für die Entlassung eine Einschätzung der Dekubitusgefährdung und des aktuellen Gesundheitszustandes vorgenommen?
2. Wurde der Leiter der ambulanten Pflegestation oder der privaten Einrichtung für die weitere Gesundheitsversorgung über die Entlassung und eingeschätzte Risikogruppe informiert?
3. Wusste/Weiß das Pflegepersonal über die häuslichen und sozialen Umstände Bescheid?
4. Wurden allen Personen, die für die Pflege verantwortlich sind, die Möglichkeit zur Schulung eingeräumt?
5. Stehen geeignete Lagerungshilfsmittel zur Verfügung, falls diese erforderlich sind?

Falls Sie eine dieser Fragen mit «Nein» beantworten, führen Sie die einzelnen Schritte auf, die Sie für einen korrekten Ablauf unternehmen können.

7. Dekubitusprophylaxe

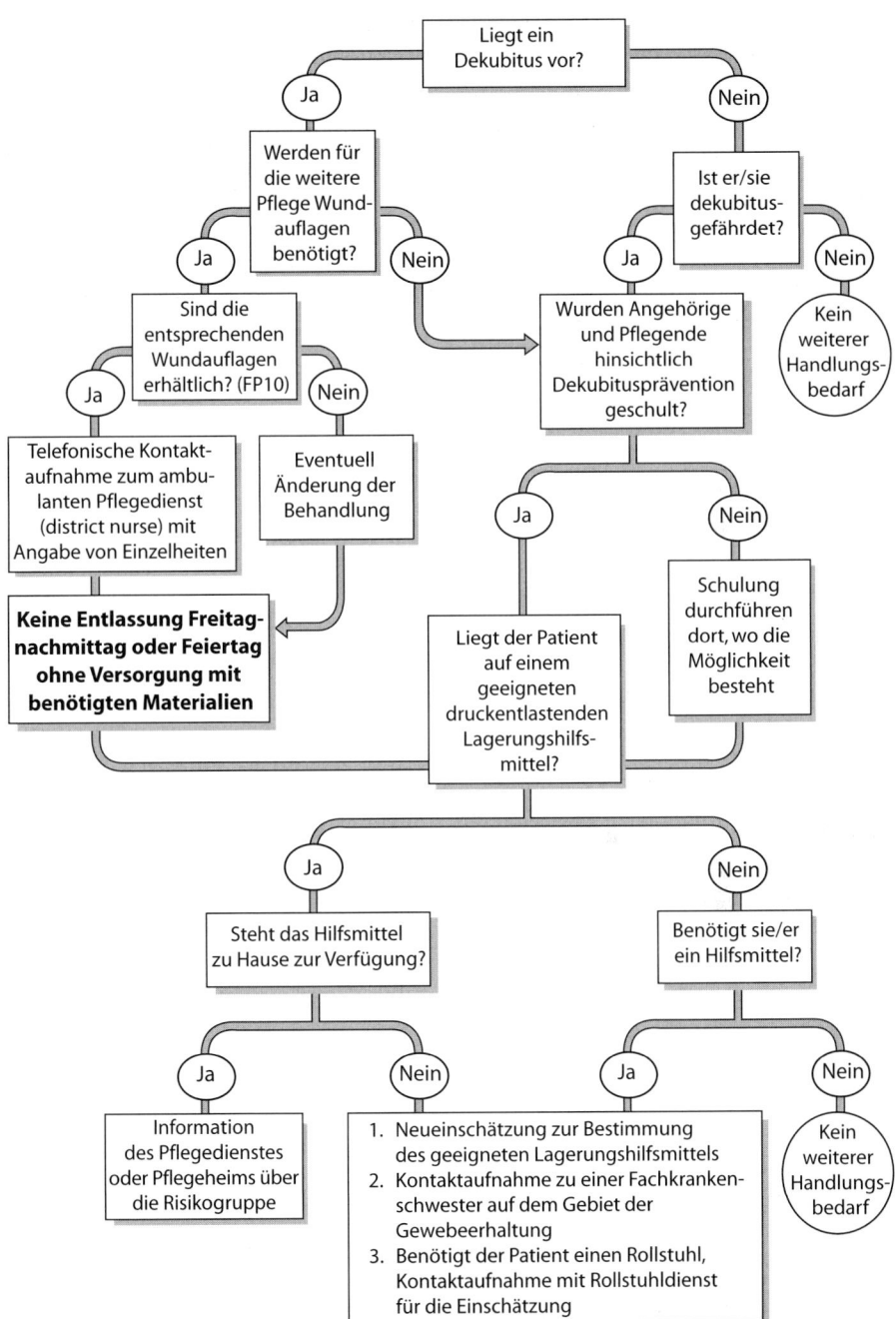

Abbildung 7-1 Ablauf einer Entlassungsplanung

> **Feedback**
> Wenn Sie alle Fragen mit «Ja» beantwortet haben, kommt das Ihrem Patienten zugute; ist das nicht der Fall, wurde Ihnen mit Hilfe der Übung deutlich, welche Bereiche bei der Patientenentlassung verbessert werden könnten.
> Falls Sie in einer ambulanten Einrichtung tätig sind: Was würden Sie unternehmen, um die Situation zu verbessern? Eine Unterstützung wäre eine Arbeitsgruppe oder der Kontakt zu einer Gruppe, die Richtlinien auf diesem Gebiet erstellt. Könnten Sie ein Gespräch mit Gruppen von Pflegepersonen im Krankenhaus organisieren, beispielsweise Ressourceschwestern, um deren Aufmerksamkeit für das Problem zu erhöhen? Wenn es die Situation nach problematischen Entlassungen wirklich erfordert, beginnen Sie vielmehr damit, den Kontakt zu den entsprechenden Stationen und Stationsleitungen aufzunehmen, um sie über die Schwierigkeiten zu informieren, anstatt deren Versäumnisse einfach nur hinzunehmen.

Als eine Möglichkeit zur Gestaltung von reibungslosen Entlassungen, hat man in verschiedenen Einrichtungen Großbritanniens eine diplomierte Pflegeperson ernannt, die speziell für die Vorbereitung der Entlassung eines Patienten zuständig ist. Diese Aufgabe kann auch zu den Tätigkeiten einer klinischen Fachkrankenschwester gehören. Da sie allerdings nicht in der Lage sein kann, alle Entlassungen zu überprüfen, ist es notwendig, dass alle Pflegepersonen die Verantwortung für die Gewährleistung einer Kontinuität in der Versorgung auch außerhalb der eigenen Einrichtung übernehmen.

Es wurde bereits erwähnt, dass der Mangel an Ressourcen in ambulanten Einrichtungen ein großes Problem darstellt. Zwar gibt es in einigen Gebieten GB staatlich geförderte Leihhäuser für Pflegehilfsmittel, doch diese sind häufig schlecht geführt, einerseits im Hinblick auf die Lieferwartezeiten und andererseits im Hinblick auf deren ungenügende Ausstattung an vorrätigen Lagerungshilfsmitteln. In einigen Einrichtungen hat man begonnen, das Problem anzugehen und meldet Bedarf nach zusätzlichen Ressourcen an. Doch das Problem wird dadurch verschärft, dass die finanziellen Mittel für die ambulante Gesundheitsversorgung von staatlichen Sozialdiensten verwaltet werden. Das bedeutet, dass die Bereitstellung der Hilfsmittel für Patienten mehr nach sozialen als nach pflegerischen Gesichtspunkten erfolgt. Solange sich die zur Verfügung gestellten finanziellen Mittel nicht am Zustand der Patienten orientieren, sind Konflikte vorprogrammiert.

Wissensüberprüfung (Zeitaufwand: 10 Minuten)

Nennen Sie fünf Maßnahmen, die die Verlegung eines Patienten von der einen zur anderen Einrichtung erleichtern.

> **Feedback**
> Sie hätten folgende Punkte aufführen sollen:
> - eine Pflegerichtlinie, die auch in anderen Einrichtungen gültig ist und die Pflegenden auf die Probleme der anderen Einrichtung aufmerksam macht.
> - Flussdiagramm zur Entlassungsplanung
> - aktualisierte Einschätzung der Dekubitusgefährdung
> - Schulung
> - Diplomierte Pflegepersonen, die speziell für die Entlassungsvorbereitung zuständig sind
> - Verbesserung des Kontaktes und der Kommunikation zwischen den einzelnen Einrichtungen.

7.5 Multidisziplinärer Ansatz und Standards

Obwohl das Dekubitusproblem auch weiterhin in den Bereich der Pflege gehört, wird doch allmählich die Bedeutung eines multidisziplinären Ansatzes für die Bewältigung des Problems erkannt. Die genaue Zuständigkeit hängt natürlich von der Pflegeumgebung ab, dennoch könnte in jeder Einrichtung – auch in den privaten Einrichtungen – das Problem von einem Team aus verschiedenen Berufsgruppen unter die Lupe genommen werden. Gerade jetzt, wo sich der Schwerpunkt auf die medizinische Grundversorgung durch Allgemeinmediziner verlagert hat, wäre es äußerst zweckmäßig über Richtlinien oder Standards zu verfügen, die nicht nur von Pflegepersonen erstellt werden. Dadurch würde das gesamte an der Patientenversorgung beteiligte Personal, beispielsweise in Bezug auf die eingesetzten Lagerungshilfsmittel oder auf die Einteilung des Dekubitus, über eine weitgehend einheitliche Terminologie verfügen. Beispiele der einzelnen Berufsgruppen, die zu einem solchen multidisziplinären Team gehören könnten, sind:

- Diätassistenten: Sie unterstützen Pflegende und Patienten durch eine individuell abgestimmte Ernährungsberatung.
- Ärzte: Beteiligung von Fachärzten und/oder Allgemeinmedizinern, so dass sie die Bedeutung ihrer Rolle in Hinblick auf die medizinische Unterstützung bei den prädisponierenden Faktoren des Dekubitus, beispielsweise bei Anämie, erkennen und weitere Ärzte in die Diskussionen über die Wundversorgung einbeziehen. Unter Umständen helfen auch interessierte Ärzte den Weg dort zu ebnen, wo Kollegen eine Oppositionshaltung gegenüber verschiedenen Aspekten der Dekubitusprävention einnehmen, beispielsweise eine ablehnende Haltung bei der Einbeziehung von Personen aus anderen Gesundheitsberufen bei Entscheidungen über die Versorgung des Patienten haben.
- Andere medizinische Fachberufe, z. B. Beschäftigungstherapeuten und Physiotherapeuten, die in der Regel daran beteiligt sind, die Rückkehr der Patienten in die häusliche Umgebung zu ermöglichen und für die Rehabilitation sorgen.

- Sozialdienste: Sie sind überwiegend für die Bereitstellung der Hilfsmittel für die Patienten zu Hause zuständig und sind auf die Zusammenarbeit mit dem Pflegepersonal angewiesen.
- Medizinisch-technische Mitarbeiter: sind für die Wartung der Hilfsmittel verantwortlich.
- Pflegende, entweder Personen aus dem Sozialdienst oder pflegende Angehörige, obgleich es vielleicht mutig ist, die letztgenannte Gruppe einzubeziehen, da sie möglicherweise dem Problem eine neue Perspektive gibt.
- Geeignetes qualifiziertes Pflegepersonal, z. B. Ressourceschwestern, Teamleiter, Personal der ambulanten Pflegedienste.
- Personal von Fachabteilungen, z. B. Radiologie oder Intensivstation.
- Person mit Leitungsfunktion, die für die Verwaltung der finanziellen Mittel zuständig ist.

Hier werden zwar all diese Berufsgruppen aufgeführt, doch ihr Beitrag wird sicherlich nicht in jedem einzelnen Fall benötigt. Dabei muss beachtet werden, dass große Gruppen oft schwieriger zu Ergebnissen kommen als kleine, weil Meinungsverschiedenheiten dort eher auftreten. Aus diesem Grund ist die Bildung von Untergruppen oder Arbeitsgruppen vielleicht eine effektivere Möglichkeit zur Bewältigung der vorgesehenen Arbeit.

Wissensüberprüfung (Zeitaufwand: 15 Minuten)

Stellen Sie sich einen Patienten mit einem Dekubitus Grad 3 oder 4 vor und erstellen Sie eine Liste der Personen, die in die Gesundheitsversorgung miteinbezogen sind. Notieren Sie dann all die Personen, die Ihrer Meinung nach an der Gesundheitsversorgung beteiligt sein sollten, es in diesem Fall aber nicht sind.

▲ **Feedback**

Ihre Antwort hängt natürlich auch von Ihrem Arbeitsort ab. Dennoch haben Sie wahrscheinlich eine Reihe von Personen nennen können, die Ihrer Meinung nach im Team fehlen. Ist das der Fall, überlegen Sie sich, wie Sie diese Berufsgruppen in Zukunft einbeziehen können.

Der wichtigste Aspekt ist, dass sich die Gruppe von Anfang an über das Ausmaß des Dekubitusproblems in Ihrer Einrichtung im klaren ist und Ziele festlegen sowie eine Richtlinie zu deren Umsetzung erarbeiten kann. Ebenso wie erfassbare Indikatoren des Problems gehört auch eine Brainstorming-Sitzung zu den Möglichkeiten, um weitere relevante Fragen und Probleme, die von der Gruppe untersucht werden können, festzustellen. Dies kann von unschätzbarem Wert sein, da sich das Personal der verschiedenen Stationen nicht immer über die Probleme bewusst ist, die außerhalb der eigenen Pflegeumgebung vorherrschen.

Eine Reihe von Maßnahmen, die von einer solchen Gruppe ergriffen werden können, sind:

- Übersicht über die Lagerungshilfsmittel, wobei die Frage zu klären ist, welche Hilfsmittel verfügbar sind und in welchem Zustand sie sich befinden
- Erstellen eines Bedarfsplanes zur Finanzierung neuer Hilfsmittel
- Berücksichtigung spezieller Krankenhausbereiche, z. B. OP, Unfallstation und Notfallambulanz
- Übersicht der verfügbaren Rollstühle
- Richtlinie zur Dekubitusprävention und -therapie
- Schulungsprogramme
- Überprüfung der Effektivität der Maßnahmen
- Einbeziehung des Rettungsdienstpersonals
- Richtlinie zur Entlassungsplanung.

Im Rahmen einer systematischen Methode zur Dekubitusprävention spielt es auch eine wichtige Rolle, dass das Personal des Rettungsdienstes berücksichtigt wird. Dies gilt nicht nur im Hinblick auf Notfallpatienten, wo ein verstärktes Bewusstsein für die Dekubitusgefährdung der Patienten dazu beitragen kann, dass für die Verunglückten auf jeden Fall eine druckentlastende Unterlage zur Verfügung steht. Das Personal kann auch dekubitusgefährdeten Patienten, die mit dem Rettungswagen verlegt werden, eine sicherere Umgebung bieten (McClemont et al., 1991).

7.5.1 Einführung eines Standards

Das Erstellen eines Standards nimmt zwar die Zeit und die Bemühungen von nur wenigen Personen in Anspruch, doch die wirkliche Anstrengung liegt darin, dass die Richtlinie nicht ungenutzt in der Schublade verschwindet. Die Richtlinie sollte daher anwenderfreundlich sein und zum schnellen Nachschlagen einfach zu findende Abschnitte aufweisen. Mit Hilfe einer Loseblatt-Präsentation können Änderungen eingefügt werden. Die Richtlinie sollte idealerweise alle zwei Jahre aktualisiert und überarbeitet werden, hauptsächlich die Abschnitte über Lagerungshilfsmittel und Wundauflagen, da in diesem Bereich das Marktangebot und die Forschung einem ständigen Wandel unterliegen ist. Ein Beispiel für eine solche Richtlinie in England ist die North Lincolnshire Pressure Sore Policy (1993) sowie eine andere, von Moody et al. in einer Veröffentlichung (1992) beschriebenen Richtlinie, die auf der First European Conference on Advances in Wound Management vorgestellt wurde.

Übung (Zeitaufwand: 45 Minuten)

Umkreisen Sie «Ja» oder «Nein» für die Beantwortung der in **Tabelle 7-3** aufgelisteten Fragen bezüglich Ihrer Einrichtung. Geben Sie eine ausführliche Antwort auf die mit einem Sternchen gekennzeichneten Fragen, wenn Sie diese mit «Ja» beantwortet haben.

Tabelle 7-3 Fragen für Ihre Einrichtung

Frage	Antwort	Detail
Gibt es bei Ihnen einen Standard zur Dekubitusprophylaxe oder -therapie?	Ja/Nein	
Sind Sie über das Ausmaß des Dekubitusproblems in Ihrer Einrichtung informiert?*	Ja/Nein	
Sind Sie über die Ihnen zur Verfügung stehenden Hilfsmittelressourcen informiert?*	Ja/Nein	
Wissen Sie, an wen Sie sich bei Fragen wenden können?*	Ja/Nein	
Gibt es bei Ihnen eine Informationsbroschüre für Patienten / pflegende Angehörige?	Ja/Nein	
Falls Sie nach einem Standard arbeiten: Bezieht sich dieser auch auf Disziplinen außer der Pflege?	Ja/Nein	
Haben Sie die Möglichkeit Kontakt mit einer Diätassistentin aufzunehmen?	Ja/Nein	
Sind Ihnen alle Methoden hinsichtlich der Überprüfung der Dekubitusprävention klar?*	Ja/Nein	

▲ **Feedback**

Die Antworten auf diese Fragen mögen deutlich gemacht haben, in wieweit sich Ihre Einrichtung genau oder nur zum Teil auf dem richtigen Weg zur Problemlösung befindet oder noch viel Arbeit in dieser Hinsicht leisten muss. Einige Initiativen zur Verbesserung der Situation, die Sie entsprechend Ihrer Einrichtung ergreifen könnten wären:

- eine auf eine kleine Patientengruppe beschränkte Prävalenzerhebung zur Darstellung der Tragweite des Problems
- Übersicht über die Lagerungshilfsmittel zum Hervorheben von Defiziten
- Feststellen derjenigen Personen, die als Mitglieder einer multidisziplinären Gruppe in Frage kommen würden
- Kostenerfassung bei einem einzelnen Patienten, um die Kostenintensität des Problems aufzuzeigen
- Erstellen eines Informationsblattes für das Personal zu verschiedenen unklaren Punkten, z. B. Kontaktaufnahme zur Diätassistentin, Liste der verfügbaren Lagerungshilfsmittel
- Erstellen einer Patienteninformationsbroschüre.

7.5.2 Einführen eines Standards

Um die Aufmerksamkeit auf den Standard zu lenken und Gelegenheit zur Beantwortung von Fragen zu bieten, sollte sinnvoller weise ein Tag eingeplant werden, an dem der Standard offiziell eingeführt wird. An einem solchen Einführungstag ist die Wahrscheinlichkeit größer, nicht nur Unterstützung vom Pflegepersonal, sondern auch von einem breiten Publikum zu erhalten, wenn alle an der Erstellung beteiligten Mitglieder der multidisziplinären Gruppe präsent sind und sich an die Kollegen der eigenen Berufsgruppe richten. Des weiteren könnten Firmen als Sponsoren gewonnen und eingeladen werden, sofern man deren Produkte gutheißt. Für die Firmen besteht dann die Möglichkeit, dem Personal die eigenen Produkte direkt vorzuführen und über deren Gebrauch mit dem Publikum zu diskutieren. Ein solcher Einführungstag gibt auch dem Personal die Gelegenheit, sich mit dem neuen Standard vertraut zu machen.

Nach Einführung des Standards ist es ebenso von Bedeutung, das Personal über deren Weiterentwicklung auf dem neuesten Stand zu halten. Dies kann durch Darstellung der Ergebnisse von Prävalenz- oder Inzidenzdaten geschehen, zum Beispiel wenn rückläufige Zahlen zu verzeichnen sind. Darüber hinaus sollte das Personal in die Überprüfung bestimmter Teilbereiche des Standards einbezogen werden. Auf diese Art und Weise wird das Personal vermutlich besser mit dem Standard vertraut und kann einen Beitrag für den Erfolg leisten.

Wissensüberprüfung (Zeitaufwand: 20 Minuten)
Geben Sie fünf zentrale Punkte für den Erfolg eines Standards zur Dekubitusprävention an.

Feedback
Sie hätten die folgenden Punkte erkennen sollen:

- Beteiligung einer multidisziplinären Gruppe
- Bewusstsein für die Hauptproblembereiche und das Ausmaß des Problems
- anwenderfreundlicher Stil
- Anwendbarkeit auch von anderen Berufsgruppen außer vom Pflegepersonal
- Beteiligung aller Berufsgruppen am Einführungstag des Standards

Falls es bei Ihnen bereits einen Standard dieser Art gibt, deren Effektivität Sie allerdings anzweifeln, sind Sie nun vielleicht in der Lage, die Defizite des Standards zu erkennen. Arbeiten Sie jedoch noch nicht mit einem Standard, mag dieses Kapitel für Sie ein Anstoß sein, den Anfang dafür zu machen.

> **Zusammenfassung**
> Nachdem Sie dieses Kapitel über die Prävention des Dekubitus bearbeitet haben, sollten Sie sich nun ein größeres Wissen über die vielen Methoden zur Dekubitusprophylaxe angeeignet haben, insbesondere:
>
> - Kriterien zur Auswahl der für Ihre Patienten und deren Bedürfnisse am besten geeigneten Lagerungshilfsmittel und die für deren Gebrauch notwendige Personalschulung
> - die zentrale Rolle der klinischen Fachkrankenschwester bei der Dekubitusprävention
> - Notwendigkeit eines Schulungsprogrammes und dabei die Berücksichtigung von Patienten, pflegenden Angehörigen sowie allen in der Gesundheitsversorgung tätigen Personen.
> - Bedeutung der Kommunikation und frühzeitigen Entlassungsplanung für die Kontinuität der Pflegequalität und der Vorbeugung einer Dekubitusentstehung nach der Entlassung
> - Erstellen eines multidisziplinären Standards als wesentlicher Bestandteil für einheitliche Strategien der Prävention und des Managements.

Literatur

Bennett, G., Moody, M. (1995), Wound care for health professionals. Chapman & Hall, London.

Castledine, G. (1987), The development of the C. N. S. in the U. K. Acta Hospitalia 27 (3): 67–79.

Davies, K. (1994), Prevention of pressure sores. British Journal of Nursing 3 (21): 1099–1104.

Dealey, C. (1995), Mattresses and beds. Journal of Wound Care 4 (9): 409–412.

Department of Health (1993), Pressure sores, a key quality indicatior. Doh, Lancashire

Masham, (Baroness) (1994), Healing: a patient's perspective. Journal of Wound Care 3 (4): 195–196.

McClemont, E., Woodcock ,N., Oliver, S., Hinton, C., Preston, K., Phillips, J. (1991), Journal of Tissue Viability 2 (4): 114–117.

Menard, S. (ed) (1987), The clinical nurse specialist: perspectives on practice. John Wiley, Canada.

Moody, M. Nochols, R., Robertson, J., Swain, I. (1992) Developing a pressure sore prevention and management policy. In: Harding, K., Leaper, D. L., Turner, T. (eds) First European conference in Advances in Wound Management. Macmillan Magazines, London

NHS Executive (1995), Pressure sores, using information. NHS Executive, Leeds.

North Lincolnshire Pressure Sore Poicy (1993), Prevention and management of pressure damage. North Lincolnshire health Authority, Lincolnshire.

O'Dea, K. (1994), The problem for equipment manufacturers in developing clinical research. Journal of Tissue Viability 4 (3): 79–83.

Preston, K. (1991), Countin the cost of pressure sores. Community Outlook 1 (9): 19–24.

Ryan, D. (1983), The influence of environmental temperature on catabolism using the clinitron air fluidised bed. Intensive Care Medicine 9: 279–281.

Sparacino, P. (1986), The clinical nurse specialist. Nursing practice 1: 215–228.

University of Sheffileld (1994), Reduction of junior doctors' hours in Trent Region: the nursing contribution. NHS Executive, Sheffield .

Walsh, M., Ford, P. (1989), Nursing rituals, research and rational action. Heinemann Nursing, Oxford.

William, A. (1993), Steps to develop a working relationship: an evluation of the community-based clinical nurse specialist. Professional Nurse (Sept.): 806–812.

Wright, S. (1991), The nurse as a consultant. Nursing Standard 5 (20): 31–34.

Young, J. (1992), The use of specialised beds and mattresses. Journal of Tissue Viability 2 (3): 79–81.

8. Behandlung und Management des Dekubitus

In den vorangegangenen Kapiteln haben wir uns mit den Ursachen des Dekubitus, den Methoden zur Ermittlung von dekubitusgefährdeten Menschen und der Dekubitusprophylaxe beschäftigt. Doch es ist und bleibt eine Tatsache, dass der Dekubitus im pflegerischen Alltag noch immer auftritt. Als nächstes soll deshalb die Therapie des Dekubitus eingehend betrachtet werden.

> **Lernziele**
> Nachdem Sie dieses Kapitel durchgearbeitet haben, sind Sie in der Lage:
> - den Wundheilungsprozess zu beschreiben
> - die diesen Prozess verzögernden und fördernden Faktoren aufzulisten
> - geeignete Pflegeplanungen für Dekubituspatienten zu erstellen.

8.1 Physiologie der Wundheilung

Obwohl überwiegend die diplomierten Pflegepersonen an der Spitze der Wundversorgung stehen, verfügt dieser Personenkreis zumeist nur über spärliche Kenntnisse zur Physiologie der Wundheilung. Dealey (1994a) führt drei Gründe auf, weshalb für das Pflegepersonal dieses Wissen von Bedeutung ist:

- abnorme Wundheilung zu erkennen
- Erleichterung der Auswahl des geeigneten Wundverbandes durch Kenntnisse über die verschiedenen Phasen der Wundheilung
- Sicherstellung einer angemessenen diätetischen Ernährung durch Kenntnis über den Nährstoffbedarf in den einzelnen Phasen des Wundheilungsprozesses.

Man unterscheidet im wesentlichen zwei Arten der Wundheilung:

- **Primäre Wundheilung:** Die Wundränder ziehen sich wie bei chirurgisch gesetzten Wunden zusammen.

- **Sekundäre Wundheilung:** Die Heilung der Wunde geschieht durch das Auffüllen der Fläche, die vom Gewebeverlust betroffen ist, wie Ulcus Cruris oder Dekubitus.

8.1.1 Wundheilungsprozess

Die Wundheilung verläuft stets in drei Phasen. Teilweise wird die zweite Phase nochmals unterteilt, wodurch sich dann vier Wundheilungsphasen ergeben, doch der Ablauf bleibt unverändert. Die drei Phasen sind:

- Reinigungsphase (Sekretion)
- Proliferation
- Granulation (Reifung)

Im folgenden werden die einzelnen Phasen kurz beschrieben. Für ausführliche Erläuterungen empfehlen wir ein Lehrbuch über Wundheilung und/oder die entsprechende Literatur zu verwenden.

Die sich zeitlich in unterschiedlichem Maße überlappenden Wundheilungsphasen hängen von der Art, Größe und Lokalisation der Wunde und den die Heilungs verzögernden oder fördernden Faktoren ab.

8.1.1.1 *Reinigungsphase*

Die Reinigungsphase schützt den Körper vor weiterer Schädigung. In dieser Phase beginnt die Inaktivierung von Toxinen und das Abtöten von Bakterien. Mit der vermehrten Produktion von neutrophilen Leukozyten und Monozyten setzt der als Phagozytose bekannte Prozess ein, bei dem Leukozyten und Monozyten alle Fremdkörper in sich aufnehmen. Eine bestimmte Anzahl von Monozyten reift zu Makrophagen heran, die weiterhin körperfremde Stoffe phagozytieren und auch Zellbruchstücke einlagern. Diese Makrophagen regen die Produktion von Antikörpern an. Außerdem setzen sie Enzyme frei, die über einen Rückkopplungsmechanismus die Reinigungsphase so lange aufrechterhalten, wie es nötig ist (Bennett und Moody, 1995). Die Wunde besitzt in dieser Phase keinerlei Dehnfestigkeit, was vom Zeitpunkt des Wundauftretens bis zum 4. Tag der Heilungsphase andauern kann. Bleibt aus irgendwelchen Gründen die Reinigungsphase aus oder ist ihre Wirkung geschwächt, kommt es höchstwahrscheinlich nicht zu einer Wundheilung. In dieser Phase sind Wunden stark durchblutet und zeigen Überwärmung und Rötung in ihrer Wundumgebung.

8.1.1.2 Proliferative Phase

In dieser Wundheilungsphase beginnt die Kompensation des Gewebeverlustes in der Wunde. Die Bildung der Kollagenfasern setzt ein, wodurch die Wunde Festigkeit erhält. Dennoch legen sich in dieser Frühheilungsphase die Fasern noch ungeordnet auf den Wundgrund, so dass ihre Wirkung entsprechend gering ist. Die Kollagenfasern stützen allerdings die Kapillarschlingen und die neugebildeten, noch nicht reißfesten Kapillarsprossen – die Basis für das wundüberspannende Granulationsgewebe – deren Bildung durch die Makrophagen gefördert wird. Dieser Prozess ist unter dem Begriff Angiogenese bekannt und fördert die Sauerstoffversorgung der Wunde, wodurch der Heilungsprozess beschleunigt wird. Erst dann können die Epithelzellen über die Wundfläche einwandern. Als Voraussetzung dafür benötigen sie ein feuchtes Wundmilieu und lebensfähiges Granulationsgewebe. Granulierende Wunden sind gekennzeichnet durch eine helle und glänzende, rote Oberfläche (siehe Abbildung 10, Seite 226). Mit der Epithelisierung wird die Wunde blass-rosa und verliert an Feuchtigkeit.

8.1.1.3 Granulationsphase

In dieser Phase erhält das Wundgewebe seine Struktur und Funktion zurück (Bennet und Moody, 1995). Eine strukturierte Anordnung der Kollagenfasern beginnt, wodurch sich die Dehnfestigkeit der Wunde erhöht. Diese Phase kann bis zu einem Jahr andauern, und selbst dann erreicht das Gewebe im Wundgebiet nicht die gleiche Festigkeit wie vor der Hautschädigung. Aus diesem Grunde ist es auch sehr wichtig, den gerade geheilten Dekubitus weiterhin zu schützen. In dieser Phase der Granulation (Reifung) findet die Heilung der Haut und die Bildung von Narbengewebe statt. Betrachten Sie Abbildung 10, S. 226. Sie zeigt eine Wunde mit Granulationsgewebe in der Wundmitte, Epithelialisierung an den Rändern der offenen Wundfläche und Granulation an den umgebenden Wundrändern. Man kann auch erkennen, dass das Gewebe noch sehr zart ist und leicht beschädigt werden könnte. In diesem Fall wurde das dargestellte Stadium nach drei Monaten erreicht.

Wissensüberprüfung (Zeitaufwand: 15 Minuten)

1. Nachstehend sind die drei Phasen der Wundheilung aufgeführt. Notieren Sie rechts daneben die Hauptfunktionen des jeweiligen Stadiums.
   Reinigung:

   Proliferation:

   Granulation:

2. Was bedeutet Angiogenese?
3. Welche Rolle spielen die Makrophagen bei der Wundheilung?

Feedback
1. Ihre Antwort sollte lauten, dass in der Reinigungsphase der Körper vor weiterer Schädigung geschützt wird, in der proliferativen Phase verlorenes Gewebevolumen ersetzt und in der Granulationsphase die Gewebefunktion und Dehnfestigkeit, wenn auch nicht vollständig, wiederhergestellt wird.
2. Angiogenese bezeichnet die Förderung der Bildung von neuen Kapillargefäßen durch die Makrophagen, die den Sauerstofftransport zur Wunde unterstützen.
3. Abgesehen von dieser Funktion nehmen Makrophagen Zellbruchstücke in sich auf, regen die Produktion von Antikörpern an und setzen Enzyme zur Unterstützung der Reinigungsphase frei.
   Diese Zusammenfassung bietet nur einen sehr groben Überblick über den Wundheilungsprozess. Dennoch sollte jede an der Wundversorgung beteiligte Person Kenntnisse darüber besitzen, was in der Wunde wann geschieht. Vor allem, wenn eine präzise Einschätzung erforderlich ist, in welcher Phase sich die Wunde befindet und welche Wundauflage verwendet werden sollte.

Übung (Zeitaufwand: 10 Minuten)

Wählen Sie einen Patienten mit einer Wunde auf Ihrer Station aus. Es muss sich dabei nicht unbedingt um eine Dekubituswunde handeln. Beantworten Sie nun die folgenden Fragen:
1. Handelt es sich um eine primäre oder sekundäre Wundheilung?
2. In welcher Phase des Wundheilungsprozesses befindet sich die Wunde?
   Begründen Sie Ihre Antwort.

Feedback
Ihre Antworten hängen natürlich von der jeweiligen Patientin/Patienten ab.
1. Falls Sie jemanden mit einer offenen Wunde ausgewählt haben, liegt eine sekundäre Wundheilung vor; bei einer durch eine Naht verschlossenen Wunde handelt es sich um eine primäre Wundheilung.
2. Bei einer genähten Wunde könnten Sie nur dann darüber Auskunft geben, ob sich die Wunde in der Reinigungsphase befindet, wenn Sie eine Überwärmung

und eine leichte Rötung und Schwellung in der Umgebung sehen würden. Liegt bei Ihrem Patienten eine sekundäre Wundheilung vor, sollten Sie das Aussehen und den Zeitpunkt des Auftretens der Wunde Ihrer Klassifikation zugrunde legen. Wenn die Wunde seit langer Zeit besteht und keine Fortschritte erzielt wurden, haben sich vielleicht verschiedene Probleme bei der Einschätzung ergeben. Das ist darauf zurückzuführen, dass es noch andere Faktoren gibt, die die Wundheilung beeinflussen. Im nachfolgenden Abschnitt werden diese Faktoren eingehender behandelt. Eine solche Wunde kann ferner mit Schorfbelag und nekrotischem Gewebe bedeckt sein. In solchen Fällen können Sie einen Heilungsprozess möglicherweise nicht feststellen, weil das Gewebe in der Wunde für Sie nicht einsehbar war. Schorf und Fibrinfasern sind totes Gewebe, und ihre Entfernung ist Voraussetzung für die Heilung der Wunde; sie bilden über Wunden einen gelblichen Belag von unterschiedlicher Dicke. Nekrotisches Gewebe setzt sich auch aus Schorf und Fibrinfasern zusammen, nimmt aber nach Luftexposition ein festes, lederartiges und schwarzes Aussehen an.

8.2 Heilungsfördernde Faktoren

Obwohl die Kenntnis der Physiologie der Wundheilung eine bedeutende Rolle spielt, gehen nach den Erfahrungen der Autorin doch noch viele Ärzte und Pflegepersonen davon aus, dass die Heilung einer Wunde auf eine bestimmte Wundauflage oder die durchgeführte Druckentlastung zurückzuführen ist. Sie sind erstaunt, wenn die Wundheilung nicht eintritt. Da diese noch von einer Vielzahl lokaler und systemischer Faktoren beeinflusst wird, ist deren Kenntnis von grundlegender Bedeutung.

8.2.1 Lokale Faktoren

Lokale Faktoren beziehen sich auf die am Wundort wirkenden Faktoren. Drei der maßgeblichen Faktoren werden hier aufgeführt:
- Erhaltung eines feuchten Wundmilieus durch geeignete Wundauflagen
- Abwesenheit jeglicher Art von Kontamination – dies kann beinhalten: Fremdkörper, z. B. Fasern und Fäden von Gazekompressen, Schorf oder chemische Substanzen durch unsachgemäßen Einsatz von Antiseptika
- Druckbeseitigung von der Wunde bei Dekubitus.

8.2.2 Systemische Faktoren

Dabei handelt es sich um Faktoren, die sich auf den Allgemeinzustand des Patienten beziehen, der einen Einfluss auf die Wundheilung ausübt. Werden diese Faktoren im Rahmen der Wundbehandlung nicht berücksichtigt, ist wohl keine Wundheilung zu erwarten und es wird eher zu einem weiteren Gewebeuntergang kommen. Systemische Faktoren sind:

- Ernährung – die beiden grundlegenden Elemente sind **Protein**, da ohne dies kein Wiederaufbau der Wunde und keine Bildung von Kollagenfasern stattfinden kann und **Energie**, da die Zellaktivität durch die Gewebeerneuerung stark erhöht ist und ungenügende Energiezufuhr als Reaktion zur Bedarfsdeckung den Untergang von Körpergewebe zur Folge hat. Mit dem Wundexsudat geht auch Eiweiß verloren. Es ist daher wichtig, diese Menge zu ersetzen und auch die täglich empfohlene Menge zuzuführen. Natürlich leisten auch noch andere Nahrungselemente ihren Beitrag zum Wundheilungsprozess.
- Reduzierte Sauerstoffversorgung der Wunde. In der Anfangsphase der Wundheilung weist das Gewebe eine geringe Sauerstoffkonzentration auf. Erhöht sich diese nicht, sind auch die Zellen nicht in der Lage, mit ihrer Arbeit zu beginnen und ihre Funktionen zu erfüllen. Die Kollagensynthese wird erschwert. Folgende Erkrankungen, Verhaltensweisen und Funktionsstörungen reduzieren die Sauerstoffversorgung in der Wunde:
  - Anämie
  - periphere Gefäßerkrankungen
  - Hypotonie
  - Rauchen (ein Mangel an Vitaminen ist auch bei Rauchern festzustellen, insbesondere von Vitamin C)
  - alle die Blutzirkulation beeinflussenden Faktoren (z. B. eingeschränkte Herz- oder Lungenfunktion)
- Faktoren, die eine Auswirkung auf die Phasen der Wundheilung haben, einschließlich:
  - Steroiden, die zur Abschwächung der Reinigungsphase führen
  - anderen, entzündungshemmenden Medikamenten
  - Ernährung (s. o.)
  - Therapie mit zytotoxischen Substanzen, die einen Einfluss auf die Zellteilung haben.
- Allgemeinzustand des Patienten
- höheres Lebensalter, verringerte Nahrungsaufnahme und altersbedingte Verlangsamung der Zellaktivität liegen häufig gleichzeitig vor.
- Diabetes mellitus führt zu einer schwächeren Reinigungsreaktion, wodurch sich die Anzahl der Phagozyten innerhalb der Wunde reduziert. Durch die vermin-

derte Phagozytose ist ein erhöhtes Infektionsrisiko bedingt, was letztlich die Verzögerung der Wundheilung verursacht.
- Bösartige Erkrankungen, deren Malignität sich auf die Nahrungsaufnahme auswirken kann und auch den Stoffwechselumsatz erhöht, ohne jedoch dadurch die Wundheilung zu fördern.
- Urin- und Stuhlinkontinenz, je nach Wundlokalisation, Ursache von Kontamination der Wunde mit Keimen.

Es sind auch einige soziale Faktoren zu berücksichtigen:

- Mangelnde Hygiene in der Lebensumgebung, wodurch Wundinfektionen Vorschub geleistet wird
- Finanzielle Notsituation mit der Konsequenz einer Mangelernährung
- Schlechte Patientencompliance, hauptsächlich dann, wenn der Patient einen Dekubitus hat und weiterhin an Gewicht zunimmt, oder bei Rauchern, die keine Bereitschaft zeigen, das Rauchen zu reduzieren

Übung (Zeitaufwand: 1 ½ Stunden)

Fallstudie eines Patienten mit einer Wunde und mehreren mit der Wundheilung verbundenen Problemen. Lesen Sie zunächst diesen Artikel und bearbeiten Sie dann in Verbindung mit den bisherigen Erläuterungen dieses Kapitels die folgenden Aufgaben:

1. Erstellen Sie eine Liste aller Faktoren, die bei dem Patienten zu einer Verzögerung der Wundheilung geführt haben und geben Sie jeweils eine Begründung an. Beispiel: Anämie – reduziert die Kapazität des Blutes, den Sauerstoff zu transportieren.
2. Wählen Sie auf Ihrer Station eine Patientin/einen Patienten mit einer Wunde aus, die entgegen Ihren Erwartungen nicht so schnell zuheilt. Betrachten sie unter Einbeziehung der Aufzeichnungen der Pflegenden und Ärzte sowie ihren Kenntnissen aus der Pflege des Patienten die lokalen und systemischen Faktoren und notieren Sie dann alle Faktoren, die Ihrer Meinung nach für die Verzögerung der Wundheilung bei diesem Patienten/dieser Patientin verantwortlich sind. Falls Sie Faktoren erkannt haben, die einen gegenteiligen Effekt auf die Wundheilung ausüben, gibt es für Sie nun eine Möglichkeit diese Störfaktoren auszuschalten?

▲ Feedback

1. Sie hätten die folgenden Faktoren in Bezug auf den Patienten des Fallbeispieles erkennen sollen:
    - Anämie, welche bereits als Beispiel aufgeführt wurde
    - Allgemeiner Gesundheitszustand – schlechte körperliche Verfassung und eingeschränkte Nierenfunktion bedingen die Beeinträchtigung der gesamten

Blutchemie, des weiteren tragen häufige Harnwegsinfektionen zu Inkontinenz und somit zur Kontamination der Wunde bei.
- Wundbelag verzögert die Wundheilung so lange, bis dieser entfernt wird.
- Nährstoffzufuhr und Eiweißverlust durch die Wunde
- Stuhlinkontinenz führt zur Kontamination der Wunde mit Keimen.

2. Diese Antwort hängt natürlich von Ihrer Patientin/Ihrem Patienten ab, doch vielleicht haben Sie eine Reihe von Faktoren festgestellt, über die Sie sich in Bezug auf die Wundheilung nicht im Klaren waren, z. B. Diabetes, Anämie oder andere systemische Faktoren, oder es liegen möglicherweise Faktoren wie beispielsweise Inkontinenz vor. Pflegeprobleme, wie z. B. Inkontinenz, schlechte Ernährung oder Schorfbelag, können vom Pflegepersonal in Angriff genommen werden. Handelt es sich eher um systemische Faktoren, stellen Sie sicher, dass auch der Arzt darüber informiert ist, damit eine entsprechende ärztliche Intervention erfolgen kann.

8.3 Unterstützung der Wundheilung

Heutzutage gibt es eine Vielzahl von Methoden, mit denen der Heilungsprozess unterstützt werden kann. Einige davon haben sich bereits bewährt und wurden gründlich getestet, während sich andere noch in der Frühphase der Entwicklung befinden. Nachstehend wird eine Auswahl solcher Methoden erklärt.

8.3.1 Spezialmatratzen

Es handelt sich hierbei um einige Systeme, die bereits im Abschnitt über druckentlastende Systeme aufgeführt wurden. Allerdings geht man davon aus, dass die zusätzliche Bewegung und Umlagerung in den hier erwähnten Systemen einen positiven Einfluss auf die Wundheilung ausübt. Doch bei vielen Systemen liegen keine klinischen Studien vor. Die Arbeiten mit Beispielen der hierzu relevanten Literatur sind von Dealey (1994b) zu Nimbus-II-Matratzen, von Lowthian (1995) zu Pegasus-Airwave-Matratzen und von Ryan (1990) zum Clinitron-Bett mit Airfluidised-System.

Wechseldrucksysteme. Obwohl diese Systeme verschiedene Zykluszeiten und eine unterschiedliche Anzahl von zu beliebigen Zeiten mit Luft gefüllten Zellen aufweisen, haben sie den Anspruch, in gewisser Weise vorteilhaft für die Wundheilung zu sein. Sicherlich wird die Wundheilung im Falle von Dekubituswunden unterstützt, wenn alle anderen Faktoren ebenso berücksichtigt werden. Verschiedene Firmen befürworten den Gebrauch dieser Systeme für unterschiedliche

Dekubitusgrade, doch nicht immer werden ihre Empfehlungen durch dokumentierte Erfahrungen aus der Praxis gestützt.

Airwave-Systeme. Es handelt sich hierbei um Wechseldrucksysteme. Für diese Systeme, bei denen auf sehr hohe Druckwerte sehr niedrige folgen, gilt die Theorie der einschießenden Hyperämie, welche als aktiver Faktor an der Wundheilung beteiligt ist. Der Wundheilungsprozess wird eigentlich durch die schnelle Rückkehr von Sauerstoff und Nährstoffen zur Wunde nach der Hochdruckphase beschleunigt. Diverse Fallbeispiele scheinen die Effektivität dieser Systeme zu beweisen, z. B. der Fall von Rithalia. Diese Systeme werden für alle Dekubitusgrade, einschließlich Grad 4 empfohlen.

Low-air-loss-Systeme. Bei diesen Wechseldrucksystemen, bei denen das gesamte Matratzensystem bereits integriert ist, wird wahrscheinlich eher eine effektive Wirkung auf die Wundheilung ausgeübt, als bei den Matratzenauflagen. Dies ist wiederum auf die niedrigen Druckwerte zurückzuführen und insbesondere auf die Möglichkeit einer auf den einzelnen Patienten abgestimmten Einstellung.

Air-fluidised-Systeme. Ihre wichtigste Funktion bezieht sich eher auf Wundheilung als auf Dekubitusprävention. Das System ist zwar teuer, doch muss der Kostenfaktor gegen die Gesamtdauer der Wundheilung abgewogen werden, wenn diese tatsächlich durch den Gebrauch dieses Systems verkürzt wird. Einige Vorteile für die Wundheilung dieser einzigartigen Systeme sind: Sie verhindern starken Eiweißverlust, sie verlangsamen den katabolischen Stoffwechsel und vermindern die Schmerzen des Patienten.

8.3.2 Wachstumsfaktoren

Schon vor mehr als 20 Jahren hat man die Wachstumsfaktoren entdeckt. Sie sind für die Zellproliferation unentbehrlich (Cox, 1993). Wachstumsfaktoren sind körpereigene Proteine und tragen zur Koordination der Zellreaktionen während der Wundheilung bei. Unterschiedliche Wachstumsfaktoren haben einen Einfluss auf verschiedene Phasen der Wundheilung. Klinische Studien, bei denen Wachstumsfaktoren in chronische Wunden eingebracht wurden, zeigen ermutigende Ergebnisse, und vielleicht ist dies eine richtungsweisende Methode der Zukunft.

8.3.3 Hyperbarer Sauerstoff

Dieser wird hauptsächlich für nekrotisierende Infektionen innerhalb des Wundgebiets eingesetzt, kann aber dennoch eine Rolle bei lang bestehenden Problemwunden spielen. Der hyperbare Sauerstoff stoppt die Produktion verschiedener Toxine.

8.3.4 Laser

Bei der Low-laser-Therapie wird zur Stimulation der Wundheilung Licht auf die Hautschädigung appliziert, wobei die wichtigste Funktion die Beschleunigung des Heilungsprozesses ist. Für die Anwendung der Lasertherapie ist eine Ausbildung erforderlich. Es gibt durchaus Patienten, bei denen diese Therapie kontraindiziert ist. Der Einsatz dieser Therapie nimmt jedoch zu, und Nachweise über erfolgreiche Behandlungen verschiedener Wundtypen sind verfügbar (James, 1995). In Großbritannien kann die Lasertherapie auch durch das Pflegepersonal erfolgen.

8.3.5 Débridement

Es wurde bereits erwähnt, dass ein Schorfbelag und Nekrosen von der Wunde entfernt werden müssen, bevor eine Wundheilung einsetzen kann. Man unterscheidet dabei allerdings vier Methoden, mit denen üblicherweise ein Débridement erzielt werden kann:

- **Autolytisch:** Sie erfolgt durch Rehydration des Gewebes, so dass sich totes Gewebe von der Wunde ablöst. Dies wird durch ein feuchtes Milieu an der Wundoberfläche unterstützt.
- **Chemisch:** Der chemische Prozess beginnt mit dem Abbau und Auflösen des toten Gewebes.
- **Chirurgisch:** Dies ist zweifellos die schnellste Methode, erfordert jedoch eine Risiko-Nutzen-Abwägung. Das Débridement wird unter Narkose durchgeführt, die ein weiteres Risiko darstellen kann. Die hierfür ausschlaggebenden Kriterien werden weitgehend durch Art und Größe der Wunde bestimmt.
- **Biologisch:** Diese schon alte Methode ist in den letzten Jahren wieder neu entdeckt worden. Dabei werden steril gezüchtete Fliegenlarven in eine Wunde für 2 bis 3 Tage gesetzt. Die Larven sezernieren ein Enzym, das die Wunde reinigt.

8.3.6 Plastische Chirurgie

Außer einem chirurgischen Débridement besteht die Möglichkeit zur operativen Deckung der Wunde mit einem geeigneten Hautlappen und Gewebe. Beispielsweise kann zur Abdeckung eines tiefen Dekubitus am Kreuzbein die Haut und das Gewebe am Gesäß eingeschnitten und dann über die Wunde geschwenkt werden. Der Hautlappen wird danach zur besseren Heilung mit einer Naht versehen. Dabei bleibt die Blutversorgung erhalten, weil der Hautlappen nicht völlig abgetrennt wird und die Entnahmestelle durch sekundäre Wundheilung verheilt. Insbesondere bei ausgedehnten Wunden ermöglicht diese Vorgehensweise eine wesentlich schnellere Heilung. Plastische Chirurgen begrenzen die Zahl der Patienten, bei denen sie diese Art der Operation durchführen und tun das auch nur nach gründlicher Beurteilung, die unter anderem auch mögliche Langzeitergebnisse sowie Nachsorgemaßnahmen einschließt. Es werden Ressourcen dann nicht ideal genutzt, wenn solche Operationen an Patienten erfolgen, deren Umfeld und Situation sich nach dem Eingriff voraussichtlich nicht verändert und sie erneut einen Dekubitus entwickeln.

Wissensüberprüfung (Zeitaufwand: 15 Minuten)

1. Welche Spezialmatratzen sollen einen Einfluss auf die Wundheilung haben? Inwiefern und für welche Dekubitusgrade?
2. Welche drei Methoden stehen für ein Wunddébridement zur Verfügung?
3. Welche systemischen Faktoren beeinflussen die Wundheilung?

Feedback

1. Sie sollten als heilungsfördernd geltende Matratzensysteme die folgenden nennen:

   - Wechseldruck: durch Druckentlastung
   - Airwave: Die einschießende Hyperämie transportiert nach Entfernung des hohen Drucks innerhalb des Wechselzyklus der Matratze Nährstoffe und Sauerstoff zur Wunde; für Dekubitus bis einschließlich 4. Grades
   - Low-air-loss: Dies gilt insbesondere für die kompletten Bettsysteme, deren niedrige Drücke heilungsfördernde Wirkung haben. Für Dekubitus bis einschließlich 4. Grades
   - Air-fluidised: Sie haben eiweißsparende Wirkung, reduzieren die Belastung und die Folgen des katabolischen Stoffwechsels und schaffen eine saubere Umgebung. Für Dekubitus bis einschließlich 4. Grades.

2. Das Wunddébridement kann durchgeführt werden durch: Autolyse, chemischen Mitteln und chirurgischer Intervention.

3. Die Wundheilung wird von den folgenden systemischen Faktoren beeinflusst:

- Ernährung
- Verminderte Sauerstoffversorgung verschiedener Ätiologie
- jegliche die Wundheilungsphasen beeinflussenden Faktoren, z. B. Medikamente
- Allgemeinzustand des Patienten
- soziale Faktoren

Dieser Abschnitt sollte Sie darauf aufmerksam machen, dass es bei der Wundheilung von großer Bedeutung ist, den ganzen Menschen zu betrachten und nicht nur auf Wundverbände und Matratzen als Wundermittel zu vertrauen. Weiterhin sollte Ihnen bewusst geworden sein, dass dieses Gebiet der Medizin ständigen Entwicklungen unterworfen ist und Fortschritte zur Verbesserung des Problems für alle zugänglich sind. Vielleicht wurde Ihnen auch klar, dass man bei der Pflegeplanung die Realität nicht aus den Augen verlieren darf und auch akzeptieren muss, dass bei dem einen oder anderen Patienten eine Wundheilung unter Umständen nicht erzielt werden kann.

8.4 Infektion und Kontamination

Trotz der Tatsache, dass in der heutigen Zeit antibiotikaresistente Infektionen ein großes Problem darstellen (Perry, 1996), werden Antibiotika immer noch unnötigerweise verschrieben. Im Hinblick auf den Dekubitus liegt die Schwierigkeit in der Unterscheidung zwischen infizierten und besiedelten (kontaminierten) Wunden. Dekubituswunden sind grundsätzlich nicht steril und die Wahrscheinlichkeit ist äußerst gering, einen sterilen Abstrich daraus zu erhalten. Darüber hinaus kann man mit Abstrichen generell nur die Mikroorganismen an der Wundoberfläche feststellen. Die tatsächliche Infektionsquelle ist mit einer Wundbiopsie zu diagnostizieren, doch erweist sie sich in vielen Fällen als unpraktisch, weil sie von Ärzten vorgenommen werden muss und mit höheren Kosten verbunden ist. Diese sind nur bei langanhaltenden, nicht in den Griff zu bekommenden Infektionen gerechtfertigt. In der Regel finden sich in Dekubituswunden die normale Keimflora, die auch innerhalb des Körpers anzutreffen ist und verschiedene Bakterien, beispielsweise *Staphylococcus aureus* und *Escherichia coli*. Dieser Zustand ist unter dem Begriff Kontamination bekannt. Der Körper kann mit dieser Anzahl an Bakterien fertig werden. Problematisch wird es erst dann, wenn die Bakterienpräsenz ein Ausmaß erreicht, bei dem die Bakterien mit den Makrophagen um Nährstoffe und Sauerstoff in der Wunde konkurrieren (Smith, Nephew und RCN, 1991). Dieser Zustand wird als Infektion bezeichnet. Erst wenn Symptome einer Infektion sichtbar werden, sollten Wundabstriche angefertigt werden und systemisch Antibiotika verabreicht werden.

8.4.1 Symptome einer Infektion

Die Kriterien für die Erkennung einer Wundinfektion werden von Cutting und Harding (1994) erläutert. Die klassischen Kriterien einer Wundinfektion sind:

- **Abszess:** Eine Ansammlung von nekrotischem Gewebe und Bakterien sowie der Präsenz einer Anzahl von eiterbildenden Leukozyten
- **Zellulitis:** Entzündung der Haut und des subkutanen Gewebes infolge der bakteriellen Infektion
- **Wundabsonderung:** Vorwiegend Eiter, bei verschiedenen gleichzeitig bestehenden Entzündungen können jedoch auch andere Arten von Flüssigkeit aus der Wunde abgesondert werden.

Cutting und Harding machen allerdings auch darauf aufmerksam, dass noch andere Faktoren auf eine Infektion hindeuten können und man auf diese achten sollte. Die Präsenz all dieser Faktoren ist nicht zwingend, dennoch sollte man sie in Betracht ziehen.

- **Heilungsverzögerungen**, die nicht auf der bereits unter Kapitel 8.2.2 erwähnten Faktoren zurückzuführen sind.
- **Farbveränderungen:** Hier sollten die Kenntnisse über die normale Wundheilung und über das Erscheinungsbild von Wunden in den jeweiligen Stadien zur Anwendung kommen. Die Möglichkeit einer Infektion liegt vor, wenn die Wunde ein abnormes Aussehen hat, beispielsweise matt anstatt glänzend und vielleicht andersfarbige Flecken. Handelt es sich um eine Pseudomonasinfektion, nimmt die Wunde eine charakteristische, grüne Farbe an.
- **Leicht einreißendes Granulationsgewebe:** Dies ist der Fall, wenn das Gewebe leicht blutet und wie eine frische Wunde rot aussieht.
- **Schmerzhaftigkeit:** Tiefreichende Druckgeschwüre verursachen gewöhnlich keine Schmerzen, weil die in der Dermis liegenden Nervenendingungen zerstört sind, dennoch sind neuauftretende oder plötzliche Schmerzen im Wundgebiet ein Hinweis auf eine Infektion.
- **Taschen- oder Stegbildung in einer Wunde:** Normalerweise ist das ein Hinweise auf die Präsenz von Bakterieninseln, durch die eine Heilung der gesamten Wunde verhindert wird.
- **Geruch:** Bevor dieser Faktor zur Diagnose einer Infektion herangezogen wird, wäre es von Vorteil, noch ein paar andere Symptome nachzuweisen. Es ist durchaus richtig, dass alle infizierten Wunden riechen, aber es ist nicht gesagt, dass alle riechenden Wunden infiziert sind. Mit Nekrosen belegte Wunden riechen, sind aber nicht grundsätzlich infiziert. Erfahrene Pflegepersonen sind sogar in der Lage, die verschiedenen Gerüche zu erkennen, beispielsweise unterscheidet sich der Geruch von belegten Wunden vom Geruch einer infizierten Wunde.

- **Aufbruch der Wunde**, insbesondere nach angeblicher Heilung
- **Pyrexie** (Fieber) ist zwar ein weiterer Hinweis auf eine Infektion, jedoch müssen beispielsweise Harn- oder Lungeninfekte ausgeschlossen sein!

Übung	(15 Minuten)
Stellen Sie sich einen der von Ihnen gepflegten Patienten vor, der Antibiotika zur Behandlung einer Wundinfektion erhält. Haken Sie in **Tabelle 8-1** die Faktoren ab, die zur Schlussfolgerung beigetragen haben, dass eine Wundinfektion vorliegt und mit Antibiotika therapiert werden muss.	

Tabelle 8-1 Kriterien einer Wundinfektion

Auf eine Infektion hinweisendes Kriterium	vorhanden
Abszess	
Zellulitis	
Wundabsonderung	
Heilungsverzögerung	
Farbveränderung	
Leicht einreißendes Granulationsgewebe	
Schmerzhaftigkeit	
Taschen- oder Stegbildung in der Wunde	
Geruch	
Aufbruch der Wunde	
Pyrexie	

▲ **Feedback**
Vielleicht haben Sie einige Kriterien erfüllt, in vielen Fällen ist dennoch der Geruch der einzige Faktor, der berücksichtigt wurde und gerade dieser ist kein ausreichender Hinweis auf eine infizierte Wunde. Auch wenn ein Wundabstrich angefertigt wurde, der sich als positiv herausstellte, wird Ihnen nun sicherlich klar sein, dass durch den Abstrich vielleicht nur Mikroorganismen identifiziert wurden, die in der Regel die Wunde besiedeln und nicht infizieren und daher Ihr Patient möglicherweise eine unnötige Antibiotikatherapie erhält.

8. Behandlung und Management des Dekubitus

Für die Klärung einer Wundinfektion sind Beobachtung und Kenntnisse notwendig, um dem unnötigen Verordnen von Antibiotika ein Ende zu setzen. Es ist ebenso wichtig, die Phasen der Wundheilung zu kennen, das Aussehen des Gewebes in jeder einzelnen Phase und die Wirkung von Wundauflagen auf die Wunde sowie ihr Aussehen.

> **Wissensüberprüfung** (Zeitaufwand: 10 Minuten)
> 1. Definieren Sie den Begriff «Kontamination».
> 2. Was wird mit einem Wundabstrich nachgewiesen, und warum könnte das Ergebnis irreführend sein?
> 3. Nennen Sie fünf Kriterien, die einen Hinweis auf eine Wundinfektion eines Patienten liefern.

▲ | **Feedback**
Ihre Antworten sollten lauten:

1. Kontamination ist die Präsenz einer physiologischen Menge an Bakterien an der Wundoberfläche, die für die normalen Blutkörperchen keine Störung bedeuten.
2. Mit einem Wundabstrich werden nur die Hautbakterien identifiziert, die wahrscheinlich nicht die zugrundeliegende Ursache der Infektion sind.
3. Für diese Antwort konnten Sie alle in Tabelle 8-1 aufgelisteten Faktoren angeben, wobei auf keinen Fall vergessen werden sollte, dass im Normalfall nicht nur ein Faktor anzutreffen ist, aber auch keineswegs alle.

8.5 Wundmanagement

Die Beurteilung von Wunden erfüllt folgende Zwecke:

- Hilfestellung bei der Auswahl der richtigen Wundauflage
- Unterstützung bei der auf Wunden bezogenen Pflegeplanung
- Möglichkeit der Beurteilung von Behandlungsmaßnahmen

Ein Dekubitus verheilt durch sekundäre Wundheilung, und wie bereits dargestellt wurde, tragen eine Vielzahl unterschiedlicher Faktoren zu seiner Entstehung sowie Heilung bei. Daher muss eine gründliche Einschätzung der Wunde stattfinden, so dass die richtige Wundauflage für eine bestmögliche Wundheilung ausgewählt werden kann. Zur Beurteilung der Effektivität der ausgewählten Wundauflage sollte eine Neueinschätzung stattfinden.

8.5.1 Beurteilung der Wunde

Die Systeme für die Einteilung des Dekubitus wurden bereits erläutert. Nur einige enthalten Unterkategorien, die sich eindeutig auf die Beschreibung der Wundtypen beziehen. Da selbst die Systeme mit Unterkategorien nicht jede Eventualität abdecken, sollte man die Dekubituseinteilung und Wundeinschätzung gleichzeitig durchführen. Die Einteilungssysteme berücksichtigen zwar die Tiefe der Wunde, aber nicht die anderen Faktoren, die bei einer Wundeinschätzung einbezogen werden müssen. Diese sind:

Lokalisation: Der Ort der Wunde kann für die Auswahl des Wundverbandes ein wichtiges Kriterium darstellen. Befindet sich die Wunde beispielsweise an der Ferse, wird eine Wundauflage benötigt, die sich den Konturen anpasst. Ist sie am Kreuzbein, kann es bei Stuhl- oder Urininkontinenz leicht zu Verschmutzungen des Verbandes kommen.

Farbe: Die Farbe einer Wunde kann ein Hinweis auf eine Wundinfektion, einen gut voranschreitenden Wundheilungsprozess oder auf das Vorhandensein von Schorfbelag oder Nekrosen sein. Die Beseitigung von Schorfbelag und Nekrosen stellt die Voraussetzung für eine Wundheilung dar.

Exsudat: Die Art des Exsudats liefert Informationen über die Wunde. Beispielsweise würde Eiter auf eine Infektion hinweisen; eine klare und seröse Flüssigkeit wird dagegen häufig im Zusammenhang mit der Wundgranulation produziert. Auch die Menge an Exsudat ist von Bedeutung, da sie zu einem vordergründigen Problem für Personal und Patient werden kann. Da die Messung der Exsudatmenge im Alltag Schwierigkeiten bereiten kann, ist das Festhalten der Häufigkeit der Verbandwechsel zeitsparender und liefert auch einen Hinweis darauf, dass möglicherweise ein Problem vorliegt.

Geruch: Eine übelriechende Wunde kann enorme Auswirkungen für einen Patienten und seine Familie haben und unter Umständen zu Depression sowie sozialer Isolation führen (van Toller, 1994). In den meisten Fällen deutet der Geruch auch auf ein heilungsverzögerndes Wundproblem hin, beispielsweise die Präsenz von Schorfbelag oder einer Infektion.

Größe: Das mehrmalige Ausmessen der Größe ist für die Kontrolle der Wundheilung von großer Bedeutung. Es gibt verschiedene Methoden der Wundmessung und einige davon, z. B. mit Raster ausgestatteten Wundfolien, wurden zwar als ungenau kritisiert, doch in vielen Fällen ist das Zurückgreifen auf hochentwickelte Methoden nicht durchführbar und auch nicht notwendig. Die Wundfolie ist eine der einfachsten anzuwendenden Methoden und wird mittlerweile in mehreren

Ausführungen von verschiedenen Firmen angeboten. Ein Beispiel einer solchen Wundfolie wird in **Abbildung 8-1** dargestellt. Sie lässt sich gut als dauerhafte Aufzeichnung in der Patientendokumentation einordnen. Außerdem bietet dies die Möglichkeit, durch Zählung der Anzahl der Quadrate Größenvergleiche zwischen den Wundfolien der verschiedenen Heilungsphasen herzustellen, wodurch festgestellt werden kann, ob die Wunde kleiner geworden ist. Die Quadrate können auch zum Hervorheben der verschiedenen in einer Wunde vorhandenen Gewebearten farbig gestaltet werden.

Fotografien sind ebenfalls von großem Nutzen, vorausgesetzt eine Zentimeter-Anzeige ist vorhanden. Ein zusätzlicher Vorteil von Fotografien ist auch das Erfassen des Wundaussehens.

Tiefe: Die Messung der Wundtiefe stellt sich als weitaus schwieriger dar. Hat die Wunde einen Hohlraum ohne Fistelgänge, kann physiologische Kochsalzlösung

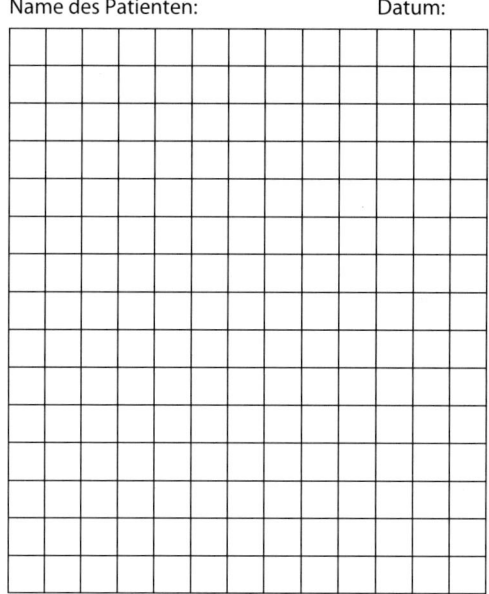

1. Folie von der Kartenunterseite mit Fingernagel entfernen.
2. Über Wunde legen und Umriss mit wasserfestem/beständigen Stift auf Gitter malen
3. Beide Folien ablösen
4. Folien entlang der Perforation abtrennen
5. Gitter für Patientendokumentation aufbewahren
6. Andere Folie verwerfen.

Abbildung 8-1 Beispiel einer mit Raster versehenen Wundfolie zu Wundabmessung

mittels einer Spritze appliziert und die Tiefe anhand des Flüssigkeitsvolumens gemessen werden. Fasst beispielsweise eine Wunde in der einen Woche 2 ml und in der darauffolgenden Woche 3 ml, ist das ein Hinweis darauf, dass die Wunde an Tiefe zugenommen hat. Voraussetzung ist, dass in der Zwischenzeit keine sonstigen Veränderungen am Wundgebiet vorgenommen wurden. Für die Genauigkeit dieser Methode ist es erforderlich, dass die Wundhöhle bei jeder Messung bis zur gleichen Höhe mit Kochsalzlösung aufgefüllt wird. Eine weitere Meßmethode besteht im vorsichtigen Einführen einer Sonde in die Wunde oder in den Hohlraum, wobei die Tiefe dadurch festgestellt wird, wie viel von der Sonde eingeführt werden kann.

Weitaus komplexere Systeme zur Messung von Fläche und Volumen einer Wunde sind Videobildanalysen oder die Projektion von strukturiertem Licht auf die Wunde und Lasertriangulation. Doch bei den meisten Druckgeschwüren kommen diese Arten der Messung wahrscheinlich nicht zur Anwendung. Die Arbeit von Plassman (1995) bietet unter Berücksichtigung der Vor- und Nachteile einen Überblick über eine Reihe von verschiedenen Methoden der Wundmessung.

> **Übung** (Zeitaufwand: 10 Minuten)
> Lesen Sie sich nochmals das Fallbeispiel (S. 210) durch. Welche Beurteilungskriterien sind für die Wunde hinzuzuziehen?

Feedback
Sie sollten die folgenden Methoden aufführen:

- Messung
- Fotografien
- Exsudatmenge
- Heilungsphase, Granulationsgewebe.

8.5.2 Pflegeplanung

Die Erstellung eines Pflegeplanes ist eine Methode zur Planung und Beurteilung der Pflege, nachdem eine Gesamteinschätzung des Patienten durchgeführt wurde. Die Planung der Dekubitusbehandlung sollte auf der Grundlage der Wundeinschätzung und der Kenntnis über die Wirkungsweise der Wunddressings erfolgen. Mit dem in Großbritannien vielleicht in Zukunft für diplomiertes Pflegepersonal geltenden Verschreibungsrechtes, das sich auch auf Wunddressings beziehen wird, nimmt die Pflegeplanung einen besonderen Stellenwert ein, da das Personal in der Lage sein muss, einen Pflegeplan zu erstellen, der ihre Entscheidung für eine bestimmte Wundauflage rechtfertigt. Das Thema Verschreibungs-

8. Behandlung und Management des Dekubitus

Tabelle 8-2 Pflegeplan 1: Beispiel eines Pflegeplans

Pflegeproblem	Pflegeziel	Behandlung	Beurteilung
Dekubitus über Kreuzbein mit wenig Belag	Ausheilung	Hydrokolloid wenn notwendig	

recht für diplomiertes Pflegepersonal wird später erläutert. Ein typisches Beispiel eines Pflegeplans in Bezug auf Wundversorgung ist in **Tabelle 8-2** aufgeführt.

Hinweis: Die in diesem Buch erwähnten Wundauflagen beziehen sich ausschließlich auf die Gruppe zu der man sie in Abhängigkeit vom Material zuordnet. So sind auf dem Markt verschiedene Hydrokolloid-Auflagen erhältlich, und Sie verwenden wahrscheinlich ein ganz bestimmtes Produkt auf Ihrer Station. Um Voreingenommenheit im Rahmen dieses Buches zu vermeiden, wird die generische Bezeichnung für die nachstehenden Übungen benutzt. Vollständige Produktlisten können aus einer Publikation von Morgan (1995) entnommen werden.

Übung (Zeitaufwand: 45 Minuten)

1. Betrachten Sie den in Tabelle 8-2 dargestellten Pflegeplan und überprüfen Sie diesen eingehend. Wie nützlich erscheint Ihnen dieser Plan als Ersteinschätzung?
2. Füllen Sie die letzten drei Spalten des Pflegeplans (**Tabelle 8-3**) so aus, dass dieser ein hilfreiches Instrument zur Planung der Pflege darstellt.
3. Welche Hinweise können Sie zur Beurteilung der Effektivität des Pflegeplanes benutzen? Welche Hinweise deuten auf eine Wundheilung zur Bedeutung des Pflegeplanes?

Tabelle 8-3 Pflegeplan 2

Pflegeproblem	Pflegeziel	Behandlung	Beurteilung
Dekubitus über Kreuzbein, 2 x 3 cm, mit wenig Belag zentral (siehe Zeichnung oder Fotografie)			
Keine übermäßige Menge an Exsudat			
Geruch wird als störend empfunden			

Dekubitus und Dekubitusprophylaxe

▲ **Feedback**

1. In diesem Pflegeplan wird die Lokalisation des Dekubitus und die Präsenz einer geringen Menge Schorfbelag angegeben. Diese Aussage sollte aber auch das folgende beinhalten:

   Größe der Wunde und der Fläche mit Wundbelag: Auch eine Zeichnung oder Fotografie sollte vorhanden sein
   - Angabe über mögliches Exsudat
   - Informationen über den Wundgeruch, der sicherlich für den Patienten ein Problem darstellt.

2. Machen Sie sich Gedanken zu dieser Wunde. Besteht denn das Ziel in dieser Phase darin, die Wunde zu heilen? Es wurde bereits erwähnt, dass durch Schorfbelag die Wundheilung verzögert wird. Ist daher nicht Ihr Pflegeziel diesen Belag zu beseitigen? Es sollte eigentlich die Zielsetzung sein, nach der sich die Auswahl der Wundauflage richtet. Daher sollte als Pflegeziel in dieser Phase die Entfernung des Schorfbelages im Vordergrund stehen und somit das richtungsweisende Element Ihrer Pflegeplanung darstellen. Bei diesem Beispiel fehlt außerdem die Angabe der Verweildauer der Wundauflage auf der Wunde.

3. Beurteilung: Diese Spalte wird häufig nicht ausgefüllt, weil die übrigen Angaben im Pflegeplan keine Kriterien zur Beurteilung liefern. Beispielsweise wurde hier keine Messung vorgenommen und folglich konnte auch die Größe nicht beurteilt werden. Denn das angegebene Ziel kann nur nach Beseitigung des Wundbelages erreicht werden. Deshalb würde eine Beurteilung angeben, dass keine Veränderung eingetreten sei. Hinzu kommt, dass aufgrund des Fehlens eines Zeitplanes der Verbandswechsel eine Beurteilung der Effektivität der Wundauflagen ebenfalls nicht möglich wäre.

Für ein weitaus sinnvolleres Beispiel eines Pflegeplanes siehe **Tabelle 8-4**.

Tabelle 8-4 Pflegeplan 3

Pflegeproblem	Pflegeziel	Behandlung	Beurteilung
Dekubitus über Kreuzbein, 2 x 3 cm, mit wenig Belag zentral (siehe Zeichnung oder Fotografie) Keine übermäßige Menge an Exsudat	Belagentfernung	Hydrogel oder Hydrokolloid, Wechsel jeden 3. Tag	in 1 Woche
Geruch wird als störend empfunden	Geruch unter Kontrolle bringen	Gebrauch von Dressing mit Aktivkohle	in 2 Tagen

Nach zwei bis drei Tagen würde man eine Neueinschätzung der Effektivität der Wundauflage durchführen, um festzustellen, ob diese für die Wunde und den Patienten geeignet ist. Eine Beurteilung könnte danach auch wöchentlich erfolgen, wobei die folgenden Gesichtspunkte zu berücksichtigen wären:

- löst sich der Wundbelag ab?
- verrutscht der Wundverband innerhalb von 3 Tagen?
- wird der Patient vom Wundgeruch weniger beeinträchtigt?

Wenn diese Gesichtspunkte einer Beurteilung zugrunde gelegt werden, kann man vermutlich nach jeder Beurteilung eine Entscheidung darüber fällen, ob das entsprechende Produkt weiterhin für eine bestimmte Wunde verwendet wird oder nicht. Würde sich eine Wunde schließlich als sauber und geruchlos darstellen, wäre dies ebenfalls der Zeitpunkt für eine Neuerstellung des Pflegeplanes und vielleicht auch für den Wechsel zu einer anderen Wundauflage.

Mit dieser Übung werden die Hauptaspekte und zentralen Probleme in Bezug auf die Pflegeplanung zur Wundversorgung behandelt. Bestimmte Formulierungen tauchen allerdings immer wieder auf, die aufgrund ihrer mangelnden Aussagekraft im Zusammenhang mit der Pflegeplanung nicht verwendet werden sollten. Beispiele hierfür sind:

- Groß/klein: Welche Aussagen treffen diese Adjektive? Jede Person hat eine unterschiedliche Auffassung von diesen Wörtern und häufig hängen diese von vorangegangenen Erfahrungen im Zusammenhang mit Dekubitus ab.
- «Die Wunde suppt»: Welche Flüssigkeit genau wird von der Wunde abgesondert: Eiter, Blut, seröse Flüssigkeit? Und was bedeutet suppen?
- «Wunde bessert sich»: Von welchem Zeitpunkt an? Wie kann man eine solche Behauptung aufstellen, wenn man die Wunde weder gemessen noch beschrieben hat?
- «Wunde sieht schlechter aus»: Schlechter als was und seit welchem Zeitpunkt?

Die Pflegeplanung sollte kurz und prägnant sein sowie keine subjektiven, sondern objektive Zielformulierungen enthalten. Dies ist besonders bei einem Rechtsstreit über die Versorgung der Wunde wichtig. Die Pflegeplanung sollte ein wahres Bild des Problems, eine logische Strategie der Problemlösung und einen problemorientierten Behandlungsplan liefern sowie aktuelle Erkenntnisse enthalten, auf deren Grundlage die Pflegebeurteilung durchgeführt werden kann.

Beispiele für Ziele der Wundbehandlung entsprechend der Wundverhältnisse sind unter **Tabelle 8-5** auf S. 164 aufgelistet.

Es besteht auch die Möglichkeit, dass Wunden verschiedene Gewebearten aufweisen, wie beispielsweise die Wunde von Abbildung 2 (Seite 223). Bei solchen

Wunden ergeben sich für Sie automatisch zwei verschiedene Zielsetzungen innerhalb des Wundheilungszyklus. Sie werden bei Wunden häufig nicht nur einem der genannten Faktoren begegnen, z. B. kann auch bei einer granulierenden Wunde eine starke Exsudation vorhanden sein. Die Auswahl der Wundauflagen wird von all diesen Gesichtspunkten beeinflusst.

Tabelle 8-5 Ziele eines Pflegeplans für die Wundbehandlung bei verschiedenen Wundverhältnissen

Zustand der Wunde	Behandlungsziel
mit Schorf belegt	Schorfbelag beseitigen
nekrotisch	Débridement durchführen
infiziert	Infektion unter Kontrolle bringen
stark exsudativ	Exsudatmenge unter Kontrolle bringen und Häufigkeit der Verbandwechsel reduzieren
granulierend	Heilung fördern (diese Pauschalaussage sollte nur hier verwendet werden)
übelriechend	Geruch unter Kontrolle bringen/eindämmen
übermäßige Granulation	Granulation vermindern
Taschenbildung	Wundverschluß von oben nach unten verhindern

Übung (Zeitaufwand: 1½ Stunden)

Wählen Sie drei der von Ihnen betreuten Patienten mit chronischen Wunden aus, wenn möglich Dekubituswunden. Betrachten Sie die Pflegepläne dieser Patienten und beantworten Sie dann die folgenden Fragen:
1. Ist die Wunde präzise beschrieben?
2. Hat diese Beschreibung bei der Auswahl der derzeitigen Wundauflage geholfen?
3. Können Sie die Wirkung der Wundauflage bewerten?

▲ **Feedback**
Beantworten Sie alle Fragen mit «Ja», ist das sehr gut. Sollte das jedoch nicht der Fall sein, gehen Sie wie folgt vor:
   a. Verfassen Sie erneut die Teile des Pflegeplans, die «Pflegeproblem» und «Pflegeziel» betreffen und verwenden Sie dabei die Liste unter Tabelle 8-5.
   b. Versuchen Sie eine Wundfolie mit Raster oder einen Fotoapparat zu organisieren. Ist das nicht möglich, kann ersatzweise die durchsichtige Schutzfolie einer sterilen Packung über die Wunde gelegt werden, so dass es Ihnen möglich ist, den Umriss der Wunde aufzuzeichnen.

c. Tragen Sie unter der Spalte «Behandlung» ein, welche Wundauflage Sie auswählen würden. Unterscheidet sich diese von der jetzigen Wundauflage und hat sich Ihre Meinung durch die Einschätzung geändert?

d. Bewahren Sie diese Aufzeichnungen auf, da wir sie im nächsten Abschnitt nach Betrachtung von Wundauflagen nochmals benötigen. Sie werden dann aufgefordert, die Spalte «Behandlung» sowie die Spalte «Beurteilung» richtig auszufüllen, was ein Hinweis darauf sein mag, dass Sie zusätzliche Kenntnisse über Wundauflagen erworben haben. Sollte diese Übung Defizite in Ihrer eigenen Pflegeplanung deutlich gemacht haben, erstellen Sie in **Kasten 8-1** eine Liste als Stütze zur Verbesserung Ihrer zukünftigen Pflegeplanung.

Kasten 8-1 Schritte zur Verbesserung der zukünftigen Pflegeplanung

Wissensüberprüfung (Zeitaufwand: 20 Minuten)

1. Warum ist die präzise Einschätzung von Wunden notwendig?
2. Pflegepläne über Wundversorgung sollten vier Elemente aufweisen. Welche sind das?

▲ **Feedback**

1. Die Gründe für eine präzise Einschätzung von Wunden sind:
   a. Hilfestellung bei der richtigen Auswahl von Wundauflagen
   b. Planung der korrekten Wundversorgung
   c. Voraussetzung für die Beurteilung der Wunde.

2. Alle Pflegepläne sollten enthalten:
   a. eine prägnante und objektive Darstellung der Pflegeprobleme, einschließlich einer Beschreibung der Wunde und aller spezifischen Probleme des Patienten
   b. das an der Problematik orientierte Behandlungsziel
   c. eine auf den Problemen basierende Behandlung und die aktuellen Erkenntnisse im Hinblick auf die gegenwärtige Pflegepraxis und den verfügbaren Produkten zur Wundversorgung
   d. die Beurteilung als Kontrollmöglichkeit, ob mit der ausgewählten Behandlung das Problem gelöst wurde.

8.6 Wundverbände

Zunächst wurde die Vorgehensweise bei der Einschätzung von Wunden als Hilfestellung zur Auswahl des richtigen Wundverbandes untersucht. Ebenso wichtig sind Kenntnisse über die Funktionsweise der verschiedenen Wundauflagen

(Wundverbände) und für welche Wunden diese geeignet sind. Der Markt bietet ähnlich wie bei den druckentlastenden Systemen eine sehr große Auswahl an Wunddressings an und ständig erscheinen neue. Wie bereits erwähnt, werden diese modernen Wundverbände vielfach als zu teuer angesehen und das sind sie auch tatsächlich, wenn sie nicht adäquat eingesetzt werden. Beschleunigen sie hingegen die Heilung und tragen zur Verringerung der Pflegezeit und des Leids der Patienten bei, wird es wohl schwer sein, dieses Argument aufrecht zu erhalten. Nach einer sorgfältigen Einschätzung der Wunde und Veranschaulichung der an die Wundauflage gestellten Anforderungen, sind allerdings noch eine Reihe anderer Faktoren in Erwägung zu ziehen. An dieser Stelle ist es ebenfalls von Bedeutung, dass die Verantwortung für die Wundauflage grundsätzlich bei den Ärzten liegt, die jedoch im Praxisalltag auf den Ratschlag der diplomierten Pflegepersonen angewiesen sind.

8.6.1 Ideale Wundverhältnisse

Unmittelbar an der Wundoberfläche haben die folgenden Faktoren einen heilungsfördernden Einfluss:

- Feuchtes Wundmilieu (keine aufgequollene Wundfläche): Dies hat den Vorteil, dass Zellen über die feuchte Oberfläche migrieren können und somit der Heilungsprozess beschleunigt wird. Ein feuchtes Wundmilieu trägt zur Verminderung von Schmerzen bei, da die Nervenendigungen nicht an der Luft exponiert sind.
- Abwesenheit von Kontamination: Sie kann physikalischer oder chemischer Art sein, beispielsweise durch Materialien wie Baumwolle oder Mull, die Fasern in die Wunde einbringen. Auch ungeeignete Lösungen, die das heilende Gewebe schädigen, gehören dazu. Eine Kontamination der Wunde umfasst auch die Präsenz von Schorfbelag oder Nekrosen auf der Wunde.
- Frei von Infektion
- Körpertemperatur in der Wunde
- Weitgehende Vermeidung von Wundheilungsstörungen.

Die bei der Auswahl eines Wundverbandes zu berücksichtigenden Faktoren sind:

- **Kosteneffizienz:** Außer den Grundkosten tragen noch andere Faktoren zur Kosteneffizienz bei. Im weiteren Verlauf dieses Kapitels wird näher auf diesen Aspekt eingegangen.
- **Akzeptanz des Verbandes durch den Patienten:** Ein Wundverband ist nicht von Nutzen, wenn er vom Patienten bei der erstbesten Gelegenheit entfernt wird.

- **Leichte Anwendbarkeit** und müheloses Entfernen
- **Erhältlichkeit:** Besonders ambulante Pflegedienste haben hier negative Erfahrungen sammeln müssen
- **Validierter Nachweis,** dass die Wundauflage die Funktion erfüllt, die bei den einzelnen Wundtypen erwartetet wird.

Übung (Zeitaufwand: 10 Minuten)

Betrachten Sie noch einmal das Fallbeispiel (S. 210) und listen Sie dann die Faktoren auf, die bei der Auswahl des Wundverbandes in Erwägung gezogen wurden.

▲ **Feedback**
Sie sollten die folgenden vom Personal berücksichtigten Faktoren nennen:
- Einteilung und Messung der Wunde
- Problematische Erfassung der Exsudatmenge und Hinzuziehung von wissenschaftlichen Publikationen zur Unterstützung bei der Auswahl eines wirksamen Wundverbandes
- Einschätzung des physiologischen und pathologischen Zustandes des Patienten.

Bei diesem Beispiel ist auch wichtig, dass das Personal als Hilfsmittel ein Air-fluidised-Bett einsetzte.

8.6.2 Arten von Wundverbänden

In der nachstehenden Zusammenfassung über Wundverbände werden zu jeder Gruppe nur ein oder zwei Beispiele genannt, denn im Rahmen dieses Abschnittes können keinesfalls alle aufgeführt werden.

Primäre Wundverbände. Es handelt sich hierbei um Wundauflagen, die direkt auf die Wundoberfläche appliziert werden.

Semipermeable Wundverbände. Diese Gruppe umfasste früher ausschließlich Filmverbände, doch mittlerweile beinhaltet sie auch die neuen Produkte auf dem Markt mit einem geringen Maß an Absorptionsvermögen. Beispiele: Spyrosorb und Tielle. Sie tragen zur Erhaltung eines feuchtes Wundmilieus bei und schützen vor dem Eindringen von Bakterien.

Hydrokolloide. Sie bestehen aus einer Matrix, die auf der Wunde aufliegt und nach außen hin eine wasserundurchlässige und schützende Schicht bildet. Sie sind in verschiedenen Dicken erhältlich. Einige weisen selbsthaftende Ränder oder abgeschrägte Ecken zum besseren Kleben auf. Die Hydrokolloide können bis zu einer Woche auf der Wunde belassen werden. Beispiele sind Tegaderm, Granuflex, Comfeel und Varihesive.

Schäume. Man unterscheidet hierbei drei Arten: Silasticschaum (heute unter Cavicare bekannt). Er wird in tiefe ausgehöhlte Wunde eingegossen und passt sich dann den Wundkonturen an. Lyofoam: ein doppelschichtiger Polyurethanschaum, den es mittlerweile mit hohem und normalem Absorptionsvermögen gibt. Und schließlich Allevyn: ein Schaum, der sowohl durch seine hydrozellulären als auch hydrophilen Eigenschaften ein erhöhtes Absorptionsvermögen aufweist. Dieses Produkt ist in Form von flachen Platten erhältlich, die sich durch Verformung an die Konturen von tiefen Wunden anpassen.

Hydrogele. Es handelt sich um hydrophile Gele, die Flüssigkeit vom Wundgebiet absorbieren und ein hervorragendes Milieu für das Einsetzen der Autolyse schaffen. Man unterscheidet zwei Arten von Hydrogelen: Gele in Tuben oder aus Beuteln, die auf die Wunde ausgedrückt werden, beispielsweise Intrasite. Des weiteren Gele, die in Form von flachen Platten geliefert werden, beispielsweise Geliperm oder Spenco-2ND Skin. Hydrogele sind außerordentlich vielseitig und ebenfalls sehr patientenfreundlich, wobei sie eine Beruhigung der Wunde bewirken und sich leicht entfernen lassen. Gele erfordern grundsätzlich einen sekundären Wundverband.

Alginate. Diese Fasern werden aus Meeresalgen gewonnen. Ihr Wirkungsmechanismus besteht darin, dass die Fasern der Alginate bei Kontakt mit Feuchtigkeit ein Gel bilden, welches dann das feuchte Klima für die Wundheilung aufrecht erhält. Alginate lassen sich beim Verbandswechsel auch problemlos entfernen. Aufgrund der unterschiedlichen für die Herstellung verwendeten Arten von Meeresalgen bilden einige Fasern in kurzer Zeit ein eher weiches Gel, dagegen nach längerer Zeit, ein eher festes Gel. Auf trockene Wunden sollten diese Produkte nicht appliziert werden. Darüber hinaus benötigen sie einen sekundären Wundverband. In Großbritannien sind vor allem zwei Produktnamen bekannt: Sorbsan und Kaltostat. Beide enthalten zusätzlich eine Wundauflage mit besonders starkem Absorptionsvermögen und ein für die Auskleidung von Wundhöhlen vorgesehenes Band. Allmählich erscheinen auch eine Reihe anderer Alginate im Handel. Die Kaltostat-Wundauflage ist darüber hinaus als Hämostatikum zugelassen und weist somit eine blutstillende Wirkung auf.

Xerogele. Diese sind in Form von Perlen oder Puder erhältlich, beispielsweise Debrisan und das mit einem Jodanteil versehene Iodoflex.

Enzyme. Bei den Enzymen sind Produkte wie Varidase zwar teuer und erfordern einen mindestens einmal täglich durchgeführten Verbandwechsel, doch können sie für die Beschleunigung des Wundreinigungsprozesses von Nutzen sein. Damit Enzyme ihre Wirkung entfalten können, müssen sie den Wundgrund erreichen. Bei Wunden mit dickem nekrotischem Belag wird das Einritzen des Belages oder das Injizieren der Varidase unter den Belag empfohlen. Dies sollte allerdings nur ein erfahrener Arzt übernehmen.

Schwach anhaftende Wundauflagen. Wundauflagen dieser Art haften in der Regel an der Wunde und erhalten damit nicht das ideale Wundmilieu. Neuerdings bietet der Handel jedoch verbesserte Produkte dieser Art an (z. B. Silicone NA und Mepitel). Diese können besonders bei Wunden mit empfindlicher und leicht verletzbarer Haut in der Wundumgebung eingesetzt werden.

Fettgazekompressen. Diese Art des Wundabdeckmaterials erfüllt nicht die Kriterien, die an einen idealen Wundverband gestellt werden.

Jod-Viskosekompressen. Man verwendet Wundverbände dieser Gruppe, beispielsweise Inadin, in Verbindung mit einer gleichzeitigen systemischen Verabreichung von Antibiotika zur Behandlung von bakteriellen Infektionen.

Mullkompressen. Angesichts all der zur Verfügung stehenden modernen Behandlungsmethoden ist in der heutigen Zeit die Verwendung von Gazekompressen bei chronischen Wunden nicht mehr zu rechtfertigen. Sie bringen Fasern in die Wunde ein, verursachen Schmerzen beim Verbandswechsel und erhalten keineswegs das ideale Wundheilungsklima. Normalerweise werden Kompressen zur Applikation anderer Substanzen, beispielsweise von physiologischer Kochsalzlösung verwendet. Diese Wundauflagen trocknen vor ihrem Wechsel unweigerlich aus und verursachen beim Entfernen Schmerzen und Wundbettschädigungen. Neben den üblichen Debatten über die Wirkung dieser Substanzen auf das Gewebe ist es kaum nachvollziehbar, dass sie weiterhin verwendet werden.

Weitere Arten von Wundverbänden. Eine Reihe von Wundauflagen enthält geruchsabsorbierende Aktivkohle zur Eindämmung von starkem Wundgeruch. Beispiele sind Kaltocarb und Actisorb. Mit gleicher Wirkung sind auch sekundäre Wundverbände, beispielsweise Denidor, erhältlich. Da für diplomierte Pflegepersonen im ambulanten Pflegedienst kein Budget für diese geruchsabsorbierenden Wundverbände zur Verfügung steht, müssen sie unter Umständen auf alternative geruchseindämmende Methoden zurückgreifen, zum Beispiel auf Lavendelöl, das außen auf den Wundverband aufgeträufelt wird oder das Stomapflegeprodukt Nilodor.

Ein wesentlicher Aspekt bei allen Wundverbänden ist, dass ihre Anwender die Herstellerempfehlungen zum Gebrauch der Produkte kennen und über alle wissenschaftlichen Erkenntnisse im Hinblick auf Effektivität oder Mängel informiert sind. So werden diverse Abdeckmaterialien nicht für infizierte Wunden empfohlen. Wundverbände mit einem Jodanteil lösen unter Umständen allergische Reaktionen aus. Von großer Bedeutung ist natürlich auch die Kenntnis über die richtige Applikationsweise, da es offensichtlich schon Fälle gegeben hat, wo Wundauflagen falsch herum auf die Wunde aufgelegt wurden – ein falscher Gebrauch der Produkte, der teuer zu stehen kommt.

Als ein weiteres Problem ist anzumerken, dass Pflegepersonal dazu neigt, die Wahl des Wundverbandes nach persönlichen Vorlieben zu treffen und sich nach den Erfahrungen der Autorin, nicht immer an den Pflegeplan hält. Daraus resultiert, dass mit jedem Wechsel der zuständigen Pflegeperson auch ein Wechsel der Wundauflage verbunden ist. In der heutigen Zeit, wo die Pflege von bestimmten diplomierten Pflegepersonen oder von einem Team klar definiert wird, dürfte so etwas nicht passieren. Denn die Person, von der die Einschätzung der Wunde vorgenommen und der Pflegeplan erstellt wurde, sollte davon ausgehen, dass dieser Plan eingehalten wird. Der Patient sollte ebenfalls in diesen Prozess einbezogen werden. Meinungsunterschiede zum Pflegeplan sollten im Rahmen von Teambesprechungen oder Fallbesprechungen erörtert werden. Ein Wechsel des Produktes mit jedem Wechsel der diplomierten Pflegeperson ist der Stimmung des Patienten nicht unbedingt zuträglich. **Tab. 8-6** enthält eine Gegenüberstellung von Zielen der Wundversorgung, z. B. Schorfbelag entfernen und Vorschläge zu entsprechend wirksamen Gruppen von Wundverbänden zur Erreichung des Ziels. Es handelt sich dabei nicht um strikte Vorschriften oder Patentrezepte. Vielmehr sind alle anderen erwähnten Optionen ebenfalls in Erwägung zu ziehen. Die Liste erhebt keinen Anspruch auf Vollständigkeit, sondern führt die Wundverbände auf, die gewöhnlich zur Verfügung stehen.

Tabelle 8-6 Ziele der Wundversorgung und Behandlungsvorschläge

Ziel	Behandlungsvorschläge
Débridement durchführen	Hydrogel Hydrokolloid Semipermeabler Film
Schorfbelag entfernen	Hydrogel Hydrokolloid Xerogel

8. Behandlung und Management des Dekubitus

Ziel	Behandlungsvorschläge
Exsudatmenge unter Kontrolle bringen:	
Wenig bis mittel	Schaum Hydrokolloid Alginat Neuer semipermeabler Film
Mittel bis viel	starkabsorbierende Schaum starkabsorbierendes Alginat hydrozellulärer Schaum
Geruch unter Kontrolle bringen	Alginat und Aktivkohle-Auflage* Schaum und Aktivkohle-Auflage*
Wundauflage bei tiefen Wunden	Silasticschaum (Cavi Care)* Alginat-Band* Schaumfüller*
Wundheilung fördern	Lyofoam Hydrokolloid Hydrogel Neuer semipermeabler Film
Gegen übermäßige Granulation	Lyofoam

*Nicht in der staatlichen Arzneimittelliste enthalten

Übung (Zeitaufwand: 2 Stunden)

1. Kehren Sie zur Übung zurück, bei der Sie jeweils einen Pflegeplan für drei Patienten ausgearbeitet haben. Sie haben bereits alle Pflegeprobleme der Wunde, die entsprechenden Pflegeziele und sicherlich auch die geeignete Wundauflage schriftlich festgehalten. Denken Sie nun an alle Wundverbände, die Ihnen in Ihrer Pflegeumgebung zur Verfügung stehen und notieren Sie unter Berücksichtigung Ihres neuerworbenen Wissens die jeweiligen Wundverbände, die Sie für jede Wunde wählen würden, und zu welchem Zeitpunkt sie diese auf ihre Effektivität hin bewerten.
2. Führen Sie zur Vervollständigung dieser Übung die Beurteilung zum festgelegten Zeitpunkt (möglichst innerhalb 2 Wochen) durch. Vermerken Sie bei diesem Beurteilungsprozess alle Unterschiede in der Ausführung, die sich im Vergleich zu ihrer früheren Vorgehensweise ergeben.

▲ **Feedback**

1. Stellten Sie beim Überprüfen Ihrer ursprünglichen Pflegeplanung irgendwelche Änderungen fest? Zum Beispiel im Hinblick auf:
   a) den tatsächlich verwendeten Wundverband,
   b) den in den Plan eingetragenen Wundverband und
   c) den zuletzt gewählten Wundverband? Basierte Ihre letzte Auswahl des Wundverbandes auf logischer Entscheidungsfindung oder war es eine Zufallsentscheidung? Egal, welche Wundauflagen Sie gewählt haben, die Entscheidung hängt von Ihren Patienten und deren Wunden ab. Wenn Sie beispielsweise als Pflegeziel die Kontrolle der großen Exsudatmengen festgelegt haben und gleichzeitig den Verbandswechsel nicht mehr zweimal täglich durchführen, haben Sie die Möglichkeit, folgende Wundverbände zu wählen:
   - bei ausgehöhlten Wunden: hohlraumfüllende hydrozelluläre Schäume oder Aliginate in Verbindung mit hydrozelluärem Schaum zur Abdeckung
   - bei einer oberflächlichen Wunde: stark absorbierenden Schaum, Alginat oder hydrozellulären Schaum.

Darüber hinaus haben sie vielleicht die Markennamen der einzelnen Produkte aufgeführt, beispielsweise Sorbsan oder Kaltostat für die Alginate.

2. Gesichtspunkte zur Beurteilung der Wunde:
   - Fanden Sie es einfacher, Ihre Wundpflege vor dem Hintergrund der selbst festgesetzten Zielsetzungen zu bewerten?
   - Hatten Sie den Eindruck, dass die von Ihnen gewählte Wundauflage besser geeignet war?
   - Haben Sie Ihr Ziel erreicht?
   - Konnten Sie die Zahl der Verbandswechsel verringern?
   - Stellte der Patient Verbesserungen fest, zum Beispiel Verminderung von Schmerzen oder von Wundgeruch usw.?

Ihre Beurteilung wird vermutlich eine Aktualisierung Ihrer Pflegeplanung mit sich bringen und dabei vielleicht den Übergang zu einem anderen Wundverband erforderlich machen, oder aber Sie halten am jetzigen Plan fest und sind in der Lage, die Häufigkeit der Verbandswechsel zu reduzieren.

8.6.3 Weitere Aspekte zur Auswahl von Wundverbänden

Im Zusammenhang mit den Wundauflagen sind noch verschiedene andere Faktoren in Betracht zu ziehen:

- Allergische Reaktionen
- Kosten
- Staatliche Restriktionen in der ambulanten Gesundheitsversorgung
- Schulung.

8.6.3.1 Allergische Reaktionen

Obwohl die neuentwickelten Produkte in der Regel kein Potential für allergische Reaktionen aufweisen, treten sie dennoch gelegentlich auf. Bei einer als Allergie bezeichneten Reaktion handelt es sich um die Folge einer Fehlentscheidung bei der Auswahl des Wundverbandes. Wundexsudat, das die Eigenschaften einer Säure hat, greift die Haut an und verursacht Hautverletzungen, was dann als allergische Reaktion auf den Wundverband eingestuft wird. In sehr vielen Fällen lösen einige der für das Fixieren eines Verbandes verwendeten Pflasterarten eine Hautreaktion aus oder führen an Stellen, wo die Haut dünn und empfindlich ist, zu Hautschädigungen. Außerdem muss die Möglichkeit einer Hautmykose in Betracht gezogen werden, die im Verdachtsfall entsprechend zu behandeln ist. Je nach Lokalisation der Wunde kommen auch Stuhl- oder Urininkontinenz als verursachende Faktoren für die Hautprobleme in Betracht. Schließlich ist es wichtig, der Ursache für die Hautirritation auf den Grund zu gehen und diese nicht einfach als allergische Reaktion auf den Wundverband abzutun.

8.6.3.2 Kosten

Die Kosten eines Wundverbandes stellen die Grundkosten dar. Es besteht wohl kein Zweifel daran, dass Gazekompressen, nichthaftende Wundauflagen, chirurgische Polsterverbände usw. billiger sind als die modernen Wundverbände. Der Kosteneffizienz sollten allerdings die folgenden zusätzlichen Faktoren zugrunde liegen:

- Häufigkeit der Verbandwechsel (einschließlich Zeitaufwand des Personals, Anzahl der Packungen an Verbandsmaterial)
- Heilungsgeschwindigkeit – die Pflegekosten sind natürlich geringer, wenn eine Wunde schneller heilt
- Wohlbefinden des Patienten und dessen Akzeptanz des Wundverbandes.

Der Gebrauch von kostenintensiven Wundverbänden ist keine Ausnahme, weil die Pflegeplanung als Erleichterung für die Auswahl des richtigen Wundverbandes nicht sorgfältig erstellt wird oder die verantwortlichen Pflegepersonen keine anderen, möglicherweise besser geeigneten Optionen kennen. Beispiele für den unnötigen Gebrauch teurer Wundverbände sind:

- Verwendung eines Hydrokolloid-Verbandes für eine Wunde an einer Körperstelle, wo der Verband ständig durch Stuhl oder Urin verschmutzt wird, wodurch ein Verbandswechsel täglich oder noch öfter erforderlich wird.
- Festhalten am Gebrauch eines Produktes mit normalem Absorptionsvermögen auf einer Wunde, bei der ein stark absorbierender Wundverband passender wäre.

- Ständiger Wechsel zwischen verschiedenen Arten von Wundauflagen auf Veranlassung wechselnder Pflegepersonen, ungeachtet der Pflegepläne. In einigen Einrichtungen werden zur Lösung dieses Problems Vorschriften zur Wundversorgung eingeführt. Diese geben unter Berücksichtigung eines bestimmten Wundtyps eine beschränkte Auswahl an Wundverbänden vor. Beispielsweise Wunde mit Nekrosen: Débridement mit Hydrokolloid oder Enzympräparat durchführen. Für alle anderen Wundverbände wird entweder keine Zustimmung erteilt oder nur aus speziellen Gründen. Vorschriften zur Wundversorgung müssen von einer kleinen Gruppe von Anwendern erstellt werden, zum Beispiel Pharmazeuten, diplomiertes Pflegepersonal und Ärzte. Die Vorschriften sollten dann offiziell eingeführt werden, wobei an jeden Anwender ein Exemplar als Merkhilfe ausgehändigt wird. Des weiteren sollten sie auch für andere Berufsgruppen und nicht nur für Pflegepersonen anwendbar sein. Als Resultat solcher Vorschriften wird durch den angemesseneren Einsatz der Wundverbände voraussichtlich eine Reduktion der Kosten eintreten und eine willkürliche, auf persönliche Vorlieben beruhende Auswahl der Wundverbände unterbleiben.
- Die Standards zur Wundversorgung müssen einer jährlichen Beurteilung unterzogen werden, wobei Kritik der Anwender und die neuesten Forschungsergebnisse Berücksichtigung finden sollten. Die Einführung einer Wundvorschrift innerhalb aller Einrichtungen der Gesundheitsversorgung eines Bezirkes wird von Blaber (1993) beschrieben.
- Staatliche Restriktionen in der ambulanten Gesundheitsversorgung.
- Schulung: Maßnahmen zur Schulung über die Wundversorgung müssen in regelmäßigen Abständen durchgeführt werden, vor allem im Hinblick auf die Fragen: Wie, wann und wo man die Produkte der Wundversorgung anwendet. Auch hier bietet sich ein Ansatzpunkt für eine Ressourceschwester, die als eine anerkannte, mit besonderem Fachwissen ausgestattete Person eine hilfreiche Funktion übernimmt und sich im Hinblick auf wissenschaftliche Erkenntnisse auf dem laufenden hält, so dass sie das Wissen an ihre Kollegen weitergeben kann.

Wissensüberprüfung (Zeitaufwand: 30 Minuten)

1. Listen Sie fünf Bedingungen auf, die eine Wundauflage zur Förderung der Wundheilung in einem Wundgebiet schaffen sollen.
2. Welche anderen vier Faktoren müssen bei der Auswahl eines Wundverbandes in Erwägung gezogen werden?
3. Nennen Sie zwei Produkte, die jeweils für die folgenden Situationen angewendet werden könnten:
   a. Kontrolle von mittleren bis großen Mengen an Exsudat
   b. Débridement einer Wunde durch Autolyse
   c. Auffüllen einer ausgehöhlten Wunde.

8. Behandlung und Management des Dekubitus

4. Welche Aspekte müssen bei der Beurteilung der Kosteneffizienz einer Wundauflage berücksichtigt werden?

▲ **Feedback**

1. Die heilungsfördernden Bedingungen in einem Wundgebiet sind:
   - Feuchtes Wundmilieu
   - Frei von Infektion
   - Aufrechterhaltung der Körpertemperatur in der Wunde
   - Vermeidung von Störungen des Wundheilungsprozesses.

2. Weitere Faktoren beinhalten:
   - Kosteneffizienz
   - Akzeptanz durch den Patienten
   - Leichte Anwendbarkeit und müheloses Entfernen
   - Erhältlichkeit
   - dokumentierter Nachweis der Leistungsfähigkeit.

3. a. Produkte, die bei einer mittleren bis großen Menge an Exsudat angewendet werden könnten, sind:
   - stark absorbierende Alginate
   - hydrozellulärer Schaum
   - stark absorbierender Schaum.

   b. Produkte zum Débridement durch Autolyse sind:
   - Hydrokolloid
   - Hydrogel
   - Semipermeabler Wundverband.

   c. Produkte zum Auffüllen von tiefen Wunden sind:
   - hohlraumfüllender hydrozellulärer Schaum
   - Alginatpackung
   - Paste
   - Hydrogel

4. Die Kosteneffizienz wird von der Anzahl der erforderlichen Verbandswechsel, der Wundheilungsgeschwindigkeit, dem Wohlbefinden des Patienten und dessen Akzeptanz des Wundverbandes beeinflusst.

Nach der Beantwortung dieser Fragen sollten Sie den Eindruck haben, Ihre Kenntnisse über die Wundverbände verbessert zu haben. Es muss allerdings auch darauf hingewiesen werden, dass es sich hierbei nur um einen groben Überblick handelt und zur Vertiefung auf die am Ende des Kapitels hingewiesene weiterführende Literatur sowie auf Fachzeitschriften, beispielsweise das Journal of Wound Care verwiesen wird. Darüber hinaus ist noch anzumerken, dass sich die

Erläuterungen ausschließlich auf Dekubituswunden beziehen und dabei keine anderen Wunden in Betracht gezogen wurden.

8.7 Staatliche Restriktionen in der ambulanten Gesundheitsversorgung

Anhand der beiden vorangegangenen Abschnitte wurde deutlich, dass die Wahl eines Wundverbandes von mehreren Faktoren abhängig ist, wobei neben anderen Aspekten hauptsächlich die Wundbeurteilung im Vordergrund steht. Das Personal der ambulanten Pflegedienste muss jedoch noch einen weiteren Aspekt in Betracht ziehen: Seine Entscheidung für eine Wundauflage darf nur darauf beruhen, was in der von der Regierung vorgeschriebenen Liste der verwendbaren Arzneimittelprodukte enthalten ist. Im Rahmen der Reformen im britischen Gesundheitssystem werden zukünftig die niedergelassenen Allgemeinmediziner als Käufer der Dienstleistungen vielleicht dieses Problem lösen können, da Arztpraxen mit der Versorgung von 3000 bis 5000 Patienten eine eingeschränkte Kaufkraft erhalten, einschließlich Budgets für Medikamente und Wundverbände (Young, 1995).

8.7.1 Die staatliche Arzneimittelliste

Diese Liste von Arzneimitteln und medizinischen Produkten zur Wundversorgung ist der Versuch der britischen Regierung, den Wert für das von ihr bereitgestellte Geld vorzuschreiben, so dass die niedergelassenen Allgemeinmediziner mit einem von der Regierung zuerkannten Budget auskommen müssen. In der Liste sind nur bestimmte Produkte zur Wundversorgung aufgeführt. Die Kosten werden dadurch niedrig gehalten, indem diese Liste nicht die gleichen Produkte enthält, die für Akuteinrichtungen zur Verfügung stehen. Für die Aufnahme eines Produktes in diese Liste müssen Sicherheit, Qualität und Wirksamkeit des Produktes nachgewiesen sein (Young, 1994). Obwohl viele Wundverbände diese Kriterien eigentlich erfüllen, steht ein Teil davon noch nicht in der Liste, eine Entscheidung, die von Beamten im Gesundheitsministerium getroffen wird. Es ist bekannt, dass dieser Punkt beim Personal von staatlichen ambulanten Pflegediensten regelmäßig heftig diskutiert wird. Vor kurzem konnten zumindest einige Änderungen erreicht werden, nachdem sich offensichtlich die Einsicht durchgesetzt hatte, dass man auch in diesen Einrichtungen auf Wunden stößt, die größer als 10 cm x 10 cm sind. Als Konsequenz wurden bei den Schaum- und Hydrokolloidprodukten auch die darüber liegenden Verbandsgrößen sowie verschiedene neue Produkte der semipermeablen Wundverbände in die Liste aufgenommen. Die Hauptproduktgruppen, die andererseits noch nicht erfasst wurden, sind:

- Produkte für Wunden mit starker Exsudation
- Wundverbände für ausgehöhlte Wunden
- Wundverbände zur Geruchseindämmung bei übelriechenden Wunden.

Es sind genau diese Wunden und diese Art von Problemen, unter denen die Patienten und pflegenden Angehörigen am meisten leiden.

Es wurden bereits einerseits die demographischen Veränderungen erörtert, die zunehmend das Potential für eine große Anzahl von zu Hause lebenden Dekubituspatienten schaffen und andererseits die Verlagerung der Gesundheitsversorgung auf die medizinische Grundversorgung durch niedergelassene Allgemeinmediziner. Das bedeutet, dass man heutzutage eine Vielzahl von Patienten aus dem Krankenhaus entlässt, die früher aufgrund ihrer Wunden und Druckgeschwüre noch weiterhin stationär behandelt worden wären, zumindest so lange, bis sich gute Heilungstendenzen abgezeichnet hätten. In diesem Zusammenhang sind auch die Beinulzera aufzuführen, die fast ausschließlich in der ambulanten Pflege behandelt werden (für weiterführende Literatur zu diesem Aspekt siehe Moffat und Harper, 1997). Als ein weiterer Aspekt kommt hinzu, dass Pflegepersonen zwar mittlerweile einen Teil ihrer Ausbildung bei einem ambulanten Pflegedienst absolvieren, sich aber trotzdem nach der Rückkehr in Akuteinrichtungen ganz offensichtlich nicht mehr die Probleme im Hinblick auf Wundverbände vorstellen können, mit denen eine ambulante Krankenschwester sowie das Personal in privaten Einrichtungen konfrontiert sind. Hier stellen sich gleich zwei Probleme, nämlich einerseits fehlende Schulung und andererseits ein Mangel an Kommunikation.

8.7.2 Problematik aus finanzieller Sicht

Diese Problematik geht auf den Unterschied zwischen Grundkosten und Kosteneffizienz zurück. Ein heilungsfördernder Wundverband führt zur zahlenmäßigen Verringerung der Besuche einer ambulanten Krankenschwester und wirkt sich positiv auf den allgemeinen Zustand des Patienten aus. Unter Umständen stellt dieser Wundverband zwar der Hauptkostenfaktor dar, ist aber letztlich kosteneffizienter.

8.7.3 Mangelnde Kenntnisse des Pflegepersonals

Dieses Problem ist auf die Schulung zurückzuführen. Hierzu fand Young (1994) heraus, dass die Aufnahme weiterer Wundverbände in die Liste vom britischen Gesundheitsministerium auch deshalb abgelehnt wurde, weil aus Studien hervorgeht, dass bei diplomiertem Pflegepersonal der ambulanten Pflegedienste ein unterschiedlicher Kenntnisstand über Wundverbände besteht. Daraufhin wurden Empfehlungen zur Einrichtung von Kursen über Wundmanagement für auszubildende und diplomierte Pflegepersonen erstellt (vor und nach deren Lizenzregistrierung). Da Studien bei Pflegepersonal zu vergleichbaren Ergebnissen führten (O'Connor, 1993), scheint dies ein etwas schwaches Argument zu sein. Außerdem ist umstritten, ob dies wirklich ein stichhaltiger Grund dafür ist, den Patienten die bestmögliche Versorgung ihrer Wunden zu verwehren. Heutzutage wird eine große Anzahl von Fortbildungen über Wundversorgung angeboten, und die Nachfrage nach solchen Veranstaltungen ist groß. Ein weiterer Beitrag zur Verbesserung des Kenntnisstandes wäre auch die Einplanung einer Ressourceschwester.

8.7.4 Kommunikation

Die Kluft zwischen der Gesundheitsversorgung im Krankenhaus und der ambulanten Versorgung zu Hause ist überbrückbar. Bei Zusammenkünften zwischen Pflegepersonen der ambulanten Pflegedienste und des Krankenhauses könnten Berührungsängste abgebaut werden. Pflegedienstleiter der ambulanten Pflegedienste könnten dazu ermutigt werden, vorausgesetzt die geographische Lage ermöglicht es, Patienten mit ausgedehnten Wunden vor der Entlassung im Krankenhaus aufzusuchen. Das Personal des ambulanten Pflegedienstes sollte in jedem Fall frühzeitig und in angemessener Form über die Entlassung von Patienten mit solchen Wunden informiert werden, begleitet von dem Vorschlag, an der Abschlussvisite teilzunehmen.

Übung (Zeitaufwand: 10 Minuten)

Krankenhauspersonal
Denken Sie an den letzten Patienten, den Sie mit einem Dekubitus 3. oder 4. Grades nach Hause entlassen haben oder, wenn dies nicht möglich ist, an einen Patienten mit einer anderen Art von Wunde. Beantworten Sie nun die folgenden Fragen.
1. Waren die verwendeten Wundauflagen auch für das Personal der ambulanten Pflegedienste verfügbar?
2. Haben Sie das Personal des ambulanten Pflegedienstes in die Entlassungsplanung mit einbezogen oder in Kenntnis gesetzt, sobald Sie erfuhren, dass der Patient entlassen werden sollte?

Personal von ambulanten Pflegediensten
1. Wurde der letzte Patient mit einem Dekubitus 3. oder 4. Grades, den Sie aufgenommen haben, mit einem Wundauflageprodukt aus dem Krankenhaus entlassen, das auch für Sie im Rahmen der staatlichen Arzneimittelliste erhältlich ist?
2. Waren Sie an der Entlassungsplanung beteiligt, und/oder hat man Sie über die Entlassung in Kenntnis gesetzt, als mit der Planung begonnen wurde?

8. Behandlung und Management des Dekubitus

Personal aus beiden Einrichtungen
Ungeachtet Ihrer Antworten beantworten Sie die folgende Frage; Insbesondere dann, wenn sich aus Ihren Antworten ein Hinweis auf Lücken in der Kommunikation ergeben; Wie kann Ihrer Meinung nach die Situation in Ihrer Einrichtung im Hinblick auf die Kommunikation verbessert werden?

Feedback
Die Antworten werden sich je nach Patient unterscheiden. Auch wenn die Entlassung bzw. Aufnahme reibungslos ablief, werden Sie sich aber sicherlich auch an problematische Fälle erinnern können.
Möglicherweise haben Sie den Eindruck, dass für Ihre Einrichtung folgende Maßnahmen von Nutzen wären:

- Entlassungsprotokoll mit Angabe von Wundverbänden, die im Rahmen der staatlichen Arzneimittelliste verfügbar sind
- Eine in Zusammenarbeit mit Personal von ambulanten Pflegediensten und Krankenhauspersonal erstellte Vorschrift zur Wundversorgung
- Schulungsprogramm oder Zusammenkunft, an der das Personal beider Einrichtungen teilnimmt.

Vielleicht sehen Sie irgendeine Möglichkeit, Veränderungen in dieser Hinsicht voranzutreiben.

In der Verbesserung von Kommunikation und Schulung betrachtet Young (1994) den Schritt nach vorne, doch die Autorin ist auch der Meinung, dass es der genauen Erfassung der Tragweite des Problems bedarf, damit das Gesundheitsministerium den Handlungsbedarf erkennt. Diesbezüglich mögen eine Reihe von Studien über Fragen der Lebensqualität von Patienten, insbesondere in Bezug auf einige der in anderen Kapiteln dieses Buches bereits erläuterte Aspekte, eine Unterstützung sein.

Zusammenfassung
In diesem Kapitel haben Sie das Folgende gelernt:

- Die Fähigkeit den Wundheilungsprozess zu beschreiben
- Die Notwendigkeit zu erkennen, als diplomierte Pflegeperson, die für die Pflege von Patienten mit Wunden verantwortlich ist, über grundlegendes Wissen zur Wundheilung und zu heilungsverzögernden und heilungsfördernden Faktoren, zu verfügen
- Die Bedeutung der präzisen Wundeinschätzung und Pflegeplanung in der Wundversorgung
- Die Beeinflussung der Auswahl eines Wundverbandes durch verschiedene Faktoren, einschließlich Eignung des Wundverbandes für die Wundumgebung, Kosteneffizienz, Akzeptanz durch den Patienten und Verfügbarkeit

> - Die Existenz einer Reihe von staatlichen Restriktionen, die in Großbritannien in den ambulanten Einrichtungen der Gesundheitsversorgung einen Einfluss auf die Wundversorgung ausüben.

Literatur

Benet, C., Moody, M. (1995), Wound care for health professionals. Chapman & Hall, London.
Blaber, C. (1993), Centred on excellence. Journal of Wound Care Nursing, Nursing Times 89 (49): 1–4.
Cox D. (1993), Crowth factores in wound healing. Journal of Wound Care 2 (6): 339–342.
Cutting, K., Harding, K. (1994), Criteria for identifying wound infection. Journal of Wound Care 3 (4): 198–201.
Dealey, C. (1994a), The care of wounds. Blackwell Scientific Publications, London
Dealey, C. (1994b), A prevention and mangement aid. Evaluation of the Nimbus II Mattress. Professional Nurse 9 (12): 798–804.
Farrow, S., Toth, B. (1990), The place of Eusol in wound management. Health Care Evaluation Unit, Bristol.
James, J. (1995), Low power laser therapy. Journal of Community Nursing (März): 20-26
Lowthian, P. (1995), Pegasus Airwave and Biwave Plus. British Journal of Nursing 4 (17): 1020–1024.
Morgan, D. (1995), Formulary of wound care products, 5th edn. Media medica Publications, Chichester.
O'Connor, H. (1993), Bridging the gap. Journal of Wound Care 5 (4): 1–4.
Perry, C. (1996), Mathicillin-resistant Staphylococcus aureus. Journal of Wound Care 5 (1): 31–34.
Plassman, R. (1995), Measuring wounds. Journal of Wound Care 4 (6): 269–272.
Ryan, D. (1990), The fluidised bed: Basic principles, bacteriology and wound care. Intensive care World 7 (2): 92–96.
Smith & Nephew and RCN, (1991), Wound mangement education system, module 3.
Smith & Nephew, Hull Van Toller, S. (1994), Invisible wounds. The effects of skin ulcer malodours. Journal of Wound Care 3 (2): 103–105.
Young, L. (1995), GP fund holders must listen to us. Community Nurse (Februar): 9
Young, T. (1994), Wound management. The hospital community divide. British Journal of Nursing 4 (14): 702–706.

Weiterführende Literatur

Flanagan, M. (1997), Wound management. (Access to Clinical Education Series) Churchill Livingstone, Edinburgh.
Moffatt, C., Harper, P. (1997), Leg ulcers. (Acess to Clinical Education Series) Churchill Livingstone, Edinburgh.
Morgan, D.A. (1994), Formulary of wound management, 6th edn. Euromed Communications, Haslemere.
Thomas, S (ed) (1994), Handbook of wound dressings. Jouranl of Wound Care, London.

9. Besondere Aspekte zum Dekubitus

Dieses Kapitel setzt sich mit Fragen und Problemen auseinander, die bisher zwar gestreift, aber noch nicht ausführlich erläutert wurden. Hierbei geht es um Ethik, rechtliche Aspekte, Veränderungen der Pflegepraxis und Erstellung einer Bedarfsplanung. Die Ethik tangiert alle Pflegepersonen, und Veränderungen der Pflegepraxis müssen zur Erzielung von Fortschritten in Betracht gezogen werden. Die Bedarfsplanung gewinnt angesichts der aktuellen Knappheit für die Bereitstellung der Ressourcen in Ihrer Einrichtung zunehmend an Bedeutung.

● **Lernziele**
Nachdem Sie dieses Kapitel durchgearbeitet haben, sind Sie in der Lage:
- die ethischen Konflikte, die bei der Dekubitusversorgung entstehen können und die mit dem Dekubitus verbundenen rechtlichen Aspekte zu verstehen
- Probleme hinsichtlich der zur Verfügung stehenden Ressourcen zu erkennen und Bewältigungsstrategien zu entwickeln.
- sich über Hindernisse klar zu werden, auf die Pflegende vielleicht stoßen, wenn sie Veränderungen in der Pflegepraxis einführen wollen.

9.1 Ethik und Recht

In der Gesundheitsversorgung bezieht sich die Ethik nicht nur auf Fragen zu Leben und Tod, sondern vielmehr auf alltägliche aber nicht weniger schwierige Probleme der Patientenversorgung. In der Ethik vertreten die beiden Sichtweisen, Deontologie und Teleologie zwei entgegengesetzte Richtungen. Die Teleologen sind von der Ausübung der Handlung und dem Erreichen von Zielen überzeugt, ungeachtet der Belastungen für die Individuen. Deontologen hingegen sind von der Pflicht zur Einhaltung der Rechte einer Person überzeugt, ungeachtet der Konsequenzen. In der Gesundheitsversorgung wird keine dieser beiden extrem ethischen Sichtweisen den Anforderungen der vielen komplexen Fragen und Probleme gerecht, am wenigsten den Rechten und Pflichten von Patient und

Pflegeperson. Tschudin (1994) legt eine andere Theorie hinsichtlich der Ethik in der Gesundheitsversorgung vor. Diese basiert auf Arbeiten von Niebuhr (1963) und unterscheidet die vier wichtigsten Bereiche, welche bei allen Entscheidungen in einem ethischen Konflikt berücksichtigt werden sollten, nämlich:

- Soziale Beziehungen
- Rechte und Pflichten
- Berufliche und persönliche Aspekte
- Bedürfnisse der Menschen und Erfordernisse des Systems.

9.1.1 Soziale Beziehungen

Soziale Beziehungen haben eine tiefgreifende Wirkung auf kranke Menschen. Es steht zwar insbesondere die Beziehung zu der in der Gesundheitsversorgung tätigen Person im Vordergrund, doch alle anderen sozialen Beziehungen müssen ebenfalls berücksichtigt werden. Den vom Patienten selbst getroffenen Entscheidungen bei der Gesundheitsversorgung liegt das Maß an Autonomie zugrunde, das der Patient innehat und das von Tingle (1988) als Zustand der Selbstkontrolle und Selbststeuerung definiert wird. Viele Kranke sind weder zum einen noch zum anderen in der Lage. Die Gründe dafür sind der Verlust der Unabhängigkeit infolge der Krankheit, eingeschränkte Kenntnisse über die Krankheit und deren Behandlung und die daraus resultierende ungleiche Verteilung der Machtverhältnisse zwischen der in der Gesundheitsversorgung tätigen Person und dem Patienten (Carpenter, 1992).

Ausschlaggebend für die autonome Entscheidungsfähigkeit ist, dass die betreffende Person über alle Fakten in Kenntnis gesetzt wurde und diese auch verstanden hat.

Übung (Zeitaufwand: 10 Minuten)

Schreiben Sie auf der Basis Ihrer eigenen Vorerfahrungen drei Möglichkeiten auf, mit denen Sie einem Patienten helfen können, auf Fakten beruhende Entscheidungen zu treffen.

▲ **Feedback**
Um einem Patienten zu helfen, auf Fakten beruhende Entscheidungen zu treffen, hätten Sie vorschlagen können:

- Sicherstellen, dass dem Patienten seine Problematik in einer für ihn verständlichen Sprache und nicht in der medizinischen Fachsprache erklärt wird und eine Erläuterung über die Konsequenzen der Unterlassung der gewählten Therapie

9. Besondere Aspekte zum Dekubitus **183**

sowie über alle in Erwägung zu ziehenden anderen Behandlungsmethoden gegeben wird.
- dem Patienten das vorhandene Informationsmaterial über das Thema zur Verfügung zu stellen, beispielsweise eine Patienteninformationsbroschüre
- Sicherstellen, dass der Patient die Zeit und Gelegenheit erhält, Fragen zu stellen, ohne sich vom Umfeld oder Personal eingeschüchtert zu fühlen.

Ob Sie jeden dieser Vorschläge in die Praxis umsetzen können, hängt sicherlich von der Beziehung zwischen der in der Gesundheitsversorgung tätigen Person und den Patienten ab. Ein weiterer Konflikt für Pflegende aus Sicht der Ethik ergibt sich vielfach in Situationen, in denen die Entscheidungen der Patienten keine Zustimmung der Ärzte finden und sich die Patienten zur Unterstützung an die Pflegepersonen wenden. Entsteht als Folge der durch den Patienten getroffenen Entscheidung ein Dekubitus, bei wem liegt dann die Verantwortung?

Übung	**(Zeitaufwand: 10 Minuten)**

Denken Sie an einen von Ihnen gepflegten Patienten, der mit Ihrer Pflege nicht einverstanden war, und betrachten Sie dann die drei oben genannten Punkte. Können Sie wirklich die Aussage treffen, dass dieser Patient eine auf Fakten beruhende Entscheidung getroffen hat? Ist das nicht der Fall, führen Sie alle Gründe auf, warum Ihrer Meinung nach der Patient nicht vollständig informiert war und keine Gelegenheit zur Befragung des Personals hatte.

▲ **Feedback**
Das Feedback hängt von Ihrer Einrichtung ab, doch wird wahrscheinlich einer oder mehrere der folgenden Gründe nicht zutreffen. Allgemeine Gründe sind:
- Zeitmangel seitens des Pflegepersonals
- Wissensdefizit der Pflegenden
- das bei Ärzten und Pflegepersonal verbreitete Gefühl, alles am besten zu wissen, insbesondere im Hinblick auf die Menge der an den Patienten weitergeleiteten Informationen
- Fehlende Informationsbroschüren, vielleicht allgemein zum entsprechenden Thema oder nur in Ihrer Einrichtung.

9.1.2 Rechte und Pflichten

Patient und Pflegepersonen haben gleichermaßen Rechte wie auch Pflichten. Das von der britischen Regierung verfasste Dokument *Patients' Charta* (DoH, 1995) hebt die Rechte der Patienten hervor. Es enthält die Aussage, dass der Patient das Recht hat «auf eine für ihn verständliche Aufklärung über jede vorgeschlagene Behandlung, einschließlich aller Risiken und Alternativen, bevor er sich für diese Behandlung entscheidet.» Allerdings finden die Pflichten der Patienten, die unweigerlich mit den Rechten verknüpft sind, in diesem Dokument keinerlei Beachtung. Diamond (1993) liefert in einem recht nützlichen Buch eine Zusammenfassung aller Rechte von Patienten, weist aber gleichermaßen auf die Patientenpflicht hin, «Anweisungen im Rahmen der Behandlung und Pflege verantwortungsvoll und sorgfältig zu beachten und wenn dies nicht erfolgte, das Personal darüber zu informieren.»

Um die Sache noch komplizierter zu machen, müssen natürlich auch Pflegepersonen bestimmte Verhaltensnormen beachten. In Großbritannien sind ihre Rechte und Pflichten in den *Professional Codes of Conduct* verankert. Selbst dort sind nicht alle Aussagen eindeutig. So fordert Artikel 1 (UKCC, 1992) den Schutz des Patienten durch die diplomierten Pflegenden, wohingegen Artikel 5 die Erhaltung der Unabhängigkeit und Einbeziehung der Patienten in die Pflegeplanung verlangt. Wie es die nachstehende Erläuterung zeigt, sind diese beiden Anforderungen nicht immer miteinander zu vereinbaren.

Aus rechtlicher Sicht haben alle beruflich tätigen Pflegepersonen die Pflicht zur Gesundheitsversorgung ihrer Patienten. Bei der Entstehung eines Dekubitus haben die Patienten das Recht, gegen die Pflegepersonen Klage zu erheben, wenn eine Schädigung infolge mangelhafter pflegerischer Versorgung vorprogrammiert war. Das Pflegepersonal kann diese Anschuldigung durch den Nachweises einer Mitschuld seitens des Patienten zurückweisen, die auf eine Verweigerung der Kooperation oder der Akzeptanz der Behandlung zurückzuführen ist. Eine solche Mitschuld wird nur anerkannt, wenn der Beweis vorliegt, dass sich der Patient über die Konsequenzen seiner möglicherweise von ihm selbst getroffenen Entscheidung im klaren war, seine Mitarbeit bei der Behandlung zu verweigern. Darüber hinaus hängt der Erfolg der Anerkennung einer Patientenmitschuld von der Qualität und Vollständigkeit der vom Personal geführten Dokumentation über die gesamten zu dem Vorfall führenden Faktoren ab.

9.1.3 Persönliche und berufliche Aspekte

Dieser Bereich der Ethik unterliegt der Interpretation und Anwendung von Regelungen über Privilegien und Vorrechten sowie Normen. Diese ethischen Aspekte stehen unter dem Einfluss sozialer Faktoren und der Pflegeumgebung des Patienten. Persönliche und religiöse Überzeugungen von Personal oder Patient mögen hier Berücksichtigung finden. Allgemeine Beispiele sind Pflegepersonen, für die ein Schwangerschaftsabbruch inakzeptabel ist oder Patienten, die als Zeugen Jehova eine Bluttransfusion verweigern.

9.1.4 Bedürfnisse der Menschen und Erfordernisse des Systems

Viele der in diesem Kapitel getroffenen Aussagen stehen in engem Zusammenhang mit der Verfügbarkeit von Ressourcen und deren Zuteilung. Doch sie beziehen sich auch auf die Frage, wessen Bedürfnisse oder Erfordernisse der Vorrang einzuräumen ist, jenen der Menschen oder des Systems? Denn sehr häufig treten Interessenkonflikte auf. Und wer entscheidet, welche Bedürfnisse eine Person hat? Sind die Entscheidungsträger die in der Gesundheitsversorgung tätigen Personen, weil sie glauben zu wissen, was für den Patienten das beste ist oder berücksichtigen sie wirklich bzw. kennen sie tatsächlich die Bedürfnisse und Wünsche der Patienten?

In der Gesundheitsversorgung hat man es nicht selten mit Patienten zu tun, die als schwierig oder unkooperativ bezeichnet werden, weil sie nicht nach dem Willen des in der Gesundheitsversorgung Tätigen handeln. Wie oft kommt es dabei vor, dass man über die Auseinandersetzung hinaus nach den Gründen dieses Verhaltens sucht?

Tschudin (1994) formuliert hierzu drei Kernfragen, die sich das Personal bei der Lösung ethischer Konflikte stellen sollte. Es sind dies:

- Welche Situation liegt vor?
- Welche Bedeutung kommt dem zu?
- Welche Reaktion ist angebracht? Das heißt, die Reaktion auf das Problem, die unter Berücksichtigung aller Fakten zu dieser Zeit am angemessensten ist.

Die Interpretation der ersten Frage im Zusammenhang mit den bereits aufgeführten vier Bereichen der Ethik (Soziale Beziehungen, Rechte und Pflichten, persönliche und berufliche Aspekte, Bedürfnisse der Menschen und Erfordernisse des Systems) bestimmen die Antworten der letzten beiden Fragen. Es handelt sich um Situationen, in denen ein Patient eine geplante Pflegeintervention verweigert, d. h. ein dekubitusgefährdeter Patient, der den vorgeschlagenen Präventionsmaßnahmen nicht zustimmt oder ein Patient mit Dekubitus, der die entsprechende Behandlung ablehnt.

Übung (Zeitaufwand: 1-1½ Stunden)

1. **Kasten 9-1** beschreibt eine Patientin, die den Gebrauch von druckentlastenden Lagerungshilfsmitteln verweigerte. Lesen Sie die Fallgeschichte und bearbeiten Sie dann die folgenden Punkte.
    a. Beantworten Sie die drei Kernfragen von Tschudin unter Berücksichtigung aller erwähnten Faktoren:
      - Welche Situation liegt vor?

- Welche Bedeutung kommt dem zu?
- Welche Reaktion ist angebracht?
b. Inwieweit sind ihre Antworten mit der Handlungsweise des Personals zu vergleichen?
c. Würden Sie auch die Entscheidung der Patientin akzeptieren? Ergibt sich in dieser Situation ein Widerspruch zu den beruflichen Verhaltensnormen?

2. Ziehen Sie einen Patienten auf Ihrer Station oder eine von Ihnen gepflegte Person in Betracht, der die Zustimmung zur Pflege verweigert hat, insbesondere im Hinblick auf Maßnahmen zur Dekubitusprophylaxe. Die Ablehnung kann sich auf Lagerungshilfsmittel, Nahrungsaufnahme, Bettruhe statt weiterhin im Sessel sitzen, Bewegung oder jegliche andere entsprechenden Maßnahmen beziehen. Beantworten Sie die oben aufgeführten drei Fragen und prüfen Sie, ob sich dadurch Ihre Einstellung zum Problem geändert hat. Fragen Sie sich, ob der Patient wirklich alle Informationen erhalten hat, welche seiner Entscheidung zugrunde liegen sollten.

Kasten 9-1 Frau M.
Frau M., Mitte 60, Paraplegie und Herzinsuffizienz mit zunehmender Dekompensation. Sie hat Beschwerden und starke Einschränkung der Lebensqualität. Die daraus resultierende Mehrarbeit für ihren Mann war zusätzlich belastend für Frau M. Aufgrund der fortschreitenden Einschränkung der Mobilität und des zunehmend schlechten Gesundheitszustandes trug die Herzproblematik auch zur Erhöhung der Dekubitusgefährdung bei. Trotz der Bemühungen der ambulanten Krankenschwester verweigerte Frau M. den Gebrauch von neu entwickelten druckentlastenden Lagerungshilfsmitteln. Sie hatte früher bereits Druckgeschwüre und war sich über die Folgen bewusst. Die Krankenschwester akzeptierte zwar die Entscheidung der Patientin, zog aber zur Unterstützung und persönlichen Absicherung eine Fachkrankenschwester hinzu. Die Patientin erhielt ein Informationsblatt über Dekubitusprophylaxe und Probleme wurden mit ihr diskutiert. Sie wurde darüber aufgeklärt, dass sie vielleicht ins Krankenhaus eingewiesen werden muss, wenn sich ein Dekubitus bei ihr entwickeln sollte. Sie ließ sich überreden, eine elektrisch betriebene Antidekubitusmatratze für eine Nacht auszuprobieren, doch ihre anfängliche Einstellung änderte sich dadurch nicht. Drei Monate später wurde Frau M. mit einer ausgedehnten Druckschädigung ins Krankenhaus eingewiesen. Ärzte begannen mit der Behandlung, doch innerhalb der ersten 2 Wochen veranlasste die Patientin und ihr Ehemann gegen ärztlichen Rat die Verlegung in ein Pflegeheim, wo sie bald darauf an den Folgen des Dekubitus verstarb.

▲ **Feedback**
1. *Welche Situation liegt vor?* Die Patientin lehnt Maßnahmen ab, die zur Unterstützung ihrer Pflegepersonen dienen und eine Dekubitusentstehung verhindern oder verzögern.
2. *Welche Bedeutung kommt dem zu?* Anhand der verfügbaren Informationen wäre die Situation folgendermaßen zu interpretieren: Die Patientin war sich über ihre Handlung bewusst, das Personal hatte sie ausführlich informiert und sie wusste

aus eigener Erfahrung, dass ein Dekubitus zu massiven Problemen führt. Ihre Lebensqualität war bereits sehr eingeschränkt und wurde zunehmend reduziert. Sie hatte vielleicht auch Schuldgefühle hinsichtlich der zusätzlichen Arbeit für ihren Mann. Aufgrund der dekompensierten Herzinsuffizienz fühlte sich Frau M. schwach und oftmals depressiv verstimmt. Sie war nicht an möglicherweise lebensverlängernden Maßnahmen interessiert. Darauf beruhte dann ihre Entscheidung, das Krankenhaus zu verlassen, nachdem man mit einer intensiven Behandlung begonnen hatte.

3. *Welche Reaktion ist angebracht?* Weil man sich genau mit dieser Frage in einem ethischen Dilemma befindet, kann es kein Richtig oder Falsch geben. Die Fachkrankenschwester wurde hinzugerufen und bestätigte das Verhalten der Krankenschwester vom ambulanten Pflegedienst. Sie war der Auffassung, dass die Patientin auf der Grundlage aller Fakten für sich die Entscheidung getroffen hatte, die sie als die beste für sich erachtete. Sie war des Daseins müde und wollte keine weiteren Interventionen in ihr Leben.

Beachtenswert sind hierbei die Reaktionen des Krankenhauspflegepersonals nach der Einweisung:
- Beschuldigungen des ambulanten Pflegedienstes, wie man es zulassen konnte, dass die Patientin in einen solchen Zustand gerät.
- Wie oft fällt man ein Urteil wie dieses über andere Einrichtungen, Abteilungen oder Stationen ohne über den ganzen Hintergrund des Falles informiert zu sein?
- Zweifel, als Frau M. und ihr Mann sich eigenverantwortlich für die Entlassung entschieden, und wiederholte Bemühung, die Patientin umzustimmen, anstatt sie bei ihrer schwierigen Entscheidung zu unterstützen.

Die ambulante Krankenschwester hatte die Patientin solange wie möglich zu Hause gepflegt und dabei Rücksicht auf ihre Unabhängigkeit und Einbeziehung in die Pflege genommen, auch wenn sie wohl kaum die erhofften Resultate erzielen konnte. Diese Situation steht natürlich auch im Zusammenhang mit den beruflichen Standesregeln.

2. Die von Ihnen betrachtete Situation hängt von Ihrem Patienten ab und von all den damit verknüpften Fakten. Dennoch mag Sie diese Übung dazu veranlasst haben, Ihr Denken und Urteilen über Patienten zu überprüfen. In den meisten Fällen ist es für Pflegepersonal der ambulanten Pflegedienste oder von Pflegeheimen einfacher, wenn das Beurteilen einer Situation auf dem Gesamtbild eines Patienten basiert, da diese die Betreuung und Pflege für einen längeren Zeitraum in ihrer gewohnten häuslichen Umgebung übernehmen.

Paradoxerweise kann gerade die häusliche Umgebung ethische Entscheidungen aller Art erschweren. Sind Sie der Meinung, dass Ihr Patient die Konsequenzen von seiner Handlungsweise vollständig verstanden hat, und was waren Ihre Beweggründe, um die Zustimmung für einen bestimmten Aspekt der Pflege zu erfragen? Handelte es sich um einen schwerkranken Menschen oder hatte er das Gefühl der Hilflosigkeit in Ihrer Einrichtung, so dass ihm die Maßnahmen zur Dekubitusprävention einfach nur als eine zusätzliche Störung erschienen?

9.1.5 Dokumentation

Im Hinblick auf mögliche rechtliche Fragen spielt die Dokumentation der Pflege eine äußerst bedeutende Rolle. Young u. Tingle (1995) weisen darauf hin, dass als Folge einer mangelhaften Dokumentation ein Schadensersatzanspruch gegen Pflegepersonal oder den Träger des Pflegedienstes erhoben werden kann. In ihren Ausführungen nennen sie die grundlegenden Prinzipien der Dokumentation im Hinblick auf den Dekubitus:

- **Unmittelbar:** Die Dokumentation so bald wie möglich nach der Pflege oder dem Vorfall durchführen.
- **Umfassend:** Prüfen, dass die genaue Reaktion auf die Pflegemaßnahme sowie die Pflege selbst dokumentiert wird. Notieren Sie insbesondere alle ungewöhnlichen Vorkommnisse oder Beobachtungen sowie alle Unterlassungen.
- **Sachlich:** Annahmen sollten vermieden und die Meinung als solche klar und deutlich festgehalten werden.
- **Angemessener zeitlicher Abstand:** Die Häufigkeit der Dokumentation hinsichtlich des Dekubitus hängt von den besonderen Umständen ab, z. B. stündlich im Intensivbereich und wöchentlich in Einrichtungen der Langzeitpflege. Die Aktualisierungsdaten sollten einmal festgelegt und dann eingehalten werden.
- **Mit Unterschrift und Datum versehen:** Identifizierbare Initialen sind akzeptabel.
- **Leserlich:** Abkürzungen können nur verwendet werden, wenn diese allgemein üblich und bekannt sind.
- **Fehlerfrei:** Fehler sollten durchgestrichen und die Änderung hinzugefügt werden. Beides ist mit Unterschrift zu versehen.
- **Beständig:** Bleistift darf zur Dokumentation nicht verwendet werden.

Pflegepersonen müssen lernen, alle Entscheidungen und die dazu führenden Gründe zu dokumentieren. Falls es je zu einer Gerichtsverhandlung aufgrund eines Dekubitus kommt, liegt die Pflege des Patienten oftmals viele Monate oder sogar Jahre zurück. Es ist unrealistisch anzunehmen, dass sich das Pflegepersonal an die Matratze des Patienten oder die Punktzahl der Skala zur Einschätzung der Dekubitusgefährdung erinnert. Wenn eine Klage vorliegt hängt außerdem die für alle Parteien zufriedenstellende Beilegung des Rechtsstreites davon ab, ob die Beteiligten in der Lage sind, genau zu schildern was, wann und warum geschehen ist. Es wurde bereits erläutert, dass auch die Dokumentation über die Verweigerung eines Patienten zur Kooperation für die geplante Pflegemaßnahme von großer Bedeutung ist. Pflegeplanungen zur Dekubitusprophylaxe sollte enthalten:

- Punktzahl der Einschätzung der Dekubitusgefährdung und Zeitpunkt der Einschätzung

- Nachweis der Neueinschätzung bei Bedarf oder nach den vor Ort gültigen Richtlinien
- ausgewählte Lagerungshilfsmittel und Datum des Einsatzes beim Patienten
- Vermerk, ob der Patient das Lagerungshilfsmittel ablehnte, einschließlich aller Details über Erläuterungen oder Anleitung durch das Pflegepersonal, um dem Patienten die Behandlungsziele plausibel zu machen.
- ob und wann Hilfsmittel ausgewechselt oder deren Gebrauch eingestellt wurde
- Vermerk über den Zeitpunkt der erstmaligen Beobachtung von Anzeichen einer Druckschädigung
- alle weiteren durchgeführten präventiven Maßnahmen
- Notizen über alle Anweisungen, welche die Pflegenden zur Dekubitusprophylaxe erhielten.

In einer Dokumentation haben die mündlichen Aussagen, dass etwas routinemäßig durchgeführt wird oder dass Sie sich sicher sind, dass es durchgeführt wurde, vor keinem Gericht Bestand.

Wissensüberprüfung (Zeitaufwand: 20 Minuten)

1. Welche vier Faktoren müssen bei der Betrachtung eines ethischen Konflikts berücksichtigt werden?
2. Was bedeutet «Autonomie» im Zusammenhang mit Patienten, die über ihre Gesundheitsversorgung selbst entscheiden?
3. Vervollständigen Sie den folgenden Satz: Erleidet ein Patient eine Verletzung infolge einer Handlung oder unterlassenen Handlung einer Pflegeperson, kann der Patient Klage gegen die Pflegeperson erheben für die Missachtung ihrer _____. Das Personal hat das Recht mit einer Klage auf _____ einzureißen, wenn der Patient, nachdem er alle Konsequenzen verstanden hat, weiterhin die Einwilligung zur Behandlung oder geplanten Pflege verweigert.

▲ Feedback
Sie hätten die folgende Antworten geben sollen:

1. Die vier Faktoren sind:
   - Soziale Beziehungen
   - Rechte und Pflichten
   - Berufliche und persönliche Aspekte
   - Bedürfnisse der Menschen und Erfordernisse des Systems.
2. Autonomie wird als ein Zustand der Selbstkontrolle und Eigenständigkeit definiert. Um Entscheidungen zur Gesundheitsversorgung treffen zu können, müssen die Patienten über die Fakten informiert sein.
3. Die beiden fehlenden Satzteile sind: (a) Pflicht zur Gesundheitsversorgung und (b) Mitschuld.

9.2 Einfluss von Ressourcen und Bedarfsplanung

In den letzten Jahren hat sich in der britischen Gesundheitsversorgung ein grundlegender Wandel im Management der Ressourcen mit Herausbildung eines neuen Ansatzes vollzogen, der nach Clarke (1994) wie folgt zusammengefasst werden kann:

- Systematischer Ansatz bei der Etablierung neuer Einrichtungen und Personalplanung
- Einschätzung der Gesundheit und pflegerischen Bedürftigkeit der örtlichen Bevölkerung nach Dringlichkeit
- Entwicklung angemessener Maßstäbe für die Dienstleistungsergebnisse
- Detaillierte Gestaltung der Einrichtungen, Zusammensetzung des Personals und den vorhandenen Qualifikationen sowie die Analyse der Arbeitslast.

Bei einer von Caldock (1993) durchgeführten Befragung von 64 diplomierten Pflegepersonen mit unterschiedlichem Hintergrund gaben über die Hälfte die Finanzierung und Bereitstellung von Ressourcen als Hauptanliegen bei der Durchführung des von der Regierung erstellten Weißbuches (White Paper) zur Gesundheitsversorgung in den Gemeinden an (Griffiths, 1988). In ihren Erläuterungen macht Griffith ebenfalls darauf aufmerksam, dass möglicherweise mit den Veränderungen in Richtung verstärkte ambulante Patientenversorgung weniger Ressourcen für mehr Pflegebedürftige zu Hause verfügbar sein werden. Teasdale (1993) erkennt als ein Faktor für den Erfolg der Verlagerung auf die ambulante Gesundheitsversorgung die Höhe der von der Regierung zur Verfügung gestellten finanziellen Mittel an und weist darauf hin, dass es insgesamt eines Umdenkens bedarf, damit die Gelder den bislang vernachlässigten Bereichen der Gesundheitsversorgung, beispielsweise Dekubitusprävention und -management, zur Verfügung gestellt werden. Problematisch ist allerdings, dass insbesondere der Dekubitus nicht im Mittelpunkt des Interesses steht und auch keinen Bereich in der Gesundheitsversorgung darstellt, der finanzielle Mittel anlockt. Allerdings haben die von der britischen Regierung erstellten Ziele hinsichtlich der Verringerung der Dekubitusfälle zumindest eine breite Aufmerksamkeit für das Problem bewirkt, so dass nun der richtige Zeitpunkt wäre für den Versuch der zweckmäßigen Verteilung und Zuerkennung der finanziellen Mittel, um damit einen Beitrag zur Lösung des Dekubitusproblems zu leisten.

Nach Clarke (1994) haben zwei andere Faktoren einen entscheidenden Einfluss auf die pflegerische Versorgung in der häuslichen Umgebung, nämlich die Entlassungsplanung und die Inanspruchnahme von den staatlichen Sozialdiensten bereitgestellten Hilfsdienste für die häusliche Versorgung. Clarke stellt den zusätzlichen Arbeitsaufwand heraus, der mit der Pflege von Patienten in vielen

Fällen verbunden ist, die nach dem Krankenhausaufenthalt noch sehr pflegebedürftig sind und ohne sorgfältige Entlassungsplanung nach Hause verlegt werden. Hier muss sich das Personal der ambulanten Pflegedienste unter Zeitdruck mit der neuen Situation zurechtfinden, zudem die notwendigen Ressourcen nicht unmittelbar zur Verfügung stehen. Das ist besonders am Wochenende der Fall, wenn die personelle Besetzung der ambulanten Pflegestationen reduziert ist und die für die Vermittlung des Pflegedienstes verantwortlichen Stellen nicht erreichbar sind. Dennoch werden viele Patienten freitags nach Hause entlassen, ohne dass man die häusliche Situation des Patienten über das Wochenende berücksichtigt. Eine Lösung dieses Problems bieten ein Entlassungsplan und eine entsprechende Richtlinie.

9.2.1 Bedarfsplanung

Die Menschen gehen davon aus, dass es sich hierbei um einen komplexen Prozess handelt, doch je einfacher man die Planung gestaltet, desto mehr Vorteile ergeben sich. Dieses Thema ist Gegenstand zahlreicher Veröffentlichungen und wird deshalb nicht ausführlich behandelt. Dennoch soll eine kurzer Überblick über die wesentlichen Aspekte dazu beitragen, Sie vielleicht zu überzeugen, dass die Bedarfsplanung eine Möglichkeit darstellt, sich für die verbesserte Verfügbarkeit von Ressourcen einzusetzen. Entsprechend den Ausführungen von Clarke (1994), bedarf es zunächst der Erfassung der gesundheitlichen Bedürfnisse Ihrer Patientenpopulation. In dieser Bedarfplanung soll dabei der Aspekt der Beantragung von mehr Ressourcen zur Dekubitusprävention betrachtet werden. Dies spiegelt dann das Ausmaß des Problems wider, das Sie erfassen müssen, um aufzeigen zu können, dass ein Bedarf für mehr Ressourcen besteht. Das wäre besonders in Bezug auf die Anzahl der in Ihrer Einrichtung entstanden Druckgeschwüre oder deren Inzidenz der Fall. Geht es bei Ihrer Bedarfsplanung um die Dekubitusbehandlung, würde dies die Prävalenz oder die Gesamtzahlen mit Dekubitus einschließen. Wenn Sie über diese grundlegenden Informationen verfügen, können Sie mit Ihrer Bedarfsplanung beginnen.

Zunächst sollte der Zeitpunkt für die Fertigstellung des Planes und zur Unterbreitung bei den Gutachtern der Krankenkasse zur weiteren Prüfung feststehen. Halten Sie Rücksprache mit der Stationsleitung und Pflegedienstleitung und holen Sie deren Unterstützung für die Erstellung eines Planes ein, vor allem dann, wenn Sie mit anderen Pflegepersonen diese Planung durchführen. Dokumentieren Sie Probleme hinsichtlich mangelnder Ressourcen und machen Sie Ihre Stationsleitung darauf aufmerksam, besonders wenn die Gesundheitsversorgung des Patienten dadurch gefährdet ist. Es besteht die Notwendigkeit, dass man das Pflegepersonal zunehmend in den Prozess der Bedarfsplanung einbezieht, nicht zuletzt deshalb, weil sie diejenigen sind, die sich wirklich mit allen Aspekten bei der Pflege des Patienten auskennen. Zur Vorbereitung Ihrer Bedarfsplanung sollten Sie die folgenden Schritte beachten:

1. *Erstellen Sie eine Analyse der aktuellen Situation.* Diese kann anhand der Durchführung einer SWOT-Analyse erfolgen. SWOT steht für:

S (strength)	– Stärken: Welche Stärken haben Sie zur Zeit?
W (weakness)	– Schwächen: Welches sind derzeit Ihre Schwächen?
O (opportunity)	– Möglichkeiten: Welche Möglichkeiten haben Sie zur Verbesserung der Situation?
T (threat)	– Bedrohung: Welche Bedrohungen verhindern die Erreichung der Ziele?

2. *Legen Sie Ihre kurzfristigen und langfristigen Ziele fest.* Ein langfristiges Ziel könnte beispielsweise ein umfassendes Schulungsprogramm für Patienten und pflegende Angehörige sein, welches im Einklang steht mit der derzeitigen Denkweise der britischen Regierung über Gesundheitsförderung und häuslicher Pflege. Geben Sie einen kurzen Überblick über die Vorgehensweise, mit der Sie Ihre Ziele erreichen möchten und vor allem, mit welchen Methoden Sie beabsichtigen, den Nachweis über die Effektivität zu erbringen, und die Qualität der von Ihnen durchgeführten Maßnahmen zu messen.

Wenn Sie Ihre Planung realistisch gestaltet haben, finanziell unterstützt werden und dann in der Lage sind, Ihre kurzfristigen Ziele unter Nachweis von deren Effektivität zu erreichen, sollten Sie dies im darauffolgenden Jahr mit einer weiteren Planung fortsetzen. Sollte diese erste Bedarfsplanung keine Akzeptanz finden, so lassen Sie sich dennoch nicht entmutigen: Nicht jeder hat direkt Erfolg, aber trotzdem sollten Sie nicht aufgeben.

Übung **(Zeitaufwand: 45 Minuten)**

Damit Sie sich an die Konzeption einer Bedarfsplanung gewöhnen, betrachten Sie einen Bereich der Pflege in Ihrer Pflegeumgebung, für den Sie sich mehr oder verbesserte Ressourcen vorstellen können.

1. Notieren Sie Ihre kurzfristigen und langfristigen Ziele.
2. Wie würden Sie den Plan bewerten? Das heißt, welche Ziele können gesetzt werden, die Ihnen zeigen, dass das erreichte Ergebnis auch das von Ihnen gewünschte Ergebnis ist.
3. Nehmen Sie eine SWOT-Analyse der derzeitigen Situation vor.
   Ziele könnten beispielsweise sein: eine größere Grundausstattung an Lagerungshilfsmittel für Ihre Patienten oder die Möglichkeit, den für die staatlichen Sozialdienste tätigen Personen oder Patienten und deren pflegenden Angehörigen mehr Schulungsmaßnahmen zu bieten oder die Notwendigkeit, den Gebrauch von Wundverbänden mit Hilfe von Vorschriften zur Wundversorgung zu rationalisieren.

▲ **Feedback**
Dieses Feedback hängt zwar von der Situation in Ihrer Pflegeumgebung und den von Ihnen ausgewählten Zielen ab, doch wenn Sie beispielsweise eine Anfrage nach Lagerungshilfsmitteln planen, sollten Ihre Antworten etwa wie die folgenden ausfallen:

1. Kurzfristiges Ziel : Für alle Patienten sollen genügend Lagerungshilfsmittel zur Verfügung stehen.
   Langfristiges Ziel : Es sollen genügend Lagerungshilfsmittel vorhanden sein, um zukünftig die Ressourcen effektiv zuteilen zu können.
2. Die Bewertung des kurzfristigen Zieles würde die zahlenmäßige Erfassung der Patienten bedeuten, die zu dem Zeitpunkt eigentlich auf Lagerungshilfsmitteln liegen sollten, bei denen dies aber nicht der Fall ist. Zur Bewertung des Planes für das langfristige Ziel wäre die kostenmäßige Kalkulation einiger Patientenaufenthalte erforderlich, hauptsächlich dann, wenn sie durch fehlende Lagerungshilfsmittel einen Dekubitus entwickelten.
3. Die Stärken, Schwächen, Möglichkeiten und Bedrohungen stehen im Zusammenhang mit Ihrer Situation, doch der Prozess der Wahrnehmung dieser Faktoren, sollte Ihnen helfen einen Plan zu erstellen, der auf den bereits vorhandenen Vorteilen aufbaut, alle Schwierigkeiten in Betracht zieht und die gegebenen Möglichkeiten bestmöglich nutzt. Dagegen sollen Faktoren, die den Erfolg des Plans gefährden, weitgehend ausgeschaltet werden.

Gestalten Sie Ihren Bedarfsplan nicht einfach als eine Forderung kostspieligen Lagerungshilfsmitteln, denn das wird keine Zustimmung finden. Seien Sie realistisch: Überlegen Sie sich andere Methoden zur Verringerung des Dekubitusproblems und vergessen Sie dabei nicht, dass die Schulung der wichtigste Faktor ist. Wäre Ihnen mit finanziellen Mitteln für die Beschaffung von Patientenbroschüren zur Schulung sowie für einige einfache druckentlastende bzw. druckreduzierende Lagerungshilfsmittel und das eine oder andere komplexere System geholfen?

Dies ist zwar nur ein kleiner Bereich für eine Bedarfsplanung, wohl aber ein Teil eines größeren Ganzen, und vielleicht streben Sie ja auch nur die Finanzierung von Postern oder Schulungsmaterial als Unterstützung dieser Initiative an. Es bleibt zu hoffen, dass Sie angeregt wurden sich darüber Gedanken zu machen, wie man zur Erstellung eines Bedarfsplanes vorgeht. Sie müssen jetzt nur noch in einer anderen Größenordnung denken.

9.3 Umsetzung von Veränderungen

Sie haben wahrscheinlich beim Lesen dieses Buches festgestellt, dass Sie sich mindestens in einem Bereich der Pflegepraxis Veränderungen wünschen würden. Wenn Sie glauben, solche Veränderungen erreichen zu können, müssen Sie sich über die verschiedenen damit verknüpften Probleme im klaren sein. Für ausführliche Informationen ist es empfehlenswert, auch zu diesem Thema weitere Lehrbücher zu konsultieren z. B. Carnall (1990), Mabey und Mayon-White (1993). Nachstehend erhalten Sie einen Überblick:

- Art der Veränderung
- Person, die eine Veränderung einführt
- Reaktion auf die Veränderung
- Beteiligung des gesamten Pflegeteams.

9.3.1 Art der Veränderung

Man unterscheidet zwei Hauptarten, nämlich die im voraus geplante und die nicht geplante Veränderung. Die nachstehenden Erläuterungen beziehen sich auf die im voraus geplante Veränderung der Pflegepraxis. Zur Durchführung einer geplanten Veränderung kann man eine der drei folgenden Methoden anwenden:

- **empirisch-rational:** diese Methode setzt das Vernunftdenken des Menschen voraus, Veränderungen zu akzeptieren, nachdem der Nutzen erklärt wurde.
- **machtorientiert:** Menschen mit mehr Machtmitteln beeinflussen diejenigen mit geringeren
- **normativ-umerzieherisch:** diese Methode basiert auf Hypothesen über die menschliche Motivation

Der Mensch versucht zwar seine Ziele in der Regel nach der machtorientierten Strategien zu erreichen, doch in der Gesundheitsversorgung ist sicherlich die normativ-umerzieherische Methode die weitaus geeignetere. Um mit dieser etwas zu erreichen, müssen die Menschen ihre Fertigkeiten, Gewohnheiten und Wertvorstellungen verändern, was dann zur Schaffung eines neuen und dauerhaften Verhaltensmusters beiträgt. Bei diesem Ansatz ist die Schulung oder Umerziehung der Schlüssel zum Erfolg. Sie muss fester Bestandteil einer Planung von Veränderungen sein. Bernhard und Walsh (1998) betrachten die im voraus geplante Veränderung als «eine Veränderung mit einem Zweck oder Ziel, das gewöhnlich eine Verbesserung eines Systems durch Abänderung ist». Die beiden Autoren bestätigen aber auch, dass dies in Einrichtungen der Gesundheitsversorgung mit besonderen Schwierigkeiten verbunden ist, weil deren bürokratische Systeme sich Veränderungen jeglicher Natur entgegen stellen. Walsh und Ford (1989) vermitteln einen guten Einblick in vielerlei Probleme, die die Umsetzung von Veränderungen in der Pflegepraxis mit sich bringen. Bernhard und Walsh heben für den Ablauf einer geplanten Veränderung drei Schritte hervor:

1. **Verhaltensmuster in Frage stellen.** Das Umfeld beginnt den Bedarf für eine Veränderung wahrzunehmen.
2. **Handeln.** Die Veränderung wird eingeführt, oftmals von einer bestimmten Person sowie durch Schulungsmaßnahmen.

3. **Veränderte Verhaltensmuster etablieren.** Die Veränderung hat Akzeptanz gefunden und neue Verhaltensmuster werden verinnerlicht und dauerhaft angewendet.

Um Veränderungen in die Wege zu leiten, bedarf es eines Aktionsplanes, in dem die jeweils mit Datum versehenen angestrebten Ziele sowie die einzelnen Schritte in diese Richtung festgehalten sind. Ein Beispiel eines solchen Plans zeigt **Kasten 9-2**.

Kasten 9-2 Ablaufplan für die Realisierung von Veränderungen

Geplante Veränderung: Bei allen Patienten soll eine Skala zur Einschätzung der Dekubitusgefährdung angewendet werden.

Ablaufplan:
Besprechung mit Stationsschwester: 2. 3. 96
Bildung einer kleinen Gruppe von Kolleginnen/Kollegen zur Auswahl der geeignetsten Skala für die jeweilige Station: bis 10. 3. 96
Vorstellung auf der Station und Gelegenheit zur Beantwortung von Fragen: bis 20. 3. 96
Sinnvolle Darlegung der Gründe für die Veränderung und die zu erkennenden Vorteile: bis 20. 3. 96
Schulung des gesamten Pflegepersonals im Gebrauch der Skala: beendet bis 10. 4. 96
Festlegung eines Einführungsdatums und eines Versuchzeitraums: 11. 4. 96–30. 5. 96
Beurteilung: in der Woche vom 1. 6. 96

Übung (Zeitaufwand: 30 Minuten)

1. Entscheiden Sie sich für eine Veränderung, die Sie gerne in Ihrer Pflegeumgebung in Bezug auf Dekubitusprävention oder -behandlung sehen würden und von der Sie glauben, diese einführen zu können.
2. Um diese Veränderung erfolgreich zu realisieren, erarbeiten Sie zunächst einen Aktionsplan nach dem in Kasten 9-2 dargestellten Beispiel.

 Feedback
Die Ergebnisse der Übungen sind davon abhängig, ob Sie sich für eine Veränderung in der Dekubitusprävention oder Dekubitusbehandlung entschieden haben. In Ihrem Aktionsplan sollten Sie die Einbeziehung von Kollegen berücksichtigt haben, indem Sie diese vielleicht befragen, welche Veränderung ihrer Meinung nach notwendig ist, so dass Ihre Kollegen am Veränderungsprozess beteiligt sind. Bei dieser Vorgehensweise würde die normativ-umerzieherischen Theorie zur Realisierung von Veränderungen zum Einsatz kommen.

Ihre Aufzeichnungen von dieser Aufgabe werden noch für eine spätere Übung in diesem Kapitel benötigt.

9.3.2 Change agents – Veränderer

Die Person, die eine Veränderung einführen soll, hat keine leichte Aufgabe. Auf dem Gebiet des Dekubitus übernimmt diese Rolle häufig die klinische Fachkrankenschwester, doch auch von Ressourceschwestern kann man erwarten, dass sie diese Aufgabe im kleinen Rahmen übernehmen. Von Wrigth (1985) werden 10 Eigenschaften (E) und Arten der Unterstützung (U) aufgelistet, die von der Person, die eine Veränderung einführt, benötigt werden:

- Der Pflegeumgebung angepasste Fachkenntnisse auf dem Gebiet der Pflegepraxis, Pädagogik und des Managements (E)
- Unterstützende und aufgeschlossene Stationsleitung und Pflegedienstleitung (U)
- Überprüfbare schriftliche und verbale Kommunikationsfähigkeiten (E)
- Physische und psychische Belastbarkeit (E)
- Pflegephilosophie und Zielsetzungen (U)
- Unterstützung durch eine Gleichgesinnte (U)
- Kenntnisse über die Funktionsweise des Gesundheitsversorgungssystems (E)
- Unterstützung durch eine Sekretärin (U)
- Positive private Beziehungen als Unterstützung außerhalb des Berufes (E)
- Berufliches Engagement (E).

Es besteht wohl kaum die Wahrscheinlichkeit, dass irgendeine Person, die Veränderungen einführen möchte, alle diese Eigenschaften und Arten der Unterstützung aufweisen kann. Die auf Stationsebene tätigen Ressourceschwestern können nicht immer mit der Unterstützung ihrer Stationsleitung rechnen. Davon hängt aber sicherlich der Erfolg einer Veränderung innerhalb einer örtlich begrenzten Pflegeumgebung ab. Diejenigen, die eine Veränderung einführen, müssen über die Möglichkeit der Schulung und der Informationsweitergabe des Personals verfügen, sei es im Rahmen von zeitlich vereinbarten Unterrichtsstunden in kleinen Gruppen, während der Stationsübergabe oder bei Personalbesprechungen. Die Unterstützung durch eine Peer-Gruppe, wie beispielsweise die Zusammenkünfte der Ressourceschwestern, ist ebenfalls von Nutzen und vielleicht insofern hilfreich für die Einzelnen, weil sie erfahren, dass andere auf die gleichen Schwierigkeiten stoßen und der Austausch von Ideen zur Lösung von Problemen in den verschiedenen Abteilungen oder Stationen beitragen kann.

9.3.3 Widerstand gegen Veränderungen

Veränderungen werden als bedrohlich empfunden. Selbst wenn die gegenwärtige Situation bei weitem nicht dem Idealfall entspricht, ist sie den Menschen vertraut, während die Veränderung einer Situation stets mit Widerstand verknüpft ist. Bernhard und Walsh (1981) beschreiben hierzu ein Widerstand-Akzeptanz-Kontinuum:

Aktiver Widerstand – Passiver Widerstand – Gleichgültigkeit – Passive Akzeptanz – Aktive Akzeptanz

Mit den Menschen, die entweder am Anfang oder am Ende dieses Veränderungsprozesses einzuordnen sind, ist die Auseinandersetzung am einfachsten, denn es ist klar zu erkennen, welche Haltung sie in diesem Prozess einnehmen. Es sind die anderen, die Probleme bereiten können, insbesondere diejenigen, die passiven Widerstand leisten. Sie sprechen möglicherweise die Person, die eine Veränderung einführt, erst gar nicht direkt an, sondern versuchen hinter ihrem Rücken, ihre Arbeit zu unterminieren. Hat die Veränderung keinen motivierenden Effekt, gehört erfahrungsgemäß der größte Anteil des Personals zur Kategorie «Gleichgültigkeit» und diese Menschen neigen dazu, den einfachsten Weg zu wählen, mit dem gewöhnlich keine Veränderung der Situation in Gang gebracht werden kann. Es ist daher notwendig, die Haltung aller am Veränderungsprozess beteiligten Personen wahrzunehmen und gezielt auf eine Veränderung von deren ablehnende Einstellung hinzuarbeiten. Die wirksamste Überzeugungsmethode ist, ihnen die Ergebnisse vor Augen zu führen, die beispielsweise auf dem Gebiet der Wundversorgung erreicht werden können. Auf anderen Gebieten sind die angestrebten Ziele allerdings nicht immer so eindeutig darzustellen.

Veränderungen lassen sich nur allmählich erreichen und können unter ungünstigen Bedingungen zum Erliegen kommen. Doch das Wichtigste ist trotzdem mit den Schulungsmaßnahmen fortzufahren und zu versuchen, die noch Unentschlossenen für sich zu gewinnen, bis sich die Befürworter in der Überzahl befinden, so dass den Gegnern nur die Wahl bleibt, zuzustimmen oder zu gehen.

Wissensüberprüfung (Zeitaufwand: 15 Minuten)

1. Um eine geplante Veränderung zu erreichen, könnte man drei verschiedene Methoden anwenden, nämlich die empirisch-rationale, machtorientierte und normativ-umerzieherische Methode. Unterstreichen Sie die Methode, die im Zusammenhang mit der Einführung von Veränderungen in einer Einrichtung der Gesundheitsversorgung am wichtigsten ist.
2. Über welche sechs persönlichen Eigenschaften muss jemand verfügen, um nach Wright die geeignete Person zu sein, die Veränderungen einführen kann?
3. Mit welchen Haltungen anderer Personen müssen Sie innerhalb des Widerstand-Akzeptanz-Kontinuums während des Veränderungsprozesses rechnen?

▲ **Feedback**
1. Sie sollten die normativ-umerzieherische Methode als die in der Gesundheitsversorgung wichtigste Vorgehensweise für Veränderungen unterstrichen haben.
2. Die persönlichen Eigenschaften sind:
   - Der Pflegeumgebung angepasste Fachkenntnisse auf dem Gebiet der Pflegepraxis, Pädagogik und des Managements (E)
   - Physische und psychische Belastbarkeit (E)
   - Kenntnisse über die Funktionsweise des Gesundheitsversorgungssystems (E)
   - Positive private Beziehungen als Unterstützung außerhalb des Berufes (E)
   - Berufliches Engagement (E).
3. Sie sollten hier nennen: aktiver Widerstand, passiver Widerstand, Gleichgültigkeit, passive Akzeptanz, aktive Akzeptanz.

Zusammenfassung
Nachdem Sie nun dieses Kapitel durchgearbeitet haben, sollten Sie wissen, dass:

- Innerhalb der Pflege sowohl Patienten wie auch Pflegepersonen Rechte und Pflichten haben
- für die Beantragung von mehr Ressourcen eine Bedarfsplanung erforderlich ist sowie die Darlegung der Gründe für den Bedarfsplan.
- Veränderungen in der Pflegepraxis Zeit und Engagement benötigen und eine sorgfältige Planung und Umsetzung erfordern.

Literatur

Bernhard, L., Walsh, M. (1981), Leaderhip-the key to the professionalisation of nursing. Allen Wayne Technical Group.
Caldock, K. (1993), The Community Care White Paper-a nursing perspective. British Journal of nursing 2 (11): 592–597.
Carpenter, D. (1992), Advocacy. Nursing Times 88 (31) (supp): 26–27.
Clarke, L. (1994), Resource management in community nursing. District Nursing Association newsletter (Spring): 16.
Department of Health (1995), The Patients' Charter and you. Department of Health, London.
Dimond, B. (1993), Patients' rights and responsibilities and the nurse. Quay Publishing, Lancaster.
Griffiths, R. (1988), Community care agenda for action. HMSO, London.
Niebuh, H.R: (1963), The responsible self. Harper & -row, New York.
Teasdale, K. (1993), The case for change. Implications of the caring for people White Paper. Professional Nurse 8 (8): 543–545.
Tingle, J. (1998), Nursingehtics and the law. Senior Nurse 8 (2): 39–40.
Tschudin, V. (1994), Deciding ethically. Baillière Tindall, London.
UKCC (1992), Code of Professional Conduct for Nurses, midwives and health Visitors, revised edn. UKCC, London.

Walsh, M. Ford P. (1989), Nursing rituals-Research and rational actions. Heinemann Nursing, Oxford.
Wright, S. (1985), Change in nursing. Nursing Practice 2: 85–91.
Young, A., Tingle, J. (1995), Record keeping. British Journal of Nursing 4 (3): 179.

Weiterführende Literatur

Carnall, C. (1990), Managing change in organisations. Prentice hall, Hemel Hempstead.
Mabey, C., Mayon-White (eds) (1993), Managing change. Paul Chapman Publishing, London.

10. Fallstudien

Dieses Kapitel ist als Übung konzipiert und soll aufzeigen, dass verschiedene Hauptgesichtspunkte im Zusammenhang mit Pflegepraxis und Dekubitus verstanden wurden.

Übungsbeispiel siehe Seite 160 und 167

Anhand dieses Fallbeispiels sollen Auswahlkriterien für die Wundbeobachtung, -beurteilung und -dokumentation aufgezeigt werden. Es wird deutlich, dass die pflegerische Versorgung nicht allein der Heilung des Dekubitus gewidmet ist, sondern die Lebensgewohnheiten und die damit verbundene Lebensqualität in der Versorgung integriert werden. Wie in diesem Beispiel aufgezeigt wird, kann durch systematische und wissenschaftlich belegte Vorgehensweise die Wundheilung gezielt unterstützt und Hilfen für das alltägliche Leben gegeben werden. Somit wird eine schnelle Wundheilung erreicht.

> **Erfolgreiche Behandlung eines Dekubitus**
>
> Mark ist 20 Jahre alt und kam mit Spina bifida zur Welt. Er ist querschnittsgelähmt und leidet unter Urininkontinenz. Im Jahr 1986 kam er wegen akutem Nierenversagen, hervorgerufen durch eine septische Infektion im Urogenitaltrakt, auf unsere urologischen Station. Er wurde mit Hämodialyse behandelt und bekam einen Katheter. Nach der Entlassung kam er regelmäßig ambulant, damit seine Nierenfunktion überwacht werden konnte. 1990 wurde Mark stationär in der urologischen Station aufgenommen, da sich seine Nierenfunktion drastisch verschlechterte. Er wurde auf die Möglichkeit und Notwendigkeit einer Nierentransplantation und Hämodialyse vorbereitet. Im Februar 1991 wurde eine erneute stationäre Einweisung in die Urologie notwendig. Er war anämisch mit einem Hämoglobinlevel von 4.3g/dL, (der Normalwert liegt bei 12 bis 18g/dL) und hatte einen Dekubitus im Sakralbereich. Der Dekubitus entstand schon vor einigen Monaten und wurde durch einen ambulanten Pflegedienst behandelt. Das Ziel von Marks Pflege war, die Abheilung des Dekubitus,

damit er nach Hause zu seiner Mutter und seinen Geschwistern entlassen werden konnte. Dies beinhaltete die Fähigkeit, die Hämodialyse von zu Hause aus durchführen zu können und sich gleichzeitig auf die Liste zur Nierentransplantation setzen zu lassen. Mark wusste nicht, wie groß sein Dekubitus war. Er hatte kein sensorisches Empfinden hüftabwärts, dennoch war es notwendig, dass er Verständnis für sich und seine gefährdeten Körperstellen entwickelte und er diese beobachten und schützen lernt. Durch die Sensibilisierung und Schulung bei Mark sollen zukünftige Dekubiti vermieden werden. Der Dekubitus befand sich im Stadium 4, die Epidermis und Dermis waren durchdrungen, und eine Wundtaschenöffnung war ersichtlich. Die Wunde war 18 cm lang und 9 cm breit. Sie war am oberen Rand nekrotisch. Die tiefste Stelle konnte mit 5 cm gemessen werden. An manchen Stellen waren gelbe Schlieren zu sehen. In den darauf folgenden Tagen wurde das Débridement durchgeführt. Der Wundgrund erschien blass-rosa und sonderte gelb-flüssiges Exsudat ab. In diesem Stadium musste entschieden werden, welche weitere Wundbehandlung unter Einbeziehung von Marks gesundheitlichem Befinden durchgeführt werden soll. Verschiedene wissenschaftliche Artikel beschreiben die charakteristischen Eigenschaften der idealen Wundverbände und das optimale Umfeld für eine Wundheilung. Das interdisziplinäre Team entschied sich, einen Calcium-alginatverband für Mark zu verwenden. Dieser ist geeignet für stark exsudierende Wunden und in verschiedenen Formen erhältlich. Die Therapie wurde durch einen sekundären Wundverband ergänzt, welcher das Wundsekret absorbiert.

Die Dokumentation wurde in einer Wundversorgungstabelle vorgenommen, dort konnten messbare und objektive Heilungserfolge, die detaillierte Wundversorgung und die Evaluationstermine ersehen werden. Die Wunde wurde zur Basiseinschätzung und Gewinnung von Vergleichsdaten, am 20.02.91 fotografiert, vierzehn Tage nach dem Débridement. Als die Heilung einsetzte wurde die Wundheilung und das Exsudat überprüft. Da dieses im Vergleich zu vorher sehr befriedigend war, also weniger Sekret absonderte, ist der Wundverband auf eine Hydrogelversorgung umgestellt worden.

Gleichzeitig bekam Mark statt einer Silikonmatratze ein air-fluidised Bett. Dies wurde notwendig, denn durch die vermehrte Sekretion ist es schwierig geworden, den Wundverband unversehrt zu lassen. Weiterhin bestand die Gefahr der Mazeration und einer Wundinfektion. Ein häufiger Verbandwechsel hätte das Wundmilieu zerstört und damit auch die Wundheilung verzögert. So wurde zwei Wochen nach der Einweisung in die Urologie das air-fluidised Bett verwendet. Das Bett wurde vom 20.02.91 bis 03.05.91 verwendet. Während der Entscheidungsfindung für die richtige Wundversorgung und dem entsprechenden Bett, entwickelte das Team einen individuellen Pflegeplan unter Anwendung des Pflegeprozesses und dem Modell der Lebensaktivitäten von N. Roper. Die Kombination von Pflegeprozess und Pflegetheorie ermöglichte eine im Team einheitliche und ganzheitliche Vorgehensweise des Versorgungsteam. Die medizinische Therapie erfolgte, zur besseren Sauerstoffversorgung der Wunde, mit Bluttransfusionen und der Hämodialyse. Mit der Diätassistentin wurde eine hochkalorische Ernährung vereinbart und Mark im Gespräch ermuntert, hoch proteinhaltige Nahrungsmittel zu sich zu nehmen. Dies wurde notwendig, da durch die Wunde essentielle Proteine und Vitamin C verloren gegangen waren. Mark hatte einen Blasenkatheter und litt sehr unter den verschiedenen Infektionen der Harnwege.

> Trotz Antibiotikatherapie und regelmäßigem Wechsel des Katheters war es nicht von der Hand zu weisen, dass dieser die Ursache für die Infektionen darstellte. Dieser wurde entfernt und Mark in der intermittierenden Selbstkatherisierung geschult. Er hatte damit jedoch Schwierigkeiten und die Gefahr der Kontamination der Wunde bestand. Die Bedingungen waren nicht ideal. Mark unterzog sich einer beidseitigen Nephrektomie im April. Sie war schon eine Vorbereitung auf eine mögliche zukünftige Nierentransplantation. Die Wundtherapie war sehr erfolgreich, es bildete sich Granulationsgewebe, und die Wunde heilte ab. Die Wundfotografien, die Dokumentation und die Tatsache, dass er aufgrund seines Dekubitus vier Monate im Krankenhaus lag, halfen Mark, ein Verständnis für seine Situation zu bekommen. So lernte er seine dekubitusgefährdeten Körperstellen selbst zu beobachten und Sorge dafür zu tragen. Seit seiner Entlassung geht Mark regelmäßig zur ambulanten Hämodialysebehandlung.
>
> Entnommen aus: Nursing Times December 4, Vol 87. NO 49, 1991
> modifiziert von Elfriede Derrer

Als Grundlage dieser Übung dient die Fallgeschichte im Kasten, in dem der Fall von Frau Jones geschildert wird. Sie wurde nach einem Sturz, bei dem sie eine Oberschenkelfraktur erlitt, in ein Krankenhaus eingewiesen. Infolge postoperativer Komplikationen entwickelte sich Dekubitus mit fortschreitender Ausdehnung in die Tiefe. Der Artikel beschreibt insbesondere den Behandlungsverlauf des Dekubitus bis zu dessen Heilung nach 8 Monaten.

> Einsatz des Airwave-Matratzensystems zur Druckentlastung
>
> ## Ein Bericht über die Pflege einer Patientin, die nach Einweisung ins Krankenhaus zur Behandlung einer Hüftfraktur einen Dekubitus am Kreuzbein entwickelte.
>
> Alice Jones, 65 Jahre alt, wurde am 2. Februar 1990 nach einem Sturz, bei dem sie sich eine Oberschenkelhalsfraktur links zuzog, auf einer orthopädische Frauenstation aufgenommen.
> In ihrer Anamnese fiel eine Myelitis transversa auf – eine über den gesamten Rückenmarksquerschnitt ausgedehnte Entzündung – die sich 1975 entwickelt hatte; damals war sie für nahezu 18 Monate ab der Hüfte gelähmt. Dies führte zu einem Muskelschwund an den unteren Extremitäten. Mit Hilfe ihres Mannes, einer ambulanten Gesundheitsschwester und einem Physiotherapeuten konnte ihre Gesundheit nach und nach wieder hergestellt werden. Eine Zeitlang benutzte sie einen Rollstuhl, und bis vor kurzem konnte sie nur mit Unterstützung ihres Mannes oder mit Hilfe eines Gehgestells gehen.
> Frau Jones lebt mit ihrem Ehemann in einem Haus, das neben den üblichen Räumlichkeiten über drei Schlafräume verfügt und mit allen für Rollstuhlgängigkeit not-

wendigen Vorrichtungen ausgestattet ist. Zum Zeitpunkt des Sturzes, der sich ereignete als sie auf einen losen Stein trat, war sie schon für etwa einen Monat mit Gehstöcken gelaufen.

Frau Jones litt nicht nur an Myelitis transversa, sondern seit langer Zeit auch an einer Harninkontinenz und hatte deswegen einen Dauerkatheter; ferner wies sie eine Vorgeschichte gelegentlicher Obstipation auf. In der Vergangenheit hatte sie an einer Depression gelitten und 1986 einen Suizidversuch unternommen.

Krankenhausaufnahme

Bei der Aufnahme in das Krankenhaus machte Frau Jones einen sehr nervösen und aufgeregten Eindruck und schien vergeßlich und zerstreut zu sein. Aufgrund ihrer Immobilität wurden bei der Aufnahme Gewicht und Größe nicht gemessen, doch ansonsten war ihr Allgemeinzustand zufriedenstellend. Ihre Haut war gepflegt, sie hatte einen ausgeglichenen Flüssigkeitshaushalt, und die für hohe Druckeinwirkung gefährdeten Hautbereiche waren intakt. Dennoch lag die Punktzahl bei der Einschätzung der Dekubitusgefährdung auf der Waterlow-Skala bei 17, was ein Hinweis dafür ist, dass bei einem Patient oder einer Patientin ein hohes Risiko für die Entwicklung eines Dekubitus besteht. Die beobachtbaren klinischen Parameter bei der Ankunft auf der Station waren unauffällig.

Nach der Aufnahme wurde an Frau Jones' linkes Bein eine Hamilton Russell-Extension mit einem Gewicht von etwa 2,5 kg angelegt. Diese verblieb als konservative Behandlungsmaßnahme bis zum 5. Februar, als die Fraktur dann mittels einer Osteosynthese mit einer 4-Lochplatte und vier Schrauben operativ fixiert wurde. Vor der Operation lag der Hämoglobinwert von Frau Jones bei 12,1 g/dl. Von einer Katheter-Urinprobe wurde eine Kultur angelegt und das Wachstum von *Escherichia coli*-Bakterien nachgewiesen. Der Hämoglobinwert von Frau Jones betrug postoperativ 10,2 g/dl. Das anfängliche Problem nach dem operativen Eingriff war eine Fieberentwicklung bis zu einer Temperatur von 38,7 °C während einer Bluttransfusion. Die Transfusion wurde sofort gestoppt und ihre Temperatur fiel danach wieder in den Normbereich ab. Im Laufe der konservativen Behandlungsperiode und unmittelbar nach dem operativen Eingriff waren die von besonders hoher Druckeinwirkung betroffenen Hautbereiche intakt.

Der postoperative Genesungsprozeß von Frau Jones schritt weiterhin fort, und sie konnte täglich auf den Stuhl heraussitzen. Die chirurgische Schnittwunde am linken Oberschenkel war schnell zugeheilt. Leider zeigte sich auf einem Röntgenbild am 4. Mai, dass Platte und Schrauben aus dem Femurschaft herausragten. Am darauffolgenden Tag wurde Frau Jones zur Entfernung der Osteosynthese in den Operationssaal gebracht. Nach ihrer Rückkehr auf die Station wurde ihr wiederum die Hamilton-Russell-Extension angelegt, um einer Rotationsdeformität ihres Beines nach außen vorzubeugen.

Da ein druckentlastendes Hilfsmittel nicht zur Verfügung stand, wurde Frau Jones bis zu ihrer zweiten Operation auf einer normalen Krankenhausmatratze mit einem Schaffell als Matratzenauflage gepflegt. Unmittelbar nach der Operation wurde eine Rötung der Haut über beiden Sitzhöckern beobachtet, und das trotz der Tatsache, dass das Personal korrekte Hebetechniken einsetzte. Frau Jones wurde regelmäßig in ihrem

Bett umgelagert. Bis zum darauffolgenden Tag hatte sich eine oberflächliche Hautabschürfung gebildet. Eines der wesentlichen Probleme, das sich dem Pflegepersonal nun stellte, war der Mangel an verfügbaren druckentlastenden Lagerungsmitteln. Schaffelle waren zur Hand, doch es gab nur eine begrenzte Anzahl an Schaumstoffauflagen.

Die Wunde

Am 16. März stand eine Schaumstoffauflage zur Verfügung. Im Laufe der folgenden drei Wochen entwickelte sich der Dekubitus von Frau Jones von einer sehr oberflächlichen Läsion zu einer tiefen Wunde. Direkt auf die Wundfläche wurden Alginat-Auflagen (Kaltostat) gelegt und mit einem atmungsaktiven Filmverband komplett abgedeckt. Frau Jones nahm bereits 250 g Flucloxacillin sechsstündlich als Bestandteil der verordneten postoperativen Medikation. Doch der Dekubitus verschlimmerte sich zusehends, und am 20. März wurde die bisher eingesetzte Wundversorgung gegen eine Kombination aus wundreinigenden Wirkstoff (Varidase) und einem Filmverband abgelöst. In den nachfolgenden zwei Wochen wurde die Wunde auf diese Weise behandelt, bis eine durch den Filmverband ausgelöste Hautreizung in der Wundumgebung auftrat, welche möglicherweise auf den zu langen Gebrauch dieser Art des Wundverbands zurückzuführen war. Nach Anweisungen eines Konsiliararztes wurde auf den nun großflächigen Wundbelag, der zu dem Zeitpunkt eine Fläche von 50 mm auf 50 mm und eine Tiefe von etwa 30 mm aufwies, Eusol und flüssigem Paraffin aufgetragen. Diese Methode der Dekubitusbehandlung wurde ohne augenscheinlichen Nutzen bis zum 11. April fortgeführt.

Die chirurgische Schnittwunde am Oberschenkel heilte aus, und der Oberschenkelhals wuchs wieder zusammen, wobei aufgrund der Knochenresorption allerdings eine Verkürzung um genau 4 cm bestehen blieb. Der Dekubitus verschlimmerte sich immer mehr; mittlerweile war die Wunde 75 mm lang und 60 mm tief. Zur Wundversorgung wurden nun Wundauflagen mit Polysaccharid-Paste (Debrisan) verordnet. Wenn sich auch nur langsam ein Fortschritt einstellte, so zeigte der Dekubitus im Laufe der nachfolgenden Woche allmählich Anzeichen einer Besserung. Am 9. Mai wurde bei Frau Jones die Extension entfernt, was dem Personal das Drehen der Patientin und die Erreichung von Druckentlastung erleichterte. Eine Woche darauf wurde die Wundversorgung auf den Gebrauch einer bestimmten Alginat-Auflage umgestellt. Diese erzeugte einen sehr aufdringlichen Geruch, die Wunde blieb aber sauber und in der Größe unverändert. Bislang schien nichts wirklich zur Abheilung des Kreuzbeindekubitus von Frau Jones geholfen zu haben.

Am 17. Mai wurde die Wundhöhle mit einem Schaummaterial (Silastic-Schaum) ausgefüllt und eine Alginat-Auflage auf die Wundumgebung aufgelegt. Der Pathologiebericht über einen in der darauffolgenden Woche abgenommenen Wundabstrich zeigte das Wachstum eines Streptococcus-Bakteriums der Gruppe D, das eine Chlorhexidin-Empfindlichkeit hatte. Auf Anweisung des zuständigen Konsiliararztes wurde die Wundversorgung mit dem Schaummaterial abgesetzt und die Wunde im Anschluß an die Wundreinigung mit Chlorhexidin-Kompressen (Hibitan) behandelt. Bis zu diesem Zeitpunkt hatte Frau Jones einen ausgedehnten und schmutzig aussehenden Dekubitus entwickelt.

Überblick über die Behandlung

Nachdem alle im Krankenhaus verfügbaren Methoden ausgeschöpft waren, wurde von außen Hilfe in Anspruch genommen, was im Juni zur Miete einer druckentlastenden Matratze der Marke Pegasus Airwave führte. Die Mietkosten der Matratze betrugen gut 200 DM pro Woche.

Von diesem Zeitpunkt an bestand die Dekubitusbehandlung aus der täglichen Reinigung durch Spülung mit normaler Kochsalzlösung und dem Wechsel der Einmalkrankenunterlage, die aufgrund der anfänglich großen Mengen an Wundflüssigkeit benutzt wurden. Um den Heilungsprozess zu dokumentieren, wurde eine Wunddokumentation erstellt, auf dem die Abmessungen, das Erscheinungsbild der Wunde, Einzelheiten über das Exsudat sowie die Evaluation der Daten eingetragen wurden. Die physikalischen Dimensionen der Wunde wurden wöchentlich über die Längs- und Seitenachse gemessen, womit sich der längste Abstand in beiden Richtungen erfassen ließ. Zur Dokumentation des langfristigen Heilungsfortschritts wurden außerdem in monatlichen Abständen Fotografien angefertigt.

Eine weitere Schädigung von Frau Jones empfindlicher Haut in der Wundumgebung durch nichtbeseitigten Druck, Reibung und Scherkraftwirkung wurde verhindert. Am 6. Juli wurde Frau Jones dem zuständigen Konsiliararzt vorgestellt, der die Meinung vertrat, sie sollte mit dem Heraussitzen auf den Stuhl beginnen. Doch Frau Jones hatte Angst, dass sich ihr Dekubitus verschlimmern würde und wir entschieden, sie weiterhin ausschließlich auf der druckentlastenden Matratze zu lagern. Im Laufe der darauffolgenden Wochen konnte sie dank der Heilungsfortschritte mit einem Übungsprogramm und Physiotherapie im Bett beginnen. Auf Probe erhielten wir einen druckentlastenden Spezialstuhl und Frau Jones konnte ein wenig Zeit außerhalb des Bettes zubringen. Sie war dann in der Lage, mit dem Gehen an Unterarmstützen zu beginnen. Die Größe der Wundhöhle nahm langsam immer mehr ab und einen Monat später befand sich der Steißbeindekubitus in den Endstadien des Heilungsprozesses.

Am 14. September, nahezu acht Monate nach ihrer Einweisung, wurde Frau Jones nach Hause entlassen. Sie lag insgesamt 11 Wochen auf der druckentlastenden Matratze und während dieses Zeitraums heilte der Dekubitus vollständig ab. Für den Fall, dass zu Hause beim Gehen die Beine anschwellen, wurden ihr beidseitig Stützstrümpfe aus elastischem Stretchmaterial in Oberschenkellänge verordnet. Zudem wurde ihr ein spezielles Hilfsmittel zur Schuherhöhung mitgegeben, damit sie den linken Schuh, bei zunehmender Abflachung in Richtung Zehen auf 2 cm, um 4 cm am Absatz erhöhen konnte.

Diskussion

Der Wahrscheinlichkeit nach sind Prävalenz und Entstehung von Dekubitalulcera bei Patienten in orthopädisch-chirurgischen Abteilungen höher als in sämtlichen anderen Fachabteilungen. Betroffen sind überwiegend ältere Patienten, die entweder aufgrund einer Hüftgelenksoperation oder einer sturzbedingten Oberschenkelhalsfraktur eingewiesen werden. Nicht selten verbringen diese Patienten lange Zeit liegend auf Operationstischen und an Extensionsvorrichtungen. Oft liegen sie ununterbrochen über Stunden auf Krankenhaustransportliegen. Eine Verletzung der Gewebeschichten der Haut erfolgt wahrscheinlich auch dann, wenn diese Menschen nach einem Sturz in ihrer Wohnung auf dem Boden liegen bleiben und während des Transports in einem Krankenwagen. Darüber hinaus besteht bei vielen älteren Menschen eine Anfälligkeit für eine hohe Inzidenz von Dekubitalulcera, und zwar aufgrund von Faktoren wie Mangelernährung, Immobilität und schlechter Hautdurchblutung.

Die zwischen den Knochenvorsprüngen und einer herkömmlichen Krankenhausmatratze herrschenden Druckwerte haben sich als unakzeptabel hoch erwiesen. Ähnlich führen die Auflagen der Operationstische und die Matratzen der Krankenhaustransportliegen zu einem extrem hohen, auf ein bestimmtes Hautareal konzentrierten Druck. Schaumstoffauflagen und Schaffelle sind bei Patienten mit einem hohen Dekubitusrisiko keine angemessenen Lagerungshilfsmittel für die Dekubitusprävention. In Anbetracht der bei Frau Jones vorliegenden prädisponierenden Faktoren, einschließlich einer Punktezahl von 17 auf der Waterlow-Skala, überrascht es kaum, dass sie einen ausgedehnten Dekubitus am Kreuzbein entwickelte. Die Wunde war zunächst mit vielen verschiedenen Wirkstoffen behandelt worden, darunter Kaltostat, Debrisan und Hibitan. Ebenso waren Eusol und flüssigem Paraffin zum Einsatz gekommen, doch als diese Wirkstoffe von Zeit zu Zeit mit gesundem granulierendem Gewebe und der empfindlichen Haut in Berührung kamen, wurde ein unnötige Hautverletzung verursacht. Nach den Behandlungserfahrungen bei Frau Jones, traf das Pflegeteam die Entscheidung, Paraffin und Eusol nicht mehr zu benutzen, womit sie der ausführlich dokumentierten Forschung über die schädigende Wirkung dieser Wirkstoffe Rechnung trugen.

Bevor die druckentlastende Matratze zum Einsatz kam, schien nichts zur Heilung des Kreuzbeindekubitus beizutragen, was wahrscheinlich auf die zugrundeliegende Ursache, nämlich die lokalisierten Konzentration von nicht beseitigtem Druck am Kreuzbein, zurückzuführen war. Nachdem die Patientin von der herkömmlichen Matratze auf das Pegasus Airwave-System umgelagert worden war, wurde jedoch innerhalb von Tagen eine drastische Verbesserung im Heilungsfortschritt festgestellt.

Die häufige Umlagerung der Patientin war nun nicht mehr notwendig; die Matratze ließ sich auch problemlos reinigen. Abgesehen von der Spülung der Wunde mit normaler Kochsalzlösung wurden in den 11 Wochen bis zur vollständigen Abheilung des Dekubitus keine anderen Behandlungsmethoden der Wundversorgung eingesetzt. Zweifelsohne hat die Patientin ebenso von der Anwendung der Kombination aus druckentlastender Matratze und einem Druckentlastung bietenden Stuhl profitiert.

Die Bereitstellung von passenden Lagerungssystemen für Patienten ist eine grundlegende Komponente bei der Prävention und der Behandlung von Dekubitalulcera. Sämtliche Patienten, bei denen eine Druckentlastung angezeigt ist, sollten auch vor hoher Druckeinwirkung geschützt werden, wenn sie im Stuhl sitzen. Das Pegasus Airwave-System in Kombination mit einem Druckentlastung bietenden Stuhl war bei der Behandlung von Frau Jones' ausgedehnten und tiefen Kreuzbeindekubitus von großen Nutzen. Allerdings werden wohl die hohen Kosten der Matratze (Stand 1990 in UK: etwa 10 000 DM bei Kauf oder ca. 200 DM Mietkosten pro Woche) ein Hinderungsgrund für ihren weitverbreiteten Einsatz sein, wenn gleichzeitig andere kostengünstigere Dekubitus-Lagerungssysteme im Handel erhältlich sind.

208 Dekubitus und Dekubitusprophylaxe

Übung (Zeitaufwand: 1½–2 Stunden)

Lesen Sie das Fallbeispiel und beantworten Sie anhand der aus den vorangegangenen Kapiteln gewonnenen Erkenntnisse die nachstehenden Fragen:

1. Listen Sie sechs prädisponierende Faktoren auf, die vor und während des Krankenhausaufenthaltes bei dieser Patientin gegeben waren. Begründen Sie, warum diese Faktoren die Dekubitusgefährdung erhöhen.
2. Führen Sie vier Faktoren auf, die postoperativ zur Entstehung des Dekubitus beigetragen haben und geben Sie jeweils die Begründungen an.
3. Warum verschlechterte sich trotz der verschiedenen Wunddressings Ihrer Meinung nach der Dekubitus?
4. Als Wundverband wurden mit Chlorhexidin getränkte Gazekompressen gewählt. Stimmen Sie dieser Entscheidung zu? Geben Sie fünf Gründe für Ihre Antwort an.
5. Worin besteht die druckreduzierende Wirkung der Airwave-Matratze? Welche angenommenen Wirkungen auf den Körper beschleunigen angeblich die Wundheilung?
6. Was halten Sie vom Gebrauch von Inkontinenzunterlagen für Wunden im Gegensatz zu Wundverbänden, sobald der Patient einmal auf einer Airwave-Matratze liegt?
7. Was hat das Pflegeteam aus diesem Fall gelernt?
8. Welche finanzielle Kalkulation des Pflegeteams lässt darauf schließen, dass sie einige Lektionen aus diesem Fall nicht gelernt haben?
9. Was sind Ihrer Meinung nach die Hauptauswirkungen des Dekubitus für die Patientin?
10. Nennen Sie mögliche Richtlinien, Strategien, Anweisungen oder die Berufsgruppen, die die Versorgung der Patientin hätten unterstützen können. Sind Sie zum Beispiel der Meinung, dass Vorschriften zur Wundversorgung den Gebrauch der ungeeigneten Wundauflagen hätte verhindern können?
11. Wenn Sie an diesem Fall beteiligt gewesen wären, wie hätten Sie ihn genutzt, um eine Reihe von Veränderungen einzuführen?

▲ **Feedback**

1. Die sechs prädisponierenden, die Dekubitusgefährdung erhöhenden Faktoren waren:
    - Lebensalter (65) der Patientin: Untersuchungen zeigen eine starke Gefährdung der über 65jährigen Personen und den hochbetagten kranken Menschen.
    - Oberschenkelhalsfraktur : gilt besonders in Verbindung mit dem Lebensalter als einer der größten Risikofaktoren
    - Muskelschwund: Ursache der Immobilität und infolge des resultierenden Drucks selbst eine der Hauptursachen des Dekubitus
    - Urininkontinenz : Erhöhung der Gefahr von Hautmazeration, die zur Verstärkung der Scherkraftwirkung führt
    - Obstipation: Reduktion der Nahrungszufuhr mit der Folge von Lethargie und Immobilität
    - Depression: mögliche Ursache von Immobilität und Appetitverlust.

2. Als die vier zur postoperativen Dekubitusentstehung beitragenden Faktoren sind zu nennen:

- Patientin saß täglich auf einem Stuhl, wodurch ein hoher Druck auf das Kreuzbein ausgeübt wurde.
- Gebrauch von ungeeigneten druckentlastenden Lagerungshilfsmitteln: Schaffelle, die nicht zur Druckentlastung führen, sondern nur Scherung und Reibung verringern sowie der Einsatz einer Schaumstoffauflage, die für gering gefährdete Patienten oder solche, die häufig gedreht werden, geeignet sind.
- Im Hinblick auf das Lagerungshilfsmittel wurde keine Dringlichkeit oder vorrangige Bedeutung eingeräumt, obwohl sich ein Dekubitus bereits entwickelt hatte.
- Eine Neueinschätzung der Dekubitusgefährdung wurde zwar nicht erwähnt, aber diese wurde wahrscheinlich durchgeführt und nicht schriftlich festgehalten.

3. Der Zustand des Dekubitus verschlechtert sich, weil die komplette Druckentlastung ausblieb. Die Feststellung, dass es leichter sei, die Patientin nach Entfernung der Extension zu drehen, untermauert diese Tatsache. Trotzdem konnte über diese kritische Zeit hinweg keine druckentlastende Matratze zur Verfügung gestellt werden. Was auch nicht erwähnt wurde, war die wahrscheinlich nicht dem Zustand angepasste Ernährung. Ein vor allem deshalb wichtiger Aspekt, weil der Körper versuchte eine Fraktur sowie einen Dekubitus zu heilen. Das völlige Fehlen dieses Faktors liefert einen Hinweis darauf, dass dem Ernährungsstatus keinerlei Priorität eingeräumt wurde.

4. Aus folgenden Gründen waren die mit Chlorhexidin getränkten Mullkompressen keine passende Wundauflage:
   - der Gebrauch von antibakteriell wirkenden Substanzen für die Behandlung von Wundinfektionen dieser Art ist nicht empfehlenswert.
   - Gazekompressen sind keine geeigneten Wundauflagen, weil sie das heilungsfördernde feuchte Wundklima nicht aufrecht erhalten und Fasern verlieren können, die in die Wunde gelangen. Die Kompressen bleiben am Wundbett haften.

5. Das Airwave-System ist ein druckentlastendes System, bei dem durch einen Wechselzyklus von mit Luft gefüllten und luftleeren Zellen Druck vom Körper entfernt wird. Die Zykluszeiten und die erzielten Drücke beim Airwave-System sollen die einschießende Hyperämie fördern, die Sauerstoff und Nährstoffe nach Druckentlastung zurück in die Gewebe transportiert.

6. Die Heilung der Wunde trat zwar ein, doch der Gebrauch einer Inkontinenzunterlage war ein Hinweis auf das mangelnde Wissen über die Prinzipien der Wundheilung und der wissenschaftlich begründeten Pflegepraxis. Ihre Verwendung ist nicht empfehlenswert. Es ist anzunehmen, dass die trockene Wundheilung Schmerzen verursachte und die Wunde einer Infektionsgefahr ausgesetzt war.

7. Das Team hat gelernt, dass:
   - eine Reihe von Wundauflagen schädigend und deren Einsatz nicht durch Forschungsergebnisse gestützt waren.

- geeignete Lagerungshilfsmittel eine wichtige Rolle bei der Dekubitusprophylaxe spielen
- das Versäumnis der Druckentlastung am Kreuzbein «höchstwahrscheinlich» die grundlegende Ursache war
- eine Druckentlastung sowohl im Bett wie auch auf Stühlen gegeben sein sollte.

8. Die finanziellen Kalkulationen wurden einzig unter dem Gesichtspunkt des Kaufs oder der Miete der Matratze betrachtet, und das zu einem Zeitpunkt, als die Patientin bereits einen Dekubitus entwickelt hatte. Ferner wurde die Andeutung gemacht, dass diese Kosten zukünftig einen weitverbreiteten Gebrauch dieses Lagerungshilfsmittels verhindern würde. Dabei finden die folgenden Punkte keinerlei Beachtung:
   - Die Mietkosten zur Vorbeugung des Dekubitus wären geringer ausgefallen, da die Matratze nicht über einen so langen Zeitraum benötigt worden wäre.
   - Die Gesamtkosten für die achtmonatige Pflege dieser Patientin, die als Folge des Dekubitus entstanden sind, und die daraus resultierende verminderte Lebensqualität.

9. Die Hauptauswirkungen des Dekubitus für die Patientin waren:
   - längerer Krankenhausaufenthalt
   - Unvermögen baldmöglichst mit der Mobilisierung zu beginnen
   - Bettruhe gezwungenermaßen einzuhalten.

Außerdem sind weitere nicht genannte Auswirkungen, die wahrscheinlich hier anzutreffen sind: Schmerzen, soziale Probleme, Zurückfallen in eine Depression und Kummer durch den Wundgeruch.

10. Vielleicht gab es in diesem Krankenhaus allgemeingültige Pflegestandards, denen jedoch nicht Folge geleistet wurde. Die folgenden Maßnahmen hätten das Personal in dieser Situation dennoch unterstützen können:
    - Vorschriften zur Wundversorgung für eine rationelle Auswahl des Wundverbandes und Förderung einer auf wissenschaftlicher Grundlage beruhenden Pflege
    - Ein Flussdiagramm zur Verknüpfung der Einschätzung der Dekubitusgefährdung mit der Bereitstellung der Hilfsmittel, wobei Standards über den Einsatzzeitpunkt der Lagerungshilfsmittel berücksichtigt werden
    - Richtlinien, die alle ausschlaggebenden Bereiche in den Vordergrund stellen, beispielsweise Ernährung und Standards zur Lagerung.
    - Einsetzen einer Hauptbezugsperson, z. B. Ressourceschwester oder Fachkrankenschwester mit Kenntnissen, die dem Personal hätten helfen können.

11. Dieser Fall hätte als Ausgangsbasis für Veränderungen in Folgender Hinsicht dienen können:
    - Verbesserung der Möglichkeiten der Patientenversorgung auf stationärer Ebene durch alle Mitglieder des Teams

- Argument für die Beschaffung von mehr Ressourcen durch Kalkulation der gesamten finanziellen Kosten dieses Falls und Mitteilung der Ergebnisse an die Leitenden.
- Herstellen eines Zusammenhanges zwischen der bereitgestellten Versorgung und den Aspekten der Lebensqualität. Im Hinblick auf die finanzielle Kalkulation: Vorschlag zur Bildung einer Gruppe, die dieses Problem innerhalb der Abteilung oder des Krankenhauses untersucht.

Zusammenfassung

Mit dieser Übung sollten verschiedene Faktoren, die Sie in den vorangegangenen Kapiteln gelernt haben, in einen Zusammenhang gebracht werden. Die Übung hat hoffentlich dazu beigetragen, die Folgenden Gesichtspunkte deutlicher zu machen:

- Wichtigkeit, den Zeitpunkt der Dekubitusentstehung zu erkennen und sofort geeignete und patientenorientierte Maßnahmen einzuleiten
- Bedeutung der Kosten nicht nur aus finanzieller Sicht, sondern auch im Hinblick auf die Einbuße der Lebensqualität des Patienten
- Dass herkömmliche gegenüber wissenschaftlich fundierter Pflegepraxis tatsächlich Heilungsverzögerungen verursacht und sogar schädigend sein kann
- Dass eine multidisziplinäre Zusammenarbeit und Vorschriften zur Wundversorgung beim Umgang mit dem Problem dieser Patientin voraussichtlich hilfreich gewesen wären und einen strukturierten Ansatz der Wundversorgung ermöglicht hätten.

Literatur

Bennett, G., Moody, M. (1995), Wound care for health professionals. Chapman & Hall, London.
Benson, D. (1995), Opportunity or threat? Nursing Standard 9 (22): 22–23.
Briclair Ltd (1990), Educationg for change. Nursing Standard 4 (44): 13–14.
Community District Nursing Association (CDNA) (1994), Building a stronger team. Nursing Care (Herbstausgabe): 5.
Department of Health and Social Security (1986), Neighbourhood nursing:a focus for care. Report of the Community Nursing Review (Chairman: Julia Cumberlege) HMSO, London.
Deparment of Health (1989), Report of the Advisory Group on Nurse Prescribing. HMSO, London.
Editorial (1995), Nurse prescribing demonstration sites are successful. Nurse Prescriber (Mai): 3.
Edwards, L. (1996), Reality and the drug tariff. Nursing Care (Winter 95/96): 13.
Gething, A. (1996), The non-prescriber. Nursing Notes 11 (März) :5.
Griffiths, R. (1988), Community care agenda for action. HMSO, London.
Howard, B. (1996), The prescriber. Nursing Notes 11 (März): 4.
Hudson, R. (1992), Ignorance and apathy. Health Service Jounal (März): 24–25.
Lockyer-Stevens, N., Bowden J. (1995), Nurse prescribing of wound care dressings. Professional Nurse 10 (11): 697–702.

Pickersgill, F., Clarke S. (1990), A prescription for nursing. Nursing Standard 4 (44): 10–11.
Ranade, W. (1994), A future for the NHS Longman Group UK, London.
Reid, T., David, A. (1994), Community nursing practice management and teamwork. Nursing Times 90 (51): 42–45.
Secretaries of State for Health, Wales and Scotland 1989 Caring for people. Cmnd 849. HMSO, London.
Watkins, M. (1991), Nursing knowledge ultimate objectives. In: Perry A., Jolley M. (eds) Nursing-a knowledge base for practice. Edward Arnold, Kent.
While, A., Rees, K. (1993), Prescribing potential. Jounal of Wound Care Nursing 89 (48): 1–4.

11. Zukunftsperspektiven

Das vorliegende Buch hat sich damit auseinandergesetzt, was sich auf dem Gebiet des Dekubitus im Vereinigten Königreich tut. Es ist anzunehmen, dass jede mit diesem Buch arbeitende Pflegeperson mindestens auf einen Bereich in der Pflegepraxis aufmerksam geworden ist, in dem noch Verbesserungen vorgenommen werden könnten, was auch ein Hinweis auf den Handlungsbedarf diesbezüglich ist. Das mit Hilfe des Buches neu erworbene Wissen sollte Ihr Bewusstsein für die zahlreichen und komplexen Aspekte der Prävention und Versorgung des Dekubitus verstärken und – wie bei jedem Lernprozess – die Umsetzung des Wissens in die Praxis leisten. Dadurch ist ein Beitrag zur Verbesserung der Versorgung der Patienten und folglich deren Lebensqualität möglich. Der Inhalt dieses Kapitels zeigt die derzeitige Entwicklung und einige der Veränderungen, die sich entweder gerade vollziehen oder in Vorbereitung sind.

▲ | **Feedback**
Nachdem Sie dieses Kapitel durchgearbeitet haben, sollten Sie in der Lage sein:
- das britische Verschreibungsrecht für diplomierte Pflegepersonen und seine Auswirkungen zu skizzieren
- die Veränderungen in Großbritannien, die sich hinsichtlich der Bereitstellung der Dienstleistungen in der Gesundheitsversorgung vollzogen haben, zu verstehen
- Möglichkeiten zu erkennen, um die Pflegepraxis mit besonderem Augenmerk auf die eigene Pflegeumgebung voranzubringen.

11.1 Nationale Leitlinien

Das Exekutivorgan des Staatlichen Britischen Gesundheitsdienstes (NHS Executive) veranlasste die Erstellung nationaler Leitlinien über das Management von Beinulzera und Dekubitus sowie deren Erprobung in einer Reihe von Einrichtungen. Im Rahmen dieses Buches sollten diese Leitlinien eigentlich näher untersucht werden, doch bislang wurden sie noch nicht offiziell verabschiedet. Wenn sie dann gültig sind, könnte man einige Überlegungen anstellen, beispielsweise die Frage, ob die Leitlinien zu viele Vorschriften enthalten und, anders als die Ausführungen in diesem Buch, keinen Spielraum für persönliche Beurteilungen und individuelle Versorgung zulassen. Eine weitere Überlegung ist, wie bereits in einem vorangegangenen Kapitel dargestellt: Wenn die Leitlinien die Anforderung stellen, dass zukünftig eine einheitliche Skala zur Einschätzung der Dekubitusgefährdung oder ein einheitliches Einteilungssystem verwendet werden muss, so verlieren die meisten bisher erfassten Daten über das Ausmaß des Dekubitusproblems ihre Gültigkeit und erfordern die erneute Schulung des Personals, das die befürworteten Systeme noch nicht verwendet.

11.2 Verschreibung von Wundverbänden durch spezielle Krankenschwestern

Im Verlauf dieses Buches haben Sie sich Kenntnisse über die Einschätzung des Dekubitus und die Auswahl der Wundauflagen angeeignet und können nun hoffentlich mit Überzeugung den richtigen Wundverband auswählen, um dieser Art von Wunden gewachsen zu sein. Nach einer Empfehlung von Baronin Cumberledge in dem in Großbritannien bekannt gewordenen Cumberledge-Bericht (Department of Health and Social Services, 1986) sollen die diplomierten Pflegepersonen bestimmte Artikel verschreiben dürfen, und dazu gehören mittlerweile auch die Wundverbände. Dieser Abschnitt untersucht die Fortschritte, die bis heute auf diesem Gebiet in Großbritannien erzielt wurden. Dabei muss betont werden, dass die derzeitigen Empfehlungen nur das Pflegepersonal mit einer Zusatzqualifikation in der ambulanten Pflege betreffen und somit viele diplomierte Pflegepersonen und Fachkrankenschwestern in Einrichtungen der ambulanten Pflege ausgeschlossen werden.

Es sind zweierlei Gründe zu nennen, warum die Cumberledge-Empfehlungen zum Verschreibungsrecht für Pflegepersonal noch nicht in gültiges Recht umgewandelt wurden:

- Befürchtung von staatlicher Seite wegen höherer Kosten
- Unvermeidbarer Machtkampf zwischen einigen Ärzten und diplomierten Pflegepersonen.

Weitere Bedenken werden auch von Apothekern geäußert.

Die Befürchtung wegen eines Kostenanstieges begründet sich eigentlich auf der Tatsache, dass zur Finanzierung dieser Initiative keine weiteren Mittel zur Verfügung stehen. Außerdem würden bei ihrer Realisierung der Staatliche Britische

Gesundheitsdienst einige tausend Personen mehr aufweisen, die Rezepte ausstellen. Und auch bei dieser Zahl geht es um Kosteneinsparung und nicht um Wirtschaftlichkeit. Notwendigerweise muss das Pflegepersonal wohl auch diese Seite der Gleichung erfassen, besonders dann, wenn es ihr Anliegen voranbringen will. Hierzu hat Edwards (1996) festgestellt, dass allein in Wales innerhalb eines Jahres Produkte zur Wundversorgung in Höhe von etwa 15,6 Millionen DM verschrieben wurden. Es ist anzunehmen, dass sich die Behandlungskosten von Wunden jährlich auf rund 2,85 Milliarden DM in Großbritannien belaufen. Da für die von diplomierten Pflegepersonen ausgestellten Rezepte keine zusätzlichen Mittel zur Verfügung stehen, müssten diese Kosten von diesem Budget gedeckt werden. Über viele Jahre hinweg wurden vor allem in der ambulanten Pflege die Ärzte bei der Auswahl der Wundverbände von den diplomierten Pflegepersonen maßgeblich gesteuert. Obwohl nicht die Unterschrift der Pflegeperson, sondern die des Arztes auf dem Rezept stand. Diese Vorgehensweise wurde von Pickersgill und Clarke (1990) als gefährlich und verwirrend zugleich kritisiert. Wo die Gesundheitsversorgung der Patienten durch ein multidisziplinäres Team erfolgt, werden diese Entscheidungen häufig nach Absprache getroffen. Sollte die Verantwortung für das Verschreiben auch beim Pflegepersonal liegen, so muss es auch über die bestmögliche Nutzung der Produkte zur Wundversorgung auf dem Markt Bescheid wissen. Insbesondere in Anbetracht der Restriktionen im Rahmen der staatlichen Arzneimittelliste, die bereits erläutert wurde.

Darüber hinaus muss das Personal die anderen Aspekte der Wundheilung verstehen, beispielsweise im Hinblick auf die Verbesserung des Ernährungszustandes, so dass an die Wundverbände nicht mehr die Anforderungen eines Wundermittels gestellt werden. Pickersgill und Clarke (1990) nennen die folgenden Ansprüche, die an Pflegepersonen mit Verschreibungsrecht gestellt werden:

1. Die Fähigkeit auf den einzelnen Patienten abgestimmten Einschätzungen im Rahmen einer ganzheitlichen Versorgung zu präzisieren.
2. Die Fähigkeit, Entscheidungen explizit zu begründen
3. Die Fähigkeit, außer Arzneimitteln eine Palette von Behandlungsmöglichkeiten anzubieten
4. Die Fähigkeit zur Evaluation der Behandlung und – falls erforderlich – zur Überprüfung von getroffenen Entscheidungen.

Von der Beratungsgruppe des britischen Gesundheitsministeriums (Department of Health Advisory Group) zum Thema Verschreibungsrecht für Pflegepersonal (1989) wurde zur Vorbereitung auf diese Aufgabe die Empfehlung einer dreitägigen Schulung abgegeben. In Anbetracht der geforderten Fähigkeiten wäre das wohl nicht angemessen, zumal in einer von While und Rees (1993) durchgeführten Studie bei 28 ambulanten Krankenschwestern Wissenslücken sowohl in Bezug auf Wundverbände als auch auf andere Aspekte der Wundheilung festgestellt wurden. Aller Wahrscheinlichkeit nach würde diese Schulung zumindest bei einem Teil des Personals mehr Zeit als die drei empfohlenen Tage in Anspruch nehmen.

Alle Artikel, die über dieses Thema bisher veröffentlicht wurden, unterstreichen die Bedeutung der Schulung noch vor dem Anlaufen des Projektes, wobei die Schulung zudem als Voraussetzung für die Zuerkennung des Verschreibungsrechtes gilt. Eine diesbezüglich von Britcair Ltd (1990) erstellte Tabelle gibt einen Einblick über die derzeitige Ausbildung und über die Anforderungen, die nötig sind, damit auch die klinische Fachkrankenschwester dasselbe Verschreibungsrecht erhält, obwohl sie schon heute mit den Personengruppen mit Verschreibungsrecht gleichgestellt ist. Diese Ironie der staatlichen Schulungsempfehlungen macht auf viele diplomierte Pflegepersonen keinen Eindruck, wenn man bedenkt, wie Bennett und Moody (1995) feststellten, dass die Ausbildung der Ärzte über die Wundversorgung, die nach wie vor als einzige für die Verschreibung der Wundverbände verantwortlich sind, mangelhaft ist. Die empfohlene Schulung könnte zukünftig in die Ausbildung zur ambulanten Krankenschwester und Fachkrankenschwester integriert werden und dabei soviel Raum einnehmen, dass ein Lerneffekt bei den Teilnehmern gewährleistet ist.

Als Gründe dafür, warum man diplomierten Pflegepersonen das Verschreibungsrecht für Wundverbände zuerkennen sollte, führen Lockyer-Stevens und Bowden (1995) auf:

- Verschreibt ein Arzt einen Wundverband, würde er möglicherweise von einer Pflegeperson auf die Wunde appliziert, ohne dass eine richtige Einschätzung der Wunde stattgefunden hat.
- Ärzte verschreiben häufig Arten von Wundverbänden, mit deren Wirkungsweise und Risiken sie noch nicht vertraut sind.
- Eine diplomierte Pflegeperson trägt zwar für die Wundversorgung nicht die Verantwortung, dennoch wird sie die Wunde versorgen.
- Die Kontinuität in der Wundversorgung würde voraussichtlich unterbrochen.
- Bei der Anwendung der Wundverbände würde die Verfügbarkeit eine größere Rolle spielen als die Eignung.
- Möglicherweise treten Behandlungsverzögerungen auf, während darauf gewartet wird, bis der Arzt das Rezept für die Wundverbände ausstellt.

Howard (1996) und Gething (1996) äußern jeweils unterschiedliche Meinungen zu diesem Thema. Um die Auswirkungen eines möglichen Verschreibungsrechts zu untersuchen, suchte das Gesundheitsministerium im Dezember 1994 in ganz England acht Praxen von Allgemeinmedizinern mit staatlichem Budget für eine Pilotstudie aus. Des weiteren wurden 62 auf die Aufgabe der Rezeptausstellung vorbereiteten diplomierten Pflegepersonen ausgesucht. Sechs Monate nach dem Beginn des Pilotprojektes, wurde anhand einer Erhebung festgestellt:

- Die Patienten erhielten die Rezepte wesentlich schneller.
- Die Pflegepersonen waren eher der Meinung, eine Gesamtversorgung geben zu können, anstatt nur einen Teil.
- Die Pflegepersonen waren mehr von ihrer Arbeit überzeugt.
- Der Kostenaspekt wurde nicht erwähnt.

Zum Thema Verschreibungsrecht für Pflegepersonen beschreiben Lockyer-Stevens und Bowden (1995) eine Initiative, mit der die Erlaubnis des Verschreibungsrechtes in Krankenhäusern angestrebt wird. Sie berichten in diesem Zusammenhang über Probleme, die in der Mehrheit auf einen Mangel an Schulung und eingeschränkte Nutzung der Palette an Wundauflagen zurückzuführen war. Weiterhin heben Sie hervor, dass man möglicherweise eine bessere Kontinuität der Wundversorgung erreichen kann und dass daraus keine Kostensteigerung resultiere.

Und auch hier ist offensichtlich die Schulung der Schlüssel zum Erfolg. Zusätzlich würde besonders eine über die Grenzen der Pflegeumgebung hinausgehende Vorschrift zur Wundversorgung einen hilfreichen Beitrag zur Vereinfachung der Entscheidungsfindung und zur Förderung der Kontinuität in der Versorgung leisten. Unter dem Strich muss die Wirtschaftlichkeit ebenso Berücksichtigung finden wie der Kostenaufwand.

Wissensüberprüfung (Zeitaufwand: 15 Minuten)

1. Durch welchen Bericht wurde das Verschreibungsrecht für Pflegepersonen initiiert?
2. Welche Pflegepersonen dürfen Rezepte ausstellen?
3. Auf welche Weise können diplomierte Pflegepersonen für das Verschreibungsrecht geschult werden?

▲ **Feedback**
1. Das Verschreibungsrecht geht auf den Bericht der Baronin Cumberledge (Department of Health and Social Services, 1986) zurück.
2. Diplomiertes Pflegepersonal mit einer Qualifikation für die ambulante Pflege und einer zusätzlich absolvierten Schulung erhalten das Verschreibungsrecht. Es wurden Maßnahmen in Gang gesetzt, damit auch die in der ambulanten Pflege arbeitenden Fachkrankenschwestern einbezogen werden.
3. Für noch nicht diplomiertes Personal werden dafür spezielle Kurse in die Ausbildung zur Krankenschwester/-pfleger aufgenommen, und den bereits diplomierten Pflegepersonen stehen besondere Schulungsmaßnahmen und Lehrmaterialien zur Verfügung (ENB packs and videos).

11.3 Veränderungen im Gesundheitswesen

Die Grundlage für die derzeitigen Entwicklungen in der Gesundheitsversorgung in Großbritannien legte der Griffith-Bericht (1988). Es ist unbestritten, dass einige Veränderungen notwendig waren und Ressourcen teilweise nicht effektiv eingesetzt wurden. Nach Ranade (1994) wurden unter der konservativen Regierung folgende Veränderungen vorgenommen:

- Stärkere Aufsplitterung in der Erbringung der Dienstleistungen
- Verpflichtung zum Wettbewerb
- Aufteilung in Käufer und Anbieter der Dienstleistungen
- Größere Auswahl in der Gesundheitsversorgung, z. B. auf kommerzieller, ehrenamtlicher und inoffizieller Basis
- Auswahlmöglichkeit des Konsumenten (Patienten): Patienten-Charta
- Versuch einer Machtverschiebung zu Ungunsten der Gewerkschaften und Machtgruppen, z. B. Ärzte
- Kommerziell orientiertes Management der Behörden des Gesundheitsdienstes und der Sozialdienste
- Rechenschaftslegung für die Erreichung von Zielen und Überwachung der Ergebnisse

Obwohl diese Veränderungen auf dem schnellsten Wege und mehr oder weniger ohne Beurteilung ihrer Effektivität, beispielsweise durch Pilotprojekte, durchgesetzt wurden, gibt es Lehrmeinungen, dass dies der einzig mögliche Weg war, um überhaupt einem so riesigen bürokratischen Apparat wie dem Staatlichen Britischen Gesundheitsdienst Veränderungen aufzuerlegen. Die wesentlichste jeden einzelnen tangierende Veränderung besteht in der Aufteilung in Käufer und Anbieter von Dienstleistungen, und die meisten anderen sind davon abgeleitet.

Wissensüberprüfung	(Zeitaufwand: 10 Minuten)

Wen würden Sie jeweils den beiden untenstehenden Begriffen unter Inbezugnahme Ihres Wissens zuordnen?
1. Käufer
2. Anbieter

▲ Feedback
1. Als wichtigsten Käufer sollten Sie nennen: die Bezirksstellen des staatlichen Gesundheitsdienstes oder beauftragte Behörden und die mit staatlichen Budgets ausgestatteten niedergelassenen Allgemeinmedizinern (GP). Die Anbieter sind: Akutkrankenhäuser, Gesundheitsversorgungseinrichtungen in der Gemeinde oder eine Kombination aus beiden.

> 2. Die Aufgabe der Käufer liegt darin, im Auftrag ihrer Patienten die bestmögliche Versorgung (den Konsumenten) zu beschaffen und darüber hinaus im Falle von den Distriktstellen und den Allgemeinmedizinern, die Gesundheitsbedürfnisse der Bevölkerung einzuschätzen.

Von den Anbietern wird erwartet, dass sie eine angemessene Leistung für das Geld bieten und für die geleistete Qualität der Versorgung und die damit verbundenen Kosten mehr Verantwortung übernehmen. Das vom Staatlichen Britischen Gesundheitsdienst zur Verfügung gestellte Budget sieht 20 Prozent für die Grundpflege und 80 Prozent für die Behandlungspflege durch diplomiertes Pflegepersonal, Hebammen und Gesundheitsschwestern/-pfleger vor (CDNA, 1994). Ein wirksamer Ansatz zur Darstellung von Kostensenkung besteht in der Rationalisierung der Pflegedienste, üblicherweise durch Überprüfung der Zusammensetzung des Teams hinsichtlich der Qualifikationen, insbesondere in Krankenhäusern, wovon viele diplomierte Pflegepersonen betroffen sein werden. Leider ist das gerade nicht der Weg zur Sicherung von Pflegequalität. In zahlreichen Artikeln wurde der Mangel an pflegerischer Versorgung bereits angeprangert. In der ambulanten Gesundheitsversorgung tauchen zunehmend neue Pflegedienstmodelle auf. Reid und David (1994) haben einige bereits in die Praxis umgesetzte Beispiele solcher Modelle beschrieben.

Benson (1995) stellt fest, dass die medizinische Grundversorgung durch Allgemeinmediziner an oberster Stelle der beanspruchten Dienstleistungen steht und dem Personal die Chance gegeben wird, die Position der Käufer von Leistungen einzunehmen, um einen Einfluss auf die derzeitigen Entwicklungen auf dem Markt der Gesundheitsversorgung auszuüben. Nach seiner Meinung muss auch die Ausbildung von Pflegepersonal neu gestaltet werden, um Pflegepersonen mit der Fähigkeit zu selbständigen Denken hervorzubringen. Es ist kaum anzunehmen, dass sich die Öffentlichkeit über alle anstehenden Veränderungen im klaren ist, und darin besteht ein weiterer Grund dafür, dass Pflegepersonen dafür kämpfen müssen, in die Veränderungen und Entscheidungen in der Gesundheitsversorgung mit einbezogen zu werden.

Eines der größten Probleme stellt die bereits genannte Aufsplitterung der Versorgung dar. Als direkte Konsequenz des im April 1993 von der britischen Regierung verabschiedeten Weißbuches *Caring for people* (Secretaries of State for Health, 1989) lag nun die Verantwortung für die Einschätzung der Bedürftigkeit hinsichtlich der Sozialversorgung bei den Sozialdiensten, während das Personal der Gesundheitsversorgung weiterhin für die Einschätzung und Planung der Bedürftigkeit auf dem Gebiet der Gesundheitsversorgung zuständig sein sollte. Bei komplizierten Fällen sollen zur Überwachung und Koordination der Versorgung einzelner Patienten sogenannte Versorgungsmanager ernannt werden. Dieses

System wurde in der Annahme eingerichtet, dass die beteiligten Personen zusammenarbeiten würden, doch wie Hudson (1992) feststellt, gibt es kaum Beweise dafür, dass dies bisher wirklich der Fall war. Sicherlich ließ auch die Geschwindigkeit, mit der die Veränderungen eingeführt wurden, wenig Zeit für Kommunikation und den Aufbau eines Netzwerkes. Ein zusätzliches Problem besteht darin, dass das Personal der Sozialdienste nicht immer die pflegerische Bedürftigkeit erkennt und somit diplomierte Pflegende mit Zusatzqualifikationen in der ambulanten Versorgung nicht einbezogen werden. Das trifft besonders bei Patienten mit Dekubitusgefährdung zu. Daher ergibt sich ein verstärkter Schulungsbedarf für Personal und Sachverständige von Gesundheitsfragen, oder es müssen ambulante Krankenschwestern routinemäßig über die bereits eingeschätzten Patienten befragt werden, so dass gleichzeitig die Beurteilung der pflegerischen Bedürfnisse vorgenommen werden kann.

Obwohl dem System das Konzept der Zusammenarbeit und Absprache zwischen den zuständigen Behörden zugrunde liegt, sieht die Realität völlig anders aus.

11.4 Zukünftige Maßnahmen

Mit diesem Buch sollte der Handlungsbedarf zur Verbesserung von Dekubitusprävention und Dekubitusmanagement deutlich gemacht werden und eine Anregung zum Nachdenken über Aspekte hinsichtlich Verbesserungen innerhalb Ihrer Pflegeumgebung bieten. Um Verbesserungen zu erreichen, müssen Pflegepersonen bereit sein, sich aktiv dafür einzusetzen. Nachstehend werden einige Gesichtspunkte aufgeführt, die bei der Verbesserung von Prävention und Management des Dekubitus in Ihrer Pflegeumgebung beachtet werden sollten.

11.4.1 Erstellen von Standards

Im Rahmen dieses Buches soll auf dieses Thema nicht ausführlich eingegangen werden, da mittlerweile alle diplomierten Pflegepersonen wissen sollten, wie man Pflegestandards erstellt. Dennoch ist es in diesem Zusammenhang wichtig daran zu erinnern, weshalb die Notwendigkeit für Pflegestandards besteht: Standards sind ein Maß, an dem die pflegerische Leistung beurteilt werden soll. Dies ist nicht gleichbedeutend mit effektiven Ergebnissen, so gibt es auch beispielsweise bei der finalen Pflege von sterbenden Patienten keinen Hinderungsgrund für die Festlegung von Standards. Bei der Erstellung von Standards sollte stets der Patient im Mittelpunkt stehen (Watkins, 1991). Unter dieser Voraussetzung können die Standards auch dazu verwendet werden, den Patienten und Käufern der Gesundheitsversorgung die zu erwartenden Dienstleistungen verständlich zu machen.

11. Zukunftsperspektiven

Standards sollten die folgenden Eigenschaften aufweisen:

- Explizit: die darauf hinarbeitenden Menschen wissen, was von ihnen erwartet wird
- Messbar: zur Kontrolle, ob sie angewandt wurden
- Erreichbar: keine Behinderung durch nicht steuerbare Einflüsse
- Realistisch: zweckdienlich für die entsprechende Situation.

Übung (Zeitaufwand: 40 Minuten)

1. Nennen Sie drei in Ihrer Pflegeumgebung festgelegten Standards, die sich jeweils auf folgendes beziehen:
   - Einschätzung der Dekubitusgefährdung
   - Dekubitusprävention
   - Dekubitusbehandlung

2. Tragen Sie in Tabelle 11-1 ein, ob jeder Standard die in den Spalten angegebenen Kriterien erfüllt.

Gibt es in Ihrer Pflegeumgebung keine Standards, erstellen Sie für jeden unter Aufgabe 1 aufgeführten Punkt einen Standard und überprüfen Sie mit Hilfe von **Tabelle 11-1**, ob Ihre Standards die jeweiligen Kriterien erfüllen.

Tabelle 11-1 Kriterien zur Standardüberprüfung

Standard	Ist der Standard explizit?	Ist der Standard messbar?	Ist der Standard erreichbar?	Ist der Standard realistisch?

▲ **Feedback**
Ihre Antworten werden im wesentlichen von Ihrer Pflegeumgebung abhängen. Es ist höchstwahrscheinlich nicht der Fall, dass bei Ihnen keine Standards festgelegt wurden. Wenn dies dennoch zutrifft, sollten Sie Ihre aus dieser Übung hervorgegangenen Standards mit Ihren Kollegen besprechen und bei deren Zustimmung sobald wie möglich einführen.

Einschätzung der Dekubitusgefährdung. Alle Patienten werden innerhalb von zwei Stunden nach Aufnahme im Krankenhaus oder Pflegeheim auf ihre Dekubitusgefährdung eingeschätzt. In der ambulanten Pflege muss die Einschätzung beim ersten Besuch durch eine qualifizierte Pflegeperson erfolgen.

Dekubitusprävention. Alle als stark gefährdet eingestuften Patienten müssen innerhalb von zwei Stunden nach der Einschätzung mit einer druckentlastenden Matratze versorgt sein. Für die ambulante Pflege bedeutet das, dass ein Pflegeplan zum Drehen und Lagern des Patienten innerhalb von zwei Stunden nach der Einschätzung vor Ort ist.

Dekubitusbehandlung. Bei allen Patienten, bei denen eine Druckschädigung bemerkt wurde, muss eine Einteilung und Messung unmittelbar nach dem Feststellen des Dekubitus erfolgen und eine geeignete Behandlung in die Wege geleitet werden.

Jede dieser drei Aussagen ist explizit, erreichbar und realistisch, und dennoch können diese erst dann gemessen werden, wenn die Pflegedokumentation korrekt ausgeführt wurde. So ist es beispielsweise erforderlich, dass die Aktualisierungszeiten von Einschätzung und Bereitstellung von Lagerungshilfsmitteln in die Dokumentation eingetragen werden. Darüber hinaus ist die Pflegedokumentation gerade im Hinblick auf die Rechtslage von zentraler Bedeutung, denn es kommt besonders darauf an, welche Aussagen darin enthalten sind. Ergibt sich durch die Überprüfung der Aktualisierungszeiten für die Einschätzung ein Defizit in der Erkennung von dekubitusgefährdeten Patienten, so kann die Dekubitusinzidenz durch frühzeitige Erkennung und rechtzeitiger Einleitung von Präventivmaßnahmen zur Verhinderung von Schädigungen verringert werden.

11.4.2 Standardüberprüfung und Qualitätssicherung

Auch zu diesem Aspekt sollen hier nur die wesentlichen Überlegungen angestellt werden. Der Begriff Standardüberprüfung wird derzeit vielfach als ein «Modewort» verstanden und häufig als ein Maß für Qualität gehalten. Ein wichtiger Aspekt ist dabei allerdings, dass die Überprüfung von Standards zwar häufig zur Herausstellung von verbesserungsbedürftigen Praxisbereichen führt, besonders im Vergleich mit festgelegten Standards, aber nicht immer zur Messung der Pflegequalität oder Lebensqualität. Ein Beispiel hierzu ist der Standard zur Einschätzung der Dekubitusgefährdung. Für sich gemessen gibt er Auskunft, ob irgendeine Handlung in Bezug auf die erreichte Risikopunktzahl unternommen wird. Die Überprüfung eines Standards kann im kleinen Rahmen erfolgen, beispielsweise für einen einzigen oder für einen umfassenderen Standard, bei dem die festgestellten Probleme möglicherweise richtungweisend für die Verbesserung der Pflege sind. Sie kann aber mittels Befragen von Patienten und Personal erfolgen oder im Nachhinein durch das Prüfen von Pflege- und Arztberichten. Plant man eine Überprüfung der Standards unter direkter Einbeziehung von Patienten, muss dies während der Planungsphase einem Prüfungsausschuss unterbreitet und die Zustimmung für das weitere Vorgehen eingeholt werden.

Überlegen Sie, ob Sie eine Überprüfung ganz oder nur zum Teil in Ihrer Einrichtung durchführen könnten. Können Sie beurteilen, ob man einem Patienten das richtige Lagerungshilfsmittel bereitgestellt hat? Sind Sie darüber informiert, ob alle Ihre Patienten auf eine Dekubitusgefährdung hin eingeschätzt wurden?

Die Voraussetzung für eine erfolgreiche Einführung von verändernden Maßnahmen ist eine Atmosphäre, die Veränderungen zulässt. Ansonsten finden neue Initiativen wohl kaum Akzeptanz. Und auch in dieser Hinsicht können anhand von Schulungen und Etablierung von Ressourceschwestern neue Wege eingeschlagen werden.

11.4.3 Forschung und Evaluation in der Pflege

Mit Hilfe von Forschung und Evaluation ist eine weitaus umfassendere Untersuchung der Patientenversorgung möglich, und vielfach liefern sie eher Qualitätsindikatoren hinsichtlich der Lebensqualität. Um Forschung auf dem Gebiet der Patientenversorgung betreiben zu können sind Sie verpflichtet, Ihren Vorschlag zunächst einer Ethikkommission zu unterbreiten. Es könnten beispielsweise folgende Bereiche untersucht werden:

- Effektivität von Lagerungshilfsmitteln
- Kostennutzen gegenüber Kosteneffizienz
- Beeinflussung der Lebensqualität.

Übung (Zeitaufwand: 1 Stunde)

Legen Sie sich auf ein Thema fest, über das Sie in Ihrer Einrichtung mehr wissen möchten und halten Sie schriftlich fest, wie Sie vorgehen könnten, um diese Informationen zu erhalten.

Feedback

Das Feedback dieser Übung hängt davon ab, welches Thema Sie gewählt haben. Wollen Sie beispielsweise in Ihrer Einrichtung mehr Daten über die Station erfahren, wo die Mehrheit der Druckgeschwüre auftreten, müssen Sie die Patientendokumentationen überprüfen. Möchten Sie dagegen herausfinden, in welchem Maße ein Dekubitus die Lebensqualität eines Patienten beeinflusst, müssen Sie einen Fragebogen erstellen. Wichtig ist vor allem, dass Sie damit anfangen, irgend etwas zu tun, so dass das Wissen, das Sie sich durch das Studium dieses Buches angeeignet haben, an andere weitergegeben wird und bei Ihrer Pflege den Patienten zugute kommt.

Zusammenfassung
Nachdem Sie nun dieses Kapitel durchgearbeitet haben, sollten Sie wissen, dass:

- als Voraussetzung für das Inkrafttreten des Verschreibungsrechtes für diplomiertes Pflegepersonal die Fähigkeit zur Rechtfertigung der von ihnen getroffenen Auswahl von Wundverbänden für die Wundversorgung gefordert wird
- sich unter den neuen Bedingungen in der Gesundheitsversorgung diplomierte Pflegepersonen aktiver für ihre Angelegenheiten einsetzen müssen, besonders wenn sie weiterhin ihren Patienten die bestmögliche Versorgung zukommen lassen möchten
- mit dem Herausstellen eines Bereiches zur Einführung von Verbesserungen in Ihrer Einrichtung ein erster Schritt in Richtung Ziel getan ist.

Sachwortverzeichnis

A
Abmagerung 88
Abszess 155
Adipositas 90
Air-fluidised-Systeme 151
Air-fluidised-Unterlagen 112
Airwave-Systeme 113, 151
Aktivkohle 169
– -Auflage 171
Alginat 168, 171
Allergie 173
Anämie 148
Anderson-Skala 88, 94, 97, 99
Angehörige, pflegende 124
Angiogenese 145
Apoplex 80, 90
Appetit 60, 90
Arzneimittelliste 176
Auflagen, fasergefüllte 110

B
Bedarfsplanung 191
– Ziele 192
Behandlungspflege 219
Bettbogen 115
Bettgebläse 112
Bewegungslosigkeit 28
Bewusstlosigkeit 88
Beziehungen, soziale 60
Blasenbildung 46, 70
Blau/Rot/Schwarz-Färbung 46

C
Cremes 30, 76, 80
Cumberledge-Empfehlungen 214

D
Datenerfassung 50
– Problembereiche 50
– unpräzise 51
Débridement 152
– chirurgisches 153
Dehydration 88
Dekubitus
– abheilender 44
– charakteristische Merkmale 28
– Definition 27
– Einflussfaktoren aus Pflege- und Patientenperspektive 60
– Einschätzung von Patientengruppen 34
– Einteilung nach Stirling 46
– Einteilung nach Surrey 46
– Einteilung nach Torrance 46
– endogene Faktoren 79
– häufigste Stellen am Körper 64
– Hauptursache 63
– Keimflora 154
– Kosten 56
– Pluralbildung 27
– Risikogruppen 33
– Skalen im Vergleich 93
– und andere medizinische Fachberufe 135
– und mangelhafte Pflegequalität 29
– und medizinisch-technische Mitarbeiter 136

- und rituelle Pflege 30
- und Sozialdienste 136
Dekubitusbehandlung 222
Dekubitusgefährdung 96
- Anderson-Skala 88
- Einschätzung der 65, 222
- Medley-Skala 89, 91
- Neueinschätzung 101
- Norton-Skala 86
- Waterlow-Skala 89, 90
Dekubitusinzidenz 54
Dekubitusprävention 57, 222
- Schulung pflegender Angehöriger 125
- Schulung von Ärzten 127
- Unterrichtsplanung 128
Dekubitusprophylaxe, Geschichte 28
- Methoden 30
Deontologisten 181
Depression 58, 158
Dermis 66, 73, 83
- Geflechtschicht 66
- Papillarschicht 66
Diabetes 79, 90, 148
Diätassistenten 135
Dokumentation 184
- grundlegende Prinzipien 188
Drehen des Patienten 30
Druck, senkrecht einwirkender 73
Druckeinwirkung 28
Druckentlastung 32, 109
- kostengünstige 111
Druckgeschwüre 56
- oberflächliche 57
- tiefreichende 56
Druckschädigung 33
- Stadien 45
- Ursachen 33

E
Einteilungssysteme 45
- Auswirkungen 49
- Erfassung von Prävalenz und Inzidenz 49
Eiweißverlust 151
Ekzeme 70
Ellenbogen 64
Entlassungsplan 191

Entlassungsplanung 130
- Ablauf 133
- Versäumnisse bei der 131
Enzyme 169
Epidermis 66
Ernährung 79, 87, 148
Erythem, persistierendes 46
Escherichia coli 154
Essenszeiten, ungewohnte 84
European Wound Management Association 38
Eusol-Lösung 32
Exantheme 75, 91
Exsudat 158

F
Fachkrankenschwester, klinische 118, 216
- für Gewebeerhaltung 120
- Schwierigkeiten bei der Funktionsausübung 119
Farbveränderungen 155
Fersen 64
Fettgazekompressen 169
Fingerspitzen-Test 72
Fliegenlarven 152
Folienverbände 76
Fotografien 159
Franzbranntwein 29
- Hautschädigung durch 29
Fußknöchel 64

G
Galen 31
Gazekompressen 169
Gemütszustand 60
Geruch 155, 158
Gesäßbacken 64
Gesundheitsversorgung und Ethik 181
Gewebeauflagedruck 73
Gewebeschädigung, Frühsymptome 27
Gewebeuntergang, Phasen 72
Gewebeverfärbung 70
Gewebeverhärtung 46, 70
Gewebsnekrose, Entstehung 71
Granulationsgewebe, leicht einreißendes 155
Grundpflege 219

H
Haare 65
Haut 64
– Funktionen der 65
– Querschnitt 65
Hautabschürfungen 70
Hautpflege 125
Hautschutzcremes 76
Hautveränderungen 65
Hebetechniken, korrekte 76
Heilungsverzögerungen 155
Hohlraumbildung 46
Honig 31
Hüften 64
Hydrogel 168, 170
Hydrokolloid 167, 170
Hyperämie, reaktive 69, 72
Hypotonie 148

I
Infektion 158, 166
Inkontinenz 47, 75, 88
Inzidenz 44, 53
Isolation, soziale 158

J
Jod-Viskosekompressen 169
Journal of Tissue Viability 37
Journal of Wound Care 39
Journal of Wound Care Nursing 38

K
Kachexie 90
Kapillarverschlussdruck 73, 74
– Einflussfaktoren 74
Keratinozyten 66
Kissen
– druckentlastende 114
– druckreduzierende 114
Kniegelenke 64
Kollagen 66, 145
Kontamination 157, 166
Kosteneffizienz 166
Krankenunterlagen 115
Kreuzbein 64, 153, 158

L
Lagerungshilfsmittel 108
– druckentlastende 112
– druckreduzierende 109
– Finanzierung 117
– spezielle 57
Lagerungssysteme
– gelgefüllte 111
– wassergefüllte 111
Lähmung 28, 88
Langerhanssche Zellen 66
Langzeitpatienten 110
Lasertriangulation 160
Leben, soziales 60
Lebensqualität 56
– Messung der 58
Low-air-loss-Systeme 151
Low-air-loss-Unterlagen 111
Low-laser-Therapie 152
Lymphsystem, Funktionen 68

M
Makrophagen 144, 154
Mangelernährung 82, 85
– Gründe 83
Matratzen 115
– luftgefüllte 111
Matratzenauflagen 151
Matratzentyp 74
Mazeration 75
Medley-Skala 89, 91, 98, 99
Melanozyten 66
Merkelsche Zellen 66
Mikrozirkulation, Unterbrechung der 70
Mobilität 60, 90
- eingeschränkte 88
Mullkompressen 169
Multistretch-Bezug 110
Muskelschwäche 83

N
National Association of Tissue Viability
    Nurses 39
Nekrose 155, 158
– infizierte 46
Norton-Skala 86, 97, 98

O
Oberschenkelhalsfraktur 79
Obstipation 79
Ödem 91
Ödembildung 72
Öle 29, 31

P
Paraplegie 90
Parfüms 80
Patienten-Charta 58, 183
Patients' Charta siehe Patienten-Charta
Pflegedokumentation 49
Pflegeplan 161
- Beispiel 161
- Ziele 164
Pflegeplanung, Dekubitusprophylaxe 188, 189
Pflegestandards 220
- Eigenschaften 221
- Qualitätssicherung 222
Pflegezeit 57
Polyurethanschaum 168
Prävalenz 56
- periodische 44, 52
- punktuelle 43, 53
Präventionsprogramm, Überwachung 55
Professional Codes of Conduct 184
Puder 76
Pyrexie 156

R
Rauchen 79, 148
Reliabilität 95
Ressourcen 54
Ressourceschwestern 124, 196
Rötung
- persistierende 46, 69, 70, 72
- reversible 46
Rückenmarkverletzungen 80

S
Sauerstoff, hyperbarer 152
Sauerstoffmangel 70
Schaffelle 76
Schäume 168

Schaumstoffauflagen 110
Schaumstoffmatratzen 110
Scherkräfte 69
Scherung 70, 75
Schlaf 60
Schlaganfall siehe Apoplex
Schmerzhaftigkeit 155
Schorfbelag 158
Schräglagerung 115
Schweiß 71
Schwellung 70
Sedativa 79
Sekundärinfektion 110
Sozialdienste 136
Spinnengewebe 31
Staphylococcus aureus 154
Stecklaken 115
Stegbildung 155
Steroide 67, 79, 90, 148
Stuhlinkontinenz 148, 158, 173
SWOT-Analyse 192

T
Talkpuder 30
Taschenbildung 155
Tastsinn 66, 68
Teer 31
Teleologisten 181
Temperaturerkennung 68
Theorie des löblichen Eiters 31
Tiermist 31
Tissue Viability Society 37
Typ-2-Dekubitus 73

U
Überwärmung 144
Ulzeration, fortschreitende 46
Unterhautfettgewebeschicht 65
Urininkontinenz 148, 158, 173
UV-Licht 67

V
Validität 95
- Sensibilität 95
- Spezifität 95

Veränderung 193
– Ablaufplan zur Realisierung 195
– Widerstand-Akzeptanz-Kontinuum 197
– im Gesundheitswesen 218
Verbandmaterialien 57
Verhaltensmuster 194
Videobildanalyse 160
Vitamin C 148

W
Wachstumsfaktoren 151
Waterlow-Skala 89, 90, 97, 98
Wechseldrucksysteme 112, 150
Weißbuch «The Health of the Nation» 43, 52
Wirbelsäule 64
Wirbelsäulenverkrümmung 64
Wound Care Society 37
Wundabmessung 159
– Lasertriangulation 160
– Videobildanalyse 160
Wundabsonderung 155
Wundauflagen, schwach haftende 169
Wundbehandlung
– Fachverbände 37
– Geschichte 31
Wundbeobachtung 201
Wundeinschätzung 158
Wundfolie 159
Wundgeruch 169

Wundheilung 143
– Ausmessen der Größe 158
– Granulationsphase 145
– primäre 143
– proliferative Phase 145
– Reinigungsphase 144
– sekundäre 144, 157
– Unterstützung der 44, 150
Wundheilungsstörungen 166
Wundinfektion, klassische Kriterien 155
Wundmilieu feuchtes 147, 166
Wundoberfläche, ideale 166
Wundverbände
– allergische Reaktionen 173
– Kosten 173
– primäre 167
– semipermeable 167
– Verschreibung 214
Wundversorgung
– Standards 174
– Ziele 170

X
Xerogel 168, 170

Z
Zahnprothese 84
Zellulitis 155
Zustand, mentaler 79
Zytostatika 90
Zytotoxika 79, 148

Jürgen Georg / Michael Frowein (Hrsg.)

PflegeLexikon

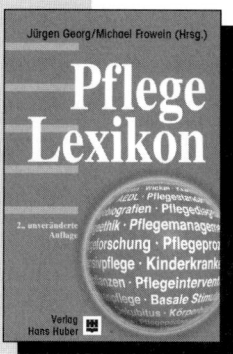

Buch und CD-ROM. 2., unveränderte Auflage 2001.
966 Seiten, 1075 meist farbige Abb., Gb
DM 38.– / Fr. 34.20 / öS 277.– / € 19.43
(ISBN 3-456-83559-0)

«Die Pflegenden haben schon lange auf ein solches Lexikon gewartet. Es ist ein aktuelles, praktisches und kompetentes Nachschlagewerk über das Wissensgebiet der Pflege und von hoher Informationsdichte und großer Zuverlässigkeit». BALK-Info

Elisabeth Holoch / Ulrika Gehrke / Barbara Knigge-Demal / Elfriede Zoller (Hrsg.)

Kinderkrankenpflege

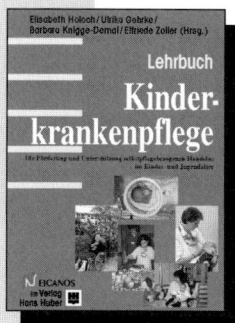

Die Förderung und Unterstützung selbstpflegebezogenen Handelns im Kindes- und Jugendalter

1999. XIV + 1119 Seiten, zweifarbig, 380 Abb., 140 Tab., Gb DM 148.– / Fr. 128.– / öS 1080.– / € 67.49 (ISBN 3-456-83179-X)

Ein umfassendes, von 35 AutorInnen aus allen Bereichen der Kinderkrankenpflege verfaßtes Lehrbuch, das zum Mit- und Weiterdenken anregt und deshalb auch über die Grundausbildung hinaus nutzbar bleibt.

Die Preisangaben in öS gelten für Österreich als «unverbindliche Preisempfehlung».

Verlag Hans Huber
Bern Göttingen Toronto Seattle

http://Verlag.HansHuber.com